Hilde Sabine Reichel

Das PNF-Konzept

Prinzip – Methode – Technik

2. Auflage

Hippokrates

Die Deutsche Bibliothek – CIP-Einheitsaufnahme

Reichel, Hilde-Sabine:
Das PNF-Konzept: Lernprogramm propriozeptive
neuromuskuläre Fazilitation; Konzept – Methode –
Technik / Hilde Sabine Reichel. – 2. Aufl. –
Stuttgart: Hippokrates-Verl., 1998
(Sehen & Verstehen)
ISBN 3-7773-1355-6

Anschrift der Verfasserin:

Hilde Sabine Reichel
Fachliche Leiterin der VPT Akademie
Fort- und Weiterbildungs GmbH
des Verbandes Physikalische Therapie
– Vereinigung für die physiotherapeutischen Berufe (VPT) e.V.
Stauferstraße 13
70736 Fellbach-Schmiden

Umschlagbild:
Maillol, Aristide: Air (1939)
Jardins du Louvre et des Tuileries, Paris

1. Auflage 1996 2. Auflage 1998

Wichtiger Hinweis: Wie jede Wissenschaft ist die Medizin ständigen Entwicklungen unterworfen. Forschung und klinische Erfahrung erweitern unsere Erkenntnisse, insbesondere was die Therapie anbelangt. Soweit in diesem Werk eine Applikation erwähnt wird, darf der Leser zwar darauf vertrauen, daß Autoren, Herausgeber und Verlag große Sorgfalt darauf verwandt haben, daß diese Angabe dem Wissenstand bei Fertigstellung des Werkes entspricht.
Für Angaben über Applikationsformen kann vom Verlag jedoch keine Gewähr übernommen werden. Jeder Benutzer ist angehalten, durch sorgfältige Prüfung und gegebenenfalls nach Konsultation eines Spezialisten festzustellen, ob die dort gegebene Empfehlung oder die Beachtung von Kontraindikationen gegenüber der Angabe in diesem Buch abweicht. Jede Applikation erfolgt auf eigene Gefahr des Benutzers. Autoren und Verlag appellieren an jeden Benutzer, ihm etwa auffallende Ungenauigkeiten dem Verlag mitzuteilen.

ISBN 3-7773-1355-6

Printed in Germany 1998
Zeichnungen: N. Baasner, Stuttgart
Satz: AM-Werbung, Stuttgart
Druck: Kohlhammer, Untertürkheim

Inhalt

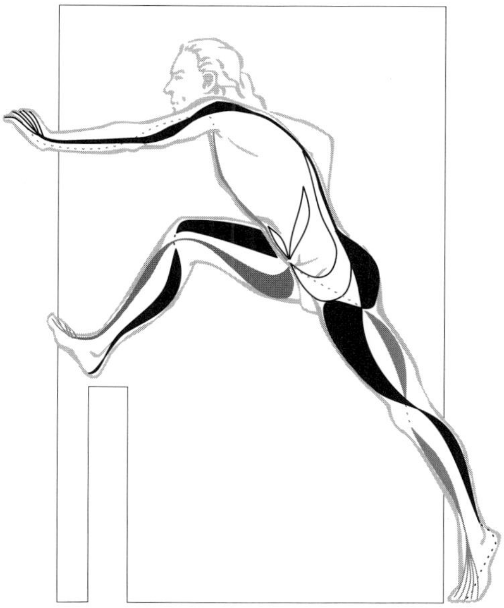

Weshalb ist die PNF ein KONZEPT?
Sie betont die Funktionalität. Sie sucht die Stärken des Patienten und nutzt diese. Über indirekte Behandlung beeinflußt sie die Schwachpunkte des Behandelten positiv.

PNF-Konzept

Die PNF ist eine TECHNIK.
Sie arbeitet mit klaren Regeln und setzt auf wiederkehrende Behandlungs- und Übungsmuster.

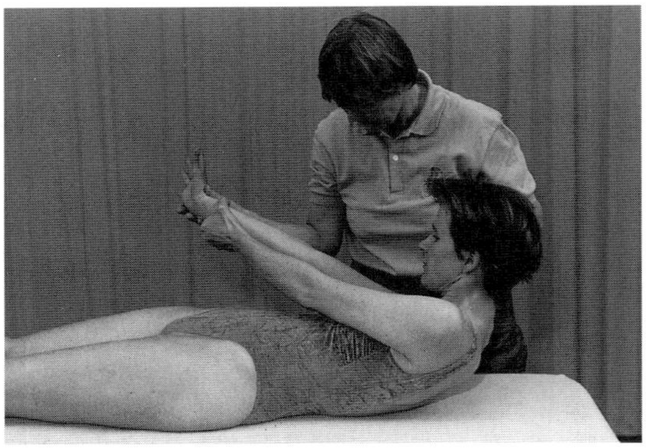

PNF-Muster 27–95

Eine Bewegung bereitet den Weg für die nächste. Rollen ist ein Teil der menschlichen Stellreaktion, die stets auf die aufrechte Haltung zielt. Koordinierte ausgewählte und geschickt ausgewählte funktionelle Bewegungen folgen.

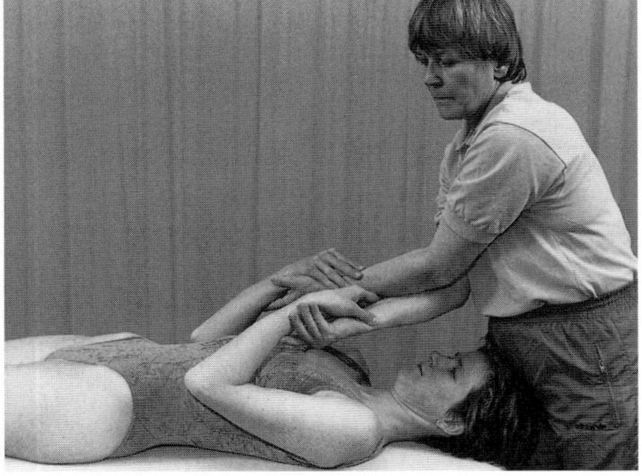

PNF-Mattenprogramm . . . . 96 – 145

Aufstehen ist der erste Schritt zum Gehen. Standphase und Schwungphase bilden den Gangzyklus.

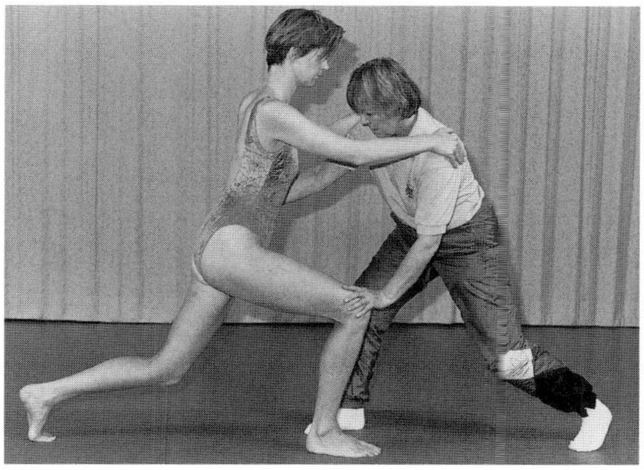

Alle Prinzipien und Techniken der PNF werden eingesetzt.

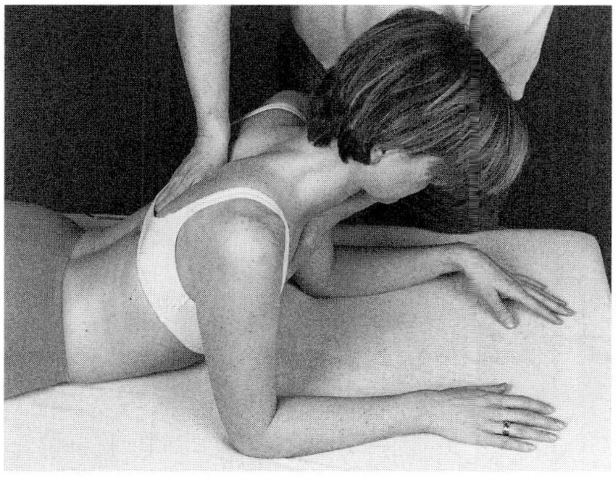

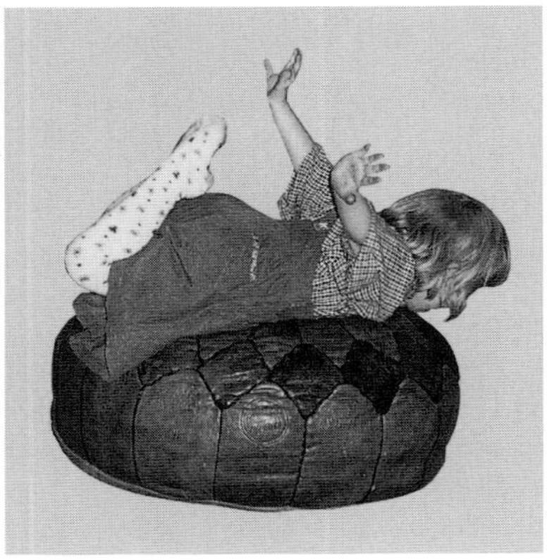

Als Methode zeigt die PNF konkrete Möglichkeiten. So kann der Patient in einem geeigneten Behandlungskonzept schrittweise geleitet werden.

Geleitwort

PNF (propriozeptive neuromuskuläre Fazilitation) war lange Jahre ein schwer verständlich zu machender Begriff, wurde dann fast zu einem „Schlagwort" und zu einem „Sammeltopf vieler therapeutischer Konzepte" bis diese Form der Behandlung nun detailliert ausgearbeitet, und wissenschaftlich fundiert endlich breite Umsetzung in die Praxis fand.

So ist das Buch von Frau H. S. Reichel - einer der erfahrensten Physiotherapeutinnen - in Theorie und Praxis ein ganz wichtiger und klar verständlicher aktueller Beitrag zu dieser Thematik. Die Einführung und Darlegung des Basiswissens ist sehr gut verständlich und äußerst übersichtlich, untermauert durch eindrucksvolle Schemata, dargestellt. Im weiteren Teil des Buches werden die PNF-Muster der einzelnen Körperregionen, das Mattenprogramm, die PNF-Gangschulung, PNF-Alltagsaktivitäten und die vitalen Funktionen systematisch in Bild und Text, klar strukturiert, vorgestellt. Am Ende eines jeden Kapitels werden in einprägsamen Merksätzen Hinweise auf die Anwendung der PNF-Techniken und ihrer praktischen Durchführung mittels Vermeidung von Fehlerquellen repetiert.

Insgesamt ist hier ein didaktisch außergewöhnlich gutes Buch entstanden, mit dessen Hilfe man PNF kennen und verstehen lernt und einen optimalen Einstieg in die Praxis gewinnt. Der Band dürfte für Physiotherapeuten in der Ausbildung d a s Lehrbuch, für die Praxis d i e Basis und zugleich ein Nachschlagewerk werden. Ärzte, die mit dieser Thematik befaßt sind, erlangen durch dieses Buch ebenfalls einen raschen und praxisnahen Überblick.

Stuttgart, im Mai 1996

Prof. Dr. Klaus Steinbrück
Ärztlicher Direktor der VPT-Akademie und
staatl. anerkannten Physiotherapeutenschule

Vorwort

PNF ist bereits seit langem Unterrichtsfach in der physiotherapeutischen Ausbildung und seit 1994 Bestandteil der Ausbildungs- und Prüfungsverordnung zum Physiotherapeuten, also ein Pflichtfach im Rahmen der physiotherapeutischen Behandlungstechniken.
Dies zeigt den Stellenwert, den die Methode inzwischen bereits in der Grundausbildung erfahren hat.
Darüber hinaus wird PNF auch in der Weiterbildung intensiv von Physiotherapeuten vertieft und erweitert.
Das Herausragende an PNF ist ihre fast unbegrenzte Möglichkeit der Anwendung und Anpassungsfähigkeit an die unterschiedlichsten Befunde unserer Patienten.

In der langen Zeit, in der ich PNF unterrichte, in den letzten Jahren auch an einer Physiotherapeutenschule, habe ich versucht, geeignetes Unterrichtsmaterial zusammenzutragen, das die wesentlichen Elemente enthält, aber nicht überfrachtet ist.

Ist PNF ein Konzept, eine Methode oder „nur“ eine Technik?

Ich denke sie ist von allem etwas.
Sie ist ein **Konzept**, weil sie die Funktionalität betont, die Stärken des Patienten sucht und nutzt und über indirekte Behandlung Einfluß gewinnt auf die Schwachpunkte des Patienten.
Sie ist eine **Methode**, weil sie konkrete Möglichkeiten aufzeigt, wie ein für den Patienten geeignetes Behandlungskonzept aufgebaut werden kann und ihn schrittweise leiten kann.
Sie ist eine **Technik**, weil bestimmte Regeln einzuhalten sind, Muster und Techniken genau vorgegeben sind.

Einerseits ist zwar eine fundierte theoretische Grundlage vonnöten, um PNF zielgerecht anwenden zu können, andererseits ist sie doch in erster Linie sehr praxisbezogen ausgerichtet, die sich am Vermögen des Patienten orientiert.

Das vorliegende Buch ist nach meiner Vorstellung in erster Linie ein Lehrbuch für die Grundausbildung zum Physiotherapeuten.
Es ist bewußt reich bebildert und mit wenig Text versehen nach der Idee: „Sehen und Verstehen“ und soll dem Lernenden praktisches Verständnis geben und die Möglichkeit, schnell nachzublättern und ein Übungsbeispiel zu finden und auch eigene Notizen zu machen. Es soll ein Arbeitsbuch sein.

Es erhebt keinen Anspruch auf Vollständigkeit und auf Berücksichtigung sämtlicher Facetten von PNF.
Es enthält den Unterrichtsumfang, den ich an unserer Physiotherapeutenschule unter der Rubrik physiotherapeutischer Behandlungstechniken unterrichten möchte.
Die Zielsetzung dieses Buches wäre erfüllt, wenn es sowohl den Schülern, aber auch den bereits tätigen Physiotherapeuten als solide, leicht zu handhabende Grundlage dienen würde und deutlich machen könnte, daß PNF von jedem Physiotherapeuten erlernbar ist, aber auch erlernt werden sollte als grundlegender Erwerb physiotherapeutischer Tätigkeit und Geschicklichkeit.

Dieses Buch stellt den Anfang zu einer Reihe von Grundlagenbüchern dar, die das physiotherapeutische Repertoire, so wie es heutzutage nach meiner Vorstellung an den Physiotherapeutenschulen unterrichtet werden sollte, in Bild und Wort vermitteln sollen.

Allen, die am Entstehen dieses Buches mitgewirkt haben, gehört mein Dank.
Insbesondere danke ich meiner Tochter Anke, die mit großer Geduld Modell war und mir mit hilfreichen Ratschlägen zur Seite stand.
Ich danke dem Photographen Wolfgang Brummer, der mit erstaunlichem Einfühlungsvermögen das Wesentliche der Bewegung in stehende Bilder übertragen konnte.

Fellbach, im Juni 1996 — Hilde Sabine Reichel

P = **propriozeptiv**

N = **neuromuskulär**

F = **Fazilitation**

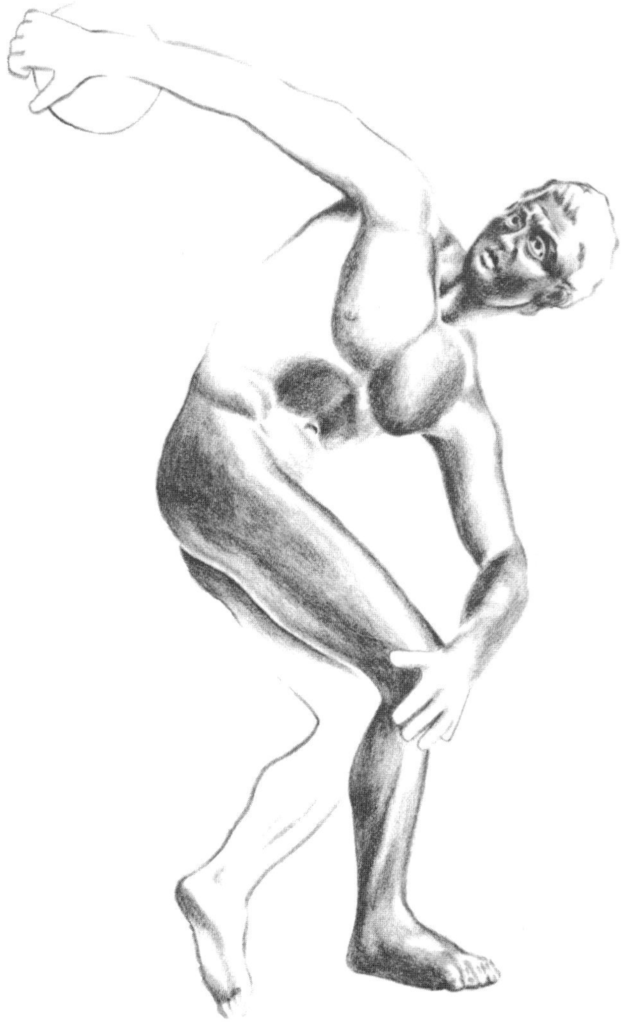

Über die Stimulation von Rezeptoren, die in Gelenken, Sehnen und Muskeln liegen, soll auf neuromuskulärem Wege die Motorik des Patienten verbessert werden.

Ziele der Anwendung der Grundprinzipien:

- Verbesserung der Bewegungsmöglichkeiten
- Verbesserung der Stabilität
- Führung einer aktiven Bewegung durch Einsatz von optimalem Widerstand und korrektem Griff
- Stimulierung von koordinierten Bewegungen durch richtiges Timing = richtige Reihenfolge der Reizzugabe
- Verbesserung der Ausdauerfähigkeit

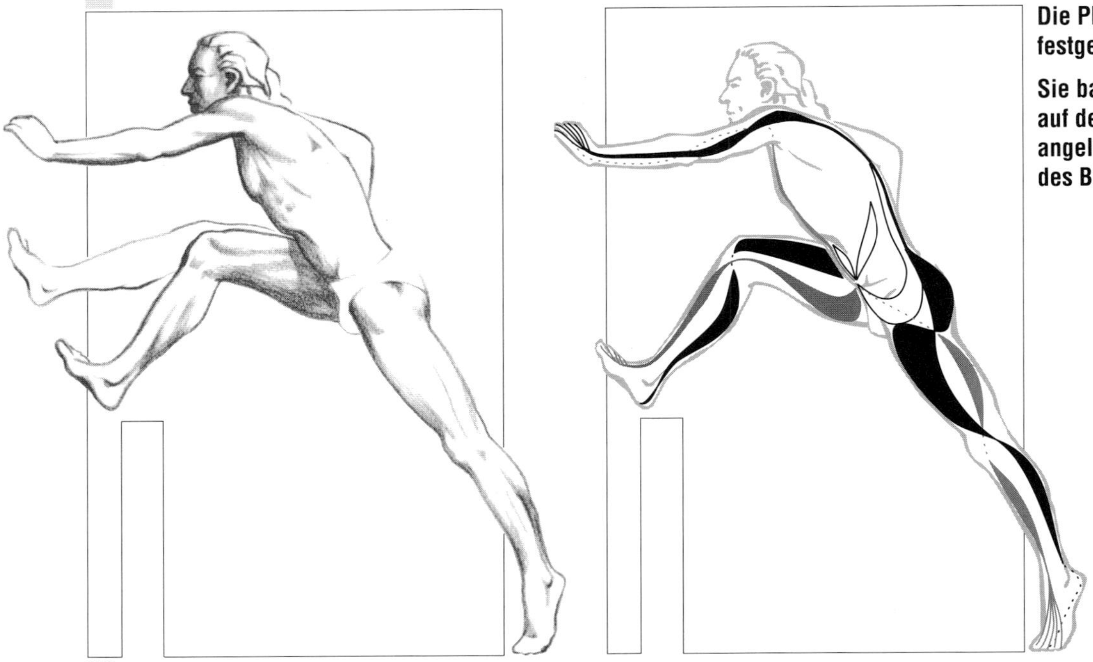

Die PNF-Muster erfolgen in festgelegten Diagonalen.

Sie basieren in erster Linie auf den diagonal-spiralig angelegten Muskelschlingen des Bewegungssystems.

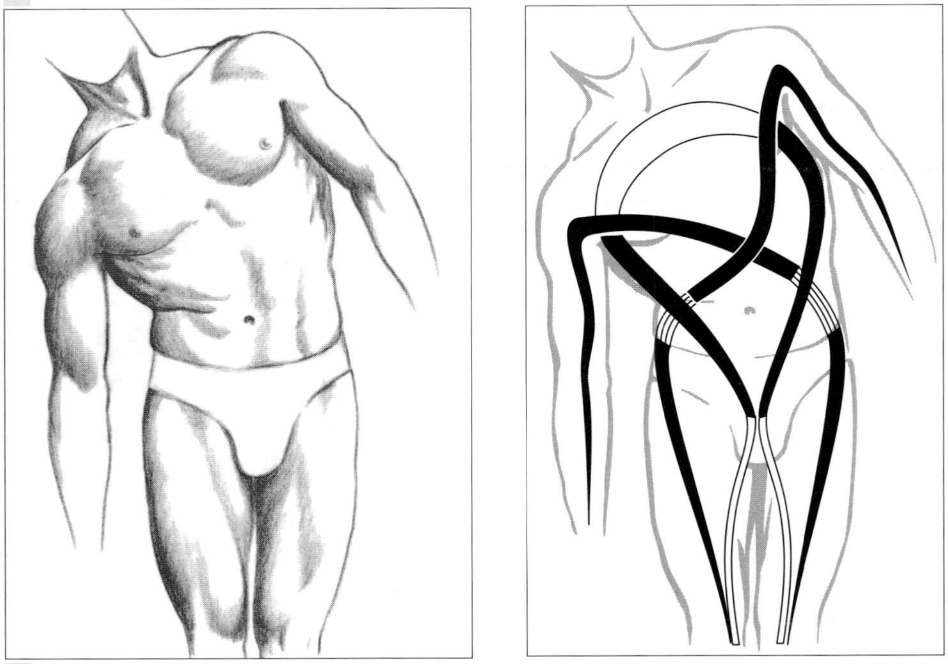

Die PNF-Diagonalen

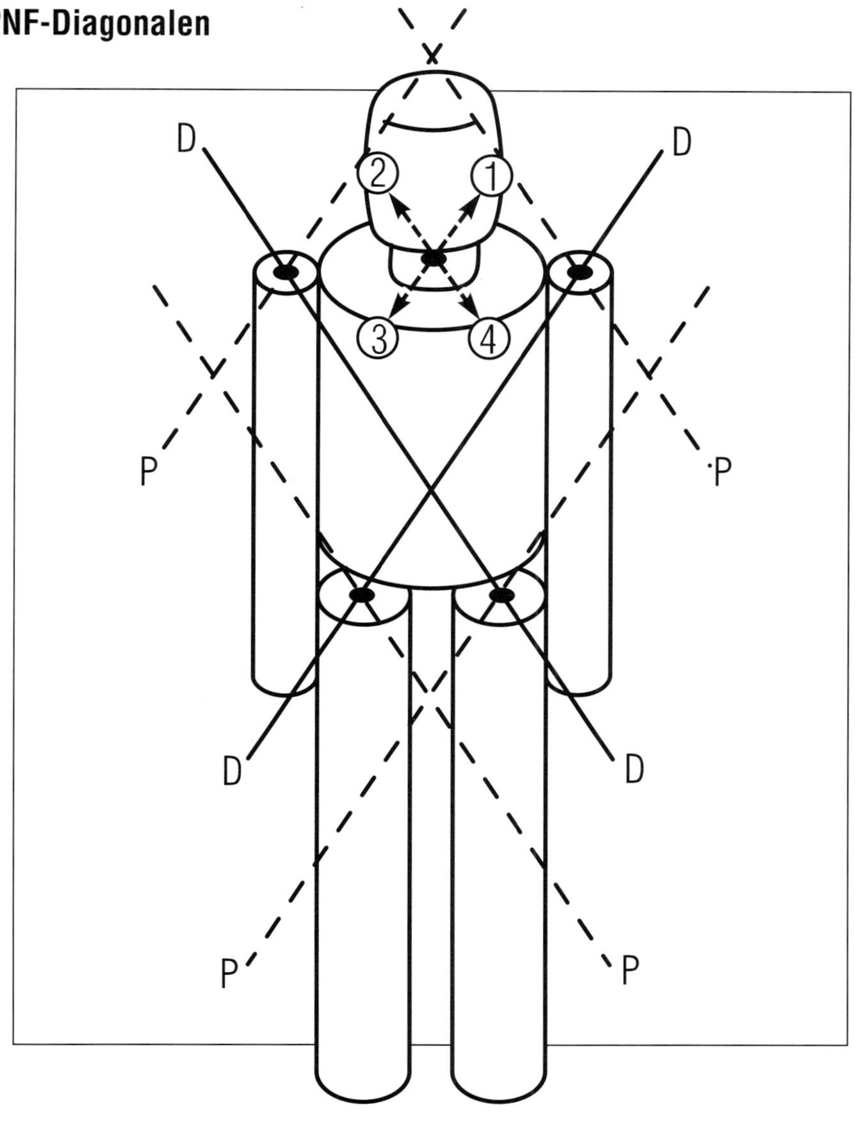

Die Körperdiagonalen treffen sich im funktionellen Körpermittelpunkt.

Durch Parallelverschiebung erhält jedes der körpernahen Kugelgelenke (Schulter-/Hüftgelenk) zwei Diagonalen.

Widerstand optimal-maximal	Isotonische Bewegungen müssen fließend erfolgen. Isometrische Anspannungen müssen vom Patienten gehalten werden können.
Irradiation und Reinforcement	Einsatz des Overflow-Prinzips zur Stimulation schwacher Muskelgruppen durch die stärkeren.
Manueller Kontakt	Ermöglicht gute Führung, Fazilitation zur Kraftfreisetzung.
Verbaler Stimulus	Kurze knappe Anweisung, auditive Reize fazilitieren die Motorik.
Visuelles Feed-back	Vereinfacht die Bewegungsausführung.
Traktion	Traktion fördert Bewegungen, wird eingesetzt bei Bewegungen **gegen** die Schwerkraft.
Approximation	Approximation fördert die Stabilität, wird eingesetzt bei Bewegungen **mit** der Schwerkraft.

Stretch – Stretchreflex

Einsatz von Dehnung bzw. des Dehnungsreflexes erleichtert die Kontraktion der Muskulatur.

Timing

Förderung des normalen Bewegungsablaufes durch die richtige Reihenfolge von distal nach proximal.

Bewegungsmuster – Pattern

Synergistische Bewegungsmuster, die sich nach normal verlaufenden Bewegungsabläufen richten.

PNF-Konzept:

Neurophysiologische Grundlagen

Sensomotorische Ebenen

Cortex

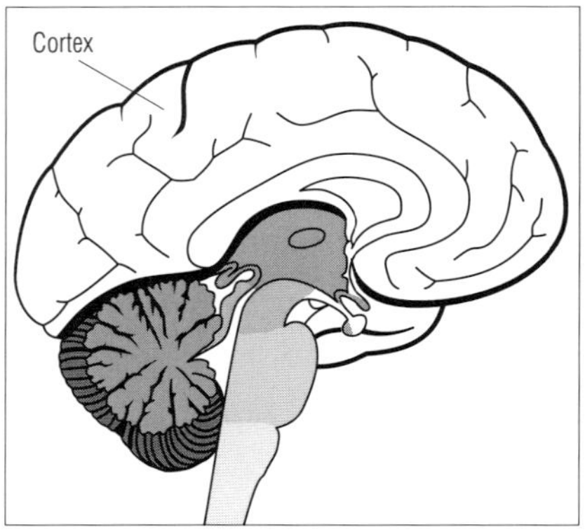

Planung
Initiierung
Selektion
Emotionale Ebene

Basalganglien

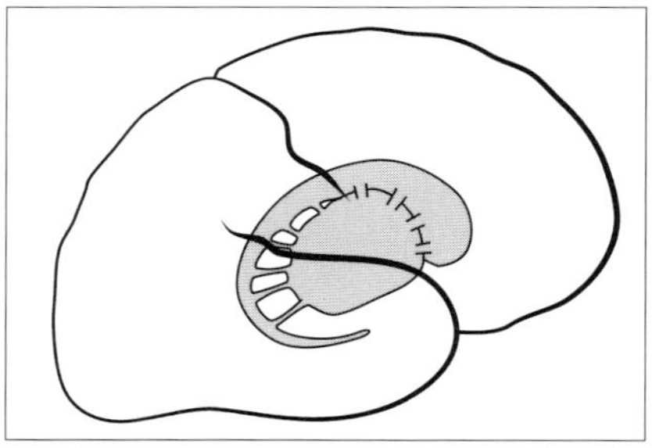

Speicherung
Wissen um das Ergebnis
Progammierung von Bewegungsabläufen
Feinabstimmung

Hirnstamm

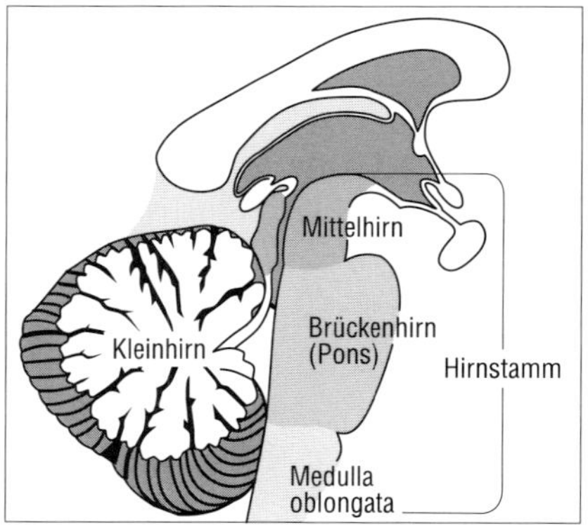

Haltung gegen die Schwerkraft
Automatische Reaktionen über Tiefensensibilität

Eigenapparat des Rückenmarks

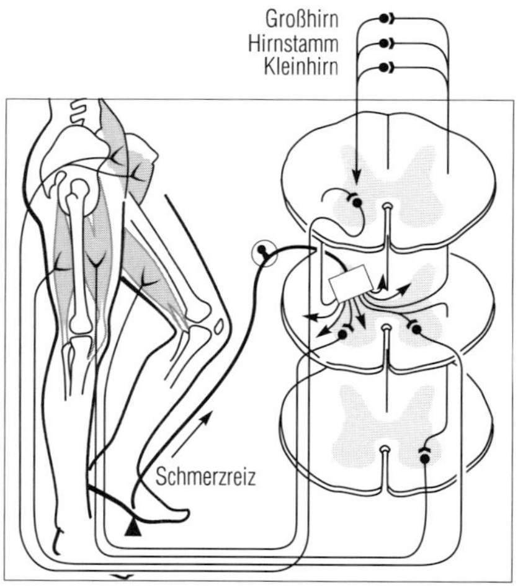

Lokomotionsprinzip
Reziproke Innervation
Gekreuzter Streckreflex

Horizontale spinale Ebene

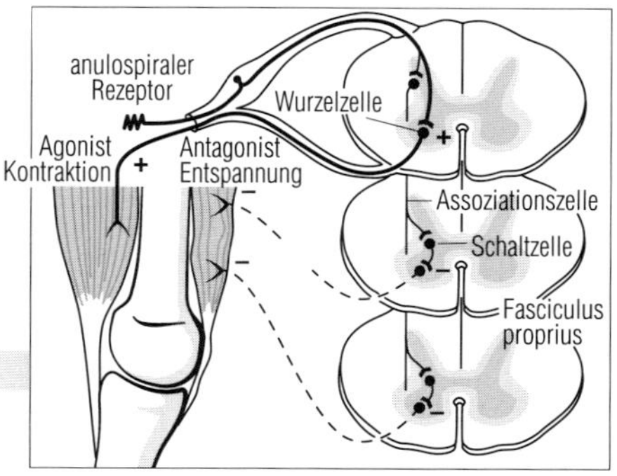

Monosynaptischer Dehnungsreflex über Dehnung von außen

Anmerkung:
Jede Bewegung beginnt im Kopf!

Grundlegende Prozesse

Divergenz

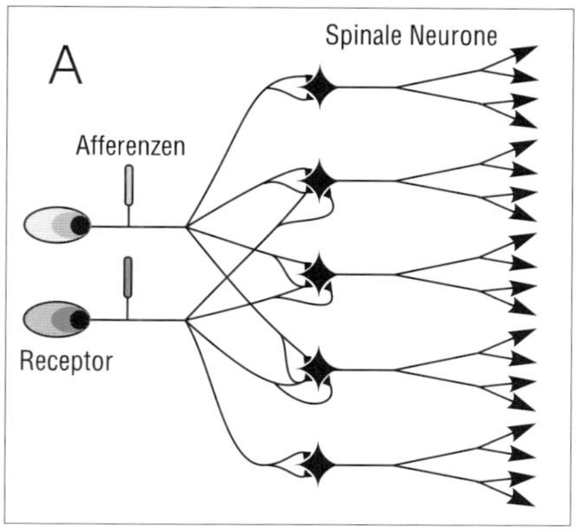

Ein Neuron verteilt seine Informationen auf mehrere andere Neuronen.

Konvergenz

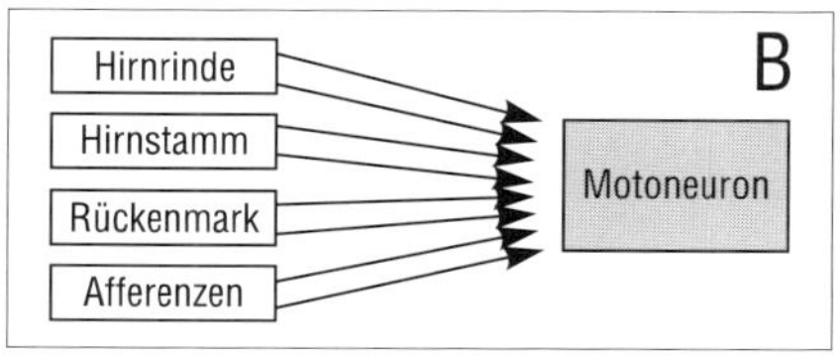

Auf ein Neuron laufen viele Informationen von anderen Neuronen zusammen.

Zeitliche Bahnung

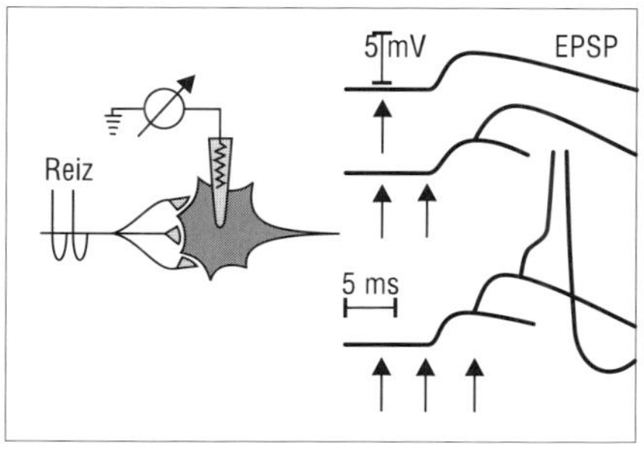

Kurz hintereinander ausgelöste EPSP (erregende postsynaptische Potentiale) addieren sich in ihrer erregenden Wirkung auf ein Neuron.

Räumliche Bahnung

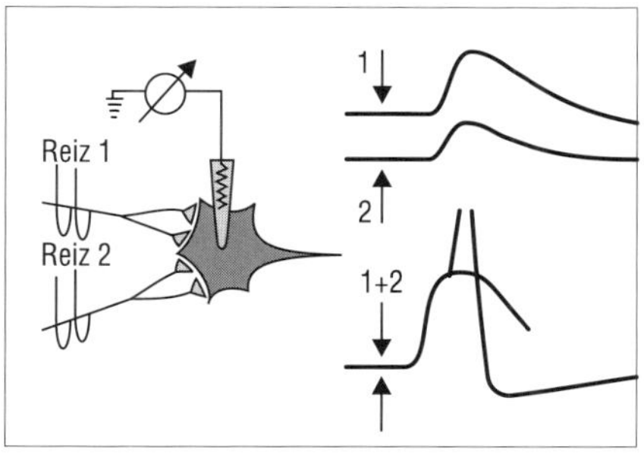

Er werden mehr Neurone überschwellig erregt als der Summe der bei Einzelreizung überschwellig erregten Neurone entspricht.

Äußere Dehnung

Innere Dehnung

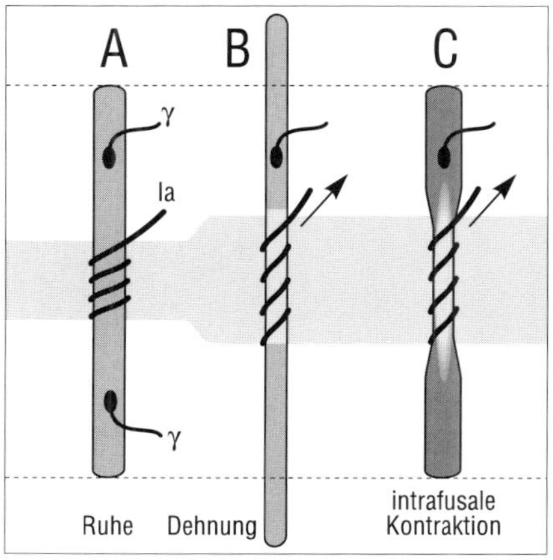

Ein Muskel wird von außen in eine vorgedehnte Position gebracht. Ein kurzer Dehnreiz bringt durch den Eigenreflex den Muskel zur Kontraktion.

Das nicht kontraktile Zentrum der Muskelspinde wird durch Kontraktion der intrafusalen Muskelfasern gedehnt: I a-Fasern werden aktiviert. Monosynaptisch werden die extrafusalen Muskelfasern erregt.

Propriozeptoren

Aufgaben Eigenschaften

Gelenkrezeptoren

Typ I: Mechanorezeptor
Liegt in der äußeren Schicht der fibrösen Kapsel

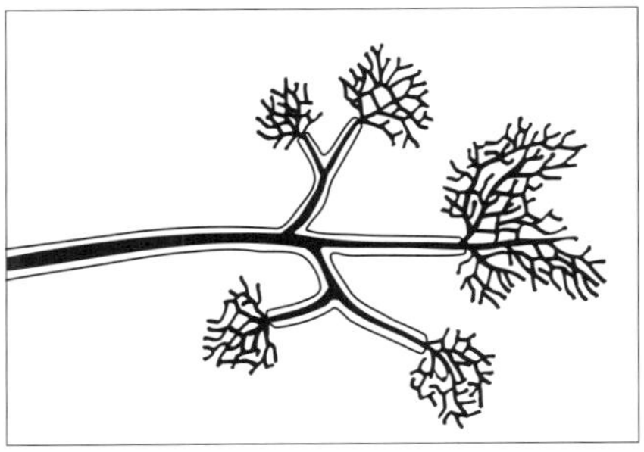

Stellungssinn
langsam adaptierend,
zugeordnet den tonisch arbeitenden Muskeln

Typ II: Mechanorezeptor
Liegt in der tieferen Schicht der fibrösen Kapsel

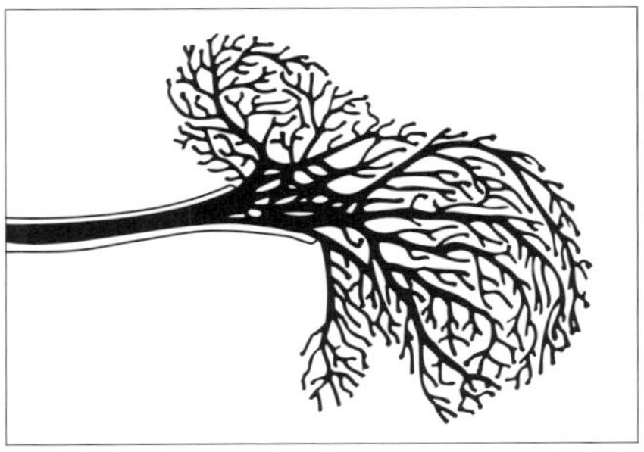

Bewegungssinn
rasch adaptierend,
zugeordnet den phasisch arbeitenden Muskeln

Typ III: Mechanorezeptor
Liegt in den gelenknahen Ligamenten

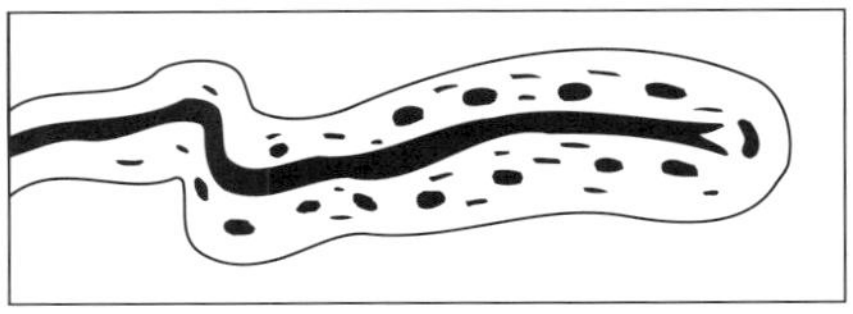

Reflektorisch hemmender Effekt auf die Motoneurone

Muskelspindel

Intrafusale Muskelfasern in einer Hülle
Efferente Innervation: γ-Motoaxone
Afferente Innervation:
anulospiralige Endigung
I a -Fasern
II-Fasern

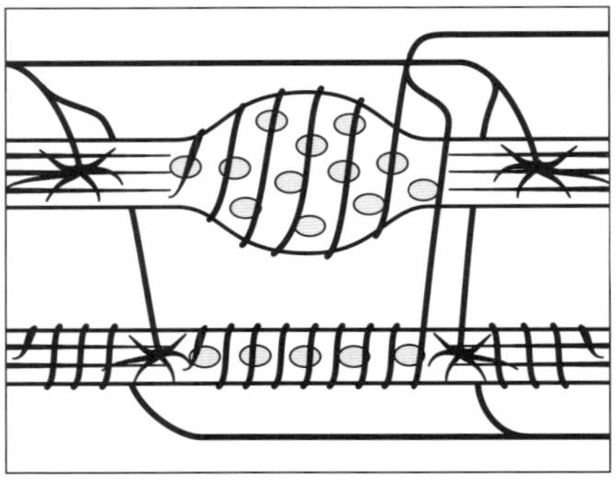

Adäquater Reiz:
schnelle Dehnung,
der zugeordnete Muskel wird aktiviert
+ = Fazilitation

Längenkontroll-System des Muskels

Golgi-Sehnenorgane

Fasertyp I b
Bestehen aus Sehnenanteilen von ca. 10 extrafusalen Fasern,
sind von einer bindegewebigen Hülle umgeben,
sind in Serien geschaltet

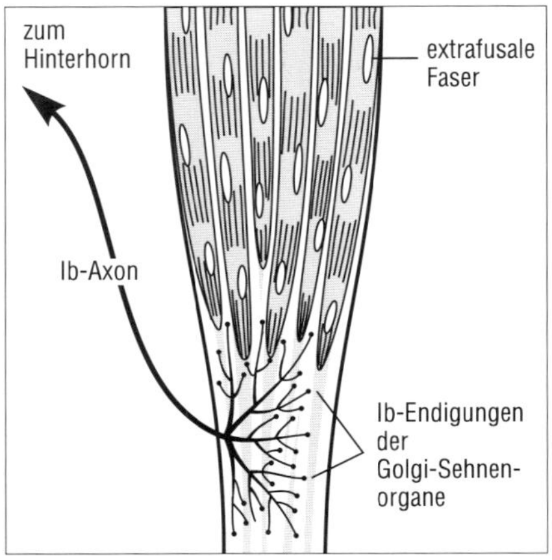

Reagieren auf Dehnung,
Reizschwelle höher als die der Muskelspindeln,
der zugeordnete Muskel wird gehemmt = autogene Hemmung

Spannungskontrollsystem des Muskels

Propriozeptive Reize

Gelenkrezeptoren → Traktion

Gelenkrezeptoren → Approximation

Muskelspindel → Dehnung
Schneller Zug =
Stretch-Reflex

Golgi-Sehnenorgane → Anspannung gegen
kräftigen Widerstand
(Isometrie)
Anhaltende
Dehnung

Hemmungsmechanismen

Vorwärtshemmung Feed-forward-Hemmung

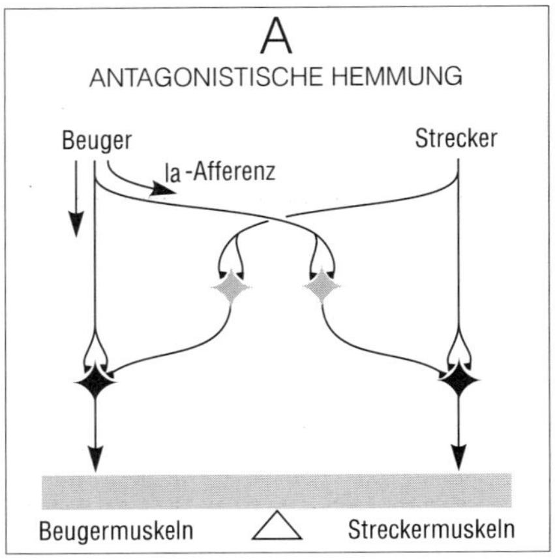

Antagonistische reziproke Hemmung

Die antagonistischen Motoneurone werden gehemmt, ohne daß sie vorher erregt wurden.

Rückwärtshemmung Feed-backward-Hemmung

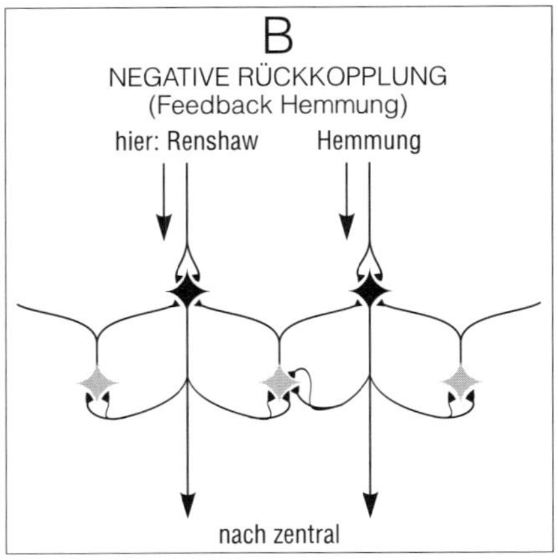

Negative Rückkopplung

Die hemmenden Interneurone wirken auf die Zellen zurück, von denen sie selbst aktiviert wurden.

Umfeldhemmung

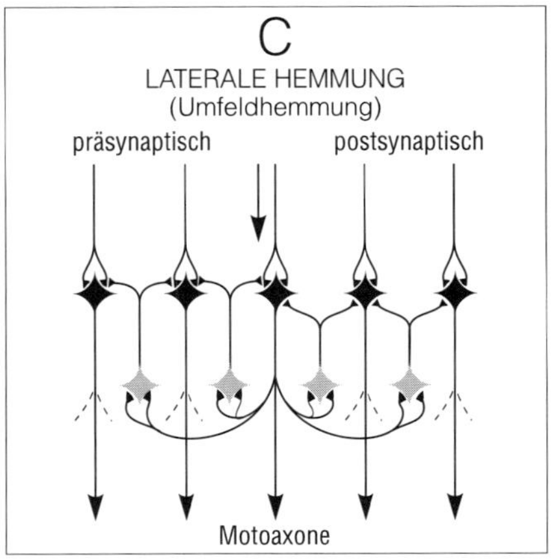

Laterale Hemmung

Die hemmenden Interneurone sind so verschaltet, daß auch benachbarte Zellen gehemmt werden.
Es entsteht um die Erregung herum eine Hemmzone.

Anmerkung:
Hemmende Schaltkreise dienen der Unterdrückung überflüssiger und überschießender Erregungen.

Stadien motorischer Entwicklung

Mobilität (I)

Mobilität bedeutet die Fähigkeit, sich in Bewegung zu versetzen.

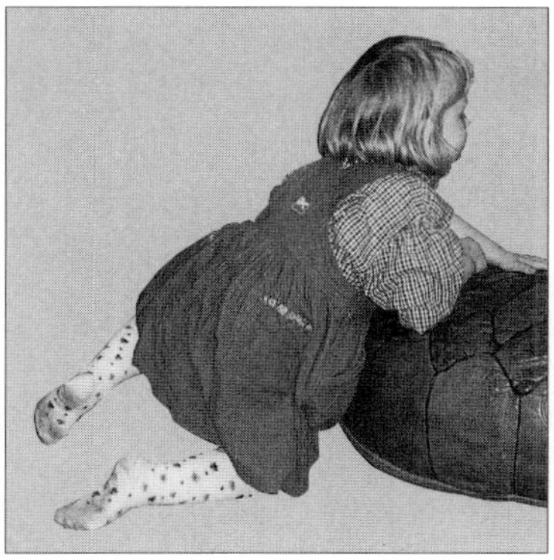

Stabilität (II)

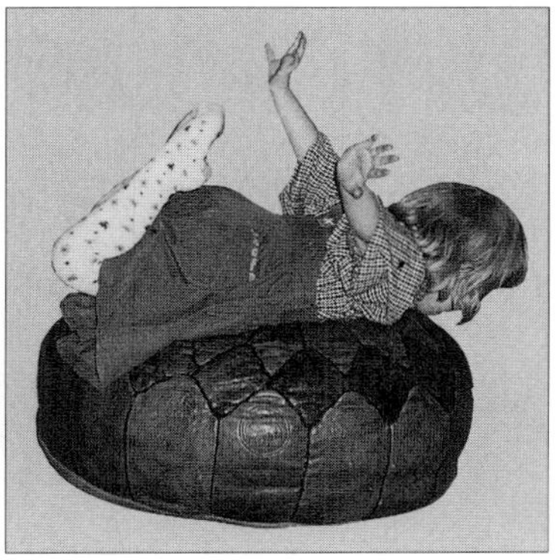

Stabilität bedeutet die Fähigkeit, eine bestimmte Stellung zu halten, auch gegen Angriffe von außen.

Kontrollierte Mobilität (III)

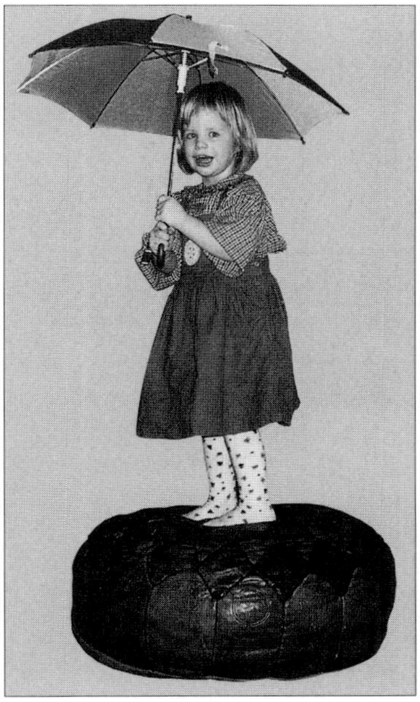

Die Bewegung kann an jedem Punkt der Bewegung angehalten werden, d.h. kontrolliert werden.
Es verbinden sich damit Begriffe wie z.B. Schaukeln, Gewichtverlagern etc.

Statisch-dynamische Aktivität (IV)

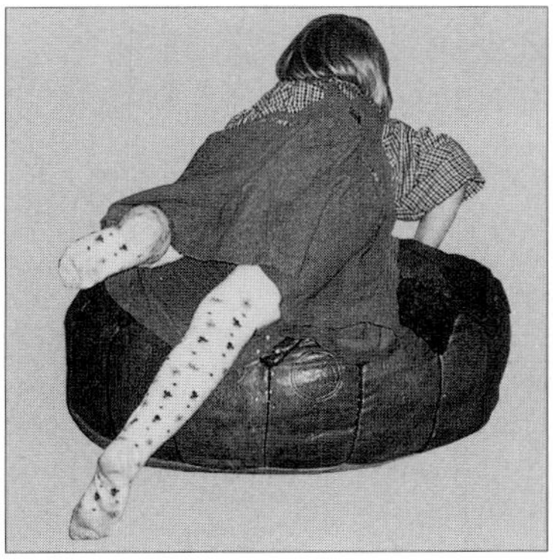

Ein Segment wird statisch gehalten, während das andere Segment bewegt wird:
z.B. Oberkörper bewegen, Becken ruhig halten oder sich stützen und nach einem Gegenstand greifen.

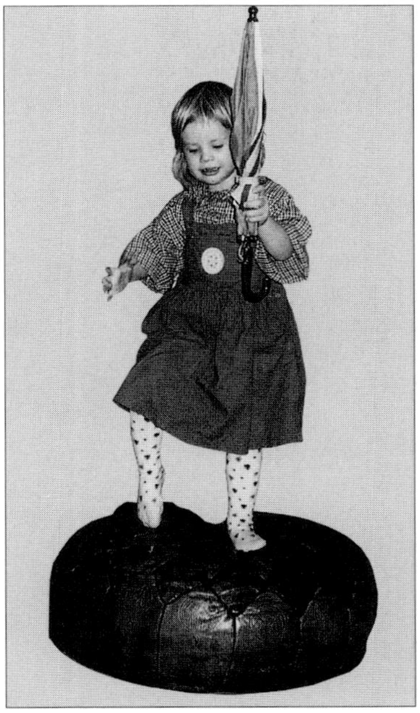

Geschicklichkeit Skill (V)

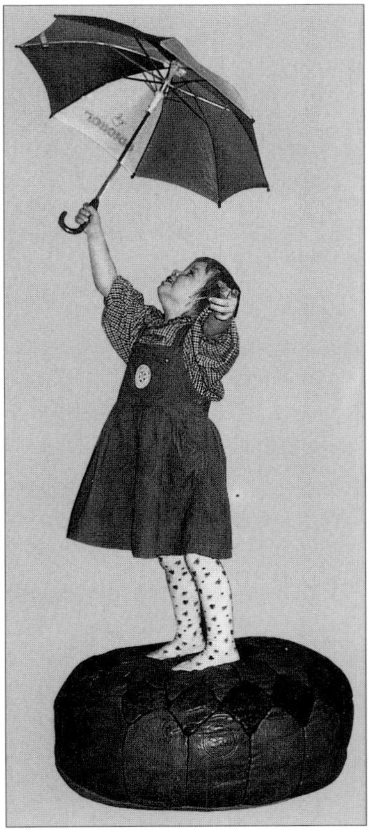

Nun sind alle Bewegungen möglich, alle Körperabschnitte können beliebig gegeneinander bewegt und kontrolliert werden.

Stadien der motorischen Entwicklung:

I: Mobilität
II. Stabilität
III: Kontrollierte Mobilität
IV: Statisch-dynamische Aktivität
V: Geschicklichkeit

Zielsetzung

Förderung der funktionellen Bewegung durch Fazilitation, Inhibition, Kräftigung und Entspannung von Muskelgruppen.

Verwendet werden konzentrische, exzentrische und statische Muskelkontraktionen.

Die Techniken werden individuell auf die Bedürfnisse der einzelnen Patienten abgestimmt.

Rhythmische Bewegungseinleitung

Agonistische Technik

Zielsetzung	Hilfestellung bei Einleitung einer Bewegung Erlernen der Bewegung Verbessern von Koordination und Bewegungsgefühl Normalisierung der Bewegungsgeschwindigkeit Entspannung
Durchführung	Zunächst passives Ausführen des Therapeuten Aktives Mitbeteiligen des Patienten Schließlich Widerstand durch den Therapeuten
Indikationen	Schwierigkeiten, eine Bewegung anzufangen Zu schnell oder zu langsam ablaufende Bewegungen Bei unkoordinierten oder nicht rhythmisch verlaufenden Bewegungen (Rigidität, Ataxie) Allgemein bei Spannungsveränderungen

Kombination von isotonischen Bewegungen (Combination of isotonics)

Agonistische Technik

Zielsetzung	Verbesserung der aktiven Bewegungskontrolle Verbesserung der Koordination Vergrößerung des aktiven Bewegungsbereiches Stärkung der Muskulatur Erlernen, exzentrische Bewegungen funktionell einzusetzen
Ausführung	Es handelt sich um konzentrische, exzentrische und stabilisierende Kontraktionen der Agonisten ohne Entspannung. Der Ther. gibt Widerstand gegen die konzentrische Anspannung, dann folgt eine stabilisierende Kontraktion in der Endstellung, dann soll der Patient sich bremsend wieder in die Ausgangsstellung bringen lassen.Die exzentrische Kontraktion kann auch vor der konzentrischen erfolgen. An jedem Punkt des Bewegungsweges kann der Wechsel von der einen Kontraktionsform zur anderen erfolgen.
Indikationen	Verminderte exzentrische Bewegungskontrolle Verminderte Bewegungskoordination Einschränkung des aktiven Bewegungsausmaßes Schwäche nach Sportverletzungen

Stretch stimulus – Stretchreflex

„Initialer Stretch" bzw. „Repeated stretch"

Agonistische Technik

Zielsetzung	Fazilitation des Bewegungsumfanges Verbesserung des aktiven Bewegungsausmaßes Stärkung der Muskulatur Verminderung von Ermüdungserscheinungen Unterstützung der Bewegung in die richtige Richtung
Ausführung	Durch einen kurzen Dehnreiz wird am Anfang der Bewegung die Kontraktion der Muskulatur durch den Eigenreflex fazilitiert. Der Stretchreflex kann nur in unter Spannung stehender Muskulatur ausgelöst werden. Die Rotationskomponente wird betont. Zugleich mit dem kurzen Stretch wird der Pat. aufgefordert, anzuspannen. Der Ther. gibt zugleich optimal angepaßten Widerstand. Bei Nachlassen der Muskelkraft kann ein erneuter Stretchreflex ausgelöst werden.
Indikationen	Schwäche (MFP 3) Schwierigkeiten beim Bewegungsbeginn Ermüdungserscheinungen Verminderung des Bewegungsbewußtseins
Kontraindikationen	Gelenkinstabilität Schmerzen Instabile Knochenstrukturen (Frakturen, Osteoporosen) Beschädigte Muskeln oder Sehnen Zu wenig Kraft (MFP 2 oder weniger)

Halten – Entspannen – Aktives Bewegen (HEA)

Agonistische Technik

Zielsetzung	Verbesserung des Beginns einer Bewegung Startschwierigkeiten vermindern Erhöhung der Gammainnervation
Ausführung	Zuerst erfolgt ein isometrischer Halt in einer angenäherten Position des Muskels. Gewählt wird diejenige Stellung, in der der Muskel am besten eine isometrische Spannung aufbauen kann. Danach wird der Pat. zum Entspannen aufgefordert. Diese Zeit wird genutzt, um die Agonisten in eine verlängerte Position zu bringen. Danach wird der Pat. zum Anspannen aufgefordert. Dabei gibt der Ther. den maximal möglichen Widerstand.
Indikationen	Startschwierigkeiten Unvermögen des Pat., aus einer verlängerten Position des Muskels anzuspannen
Kontraindikationen	Unvermögen des Pat., isometrischen Widerstand aufzubauen Schwäche der Muskulatur

Dynamische Umkehrbewegungen (Dynamic reversals auch „Slow reversal“)

Antagonistische Technik

Zielsetzung	Verbesserung des aktiven Bewegungsausmaßes Stärkung der Muskulatur Förderung der Koordination (fließender Bewegungswechsel) Verminderung der Ermüdungserscheinungen Zur Entspannung
Ausführung	Es handelt sich um eine aktive Bewegung, die von der einen Richtung ohne Pause in die andere Richtung wechselt.
Indikationen	Schwäche der agonistischen Muskulatur Probleme, die beim Wechsel der Bewegungsrichtung entstehen Ermüdung der geübten bzw. trainierten Muskulatur Entspannung hypertoner Muskulatur

Stabilisierende Umkehr (Stabilizing reversal)

Antagonistische Technik

Zielsetzung	Verbesserung der Stabilität und der Balance Stärkung der Muskelkraft
Ausführung	Es handelt sich um alternierende isotone Kontraktionen, deren Bewegung durch den Therapeuten mit ausreichendem Widerstand unter andauernder Approximation verhindert wird.
Indikationen	Verminderte Stabilität Muskelschwäche Unvermögen des Patienten, isometrische Kontraktionen auszuführen

Rhythmische Stabilisation (Rhythmic stabilization)

Antagonistische Technik

Zielsetzung	Verbesserung der aktiven und passiven Bewegungsmöglichkeiten Stärkung der Muskelkraft Verbesserung der Stabilität und der Balance Schmerzlinderung
Ausführung	Es handelt sich um alternierende, isometrische Kontraktionen gegen Widerstand, ohne daß Bewegungen auftreten (sollen). Der Ther. setzt der isometr. Kontraktion der Agonisten einen Widerstand entgegen. Der Pat. soll keine Bewegung ausführen wollen. Der Ther. verringert langsam den Widerstand, den der Pat. vollständig erwidert. Der Ther. plaziert seine Hand auf die Gegenseite und steigert langsam den Widerstand auf der Gegenseite. Die Reversals werden so oft wie nötig wiederholt.
Indikationen	Eingeschränktes Bewegungsausmaß Schmerzprobleme Gelenkinstabilität Schwäche der antagonistischen Muskualtur Verminderte Balance
Kontraindikationen	Zerebellare Erkrankungen Zerebellare Funktionsstörungen Unvermögen des Pat., Instruktionen richtig auszuführen

Anspannen – Entspannen (contract – relax)

Antagonistische Technik

Zielsetzung

Vergrößerung des aktiven und passiven Bewegungsausmaßes

Ausführung

Es handelt sich um eine isotonische Kontraktion der verkürzten Muskulatur gegen Widerstand mit anschließender Entspannung derselben Muskulatur und Weiterbewegen in die eingeschränkte Richtung.

Der Körperteil oder das Gelenk wird in die maximal mögliche Endposition gebracht (aktiv oder passiv). Der Patient wird aufgefordert, die verkürzte Muskulatur gegen den Widerstand des Ther. anzuspannen. Der Bewegungsausschlag ist gering, aber es müssen alle Bewegungskomponenten zur Anspannung gebracht werden. Die Kontraktion muß mind. 5 sec. gehalten werden. Dann wird der Pat. zum Entspannen aufgefordert. Nachfolgend wird der Körperteil oder das Gelenk (aktiv oder passiv) an die neue Bewegungsgrenze gebracht. Die aktive Bewegung ist bevorzugt.

Indikationen

Muskulär bedingte Bewegungseinschränkungen

Halten – Entspannen (hold – relax)

Antagonistische Technik

Zielsetzung	Vergrößerung des aktiven und passiven Bewegungsausmaßes Verminderung von Schmerzen
Ausführung	Es erfolgt eine isometrische Kontraktion gegen Widerstand mit anschließender Entspannung. Beim Widerstand wird die rotatorische Komponente betont. Jede Bewegung wird vermieden. Ansonsten ist der Ablauf wie unter Anspannen – Entspannen beschrieben.
Indikationen	Eingeschränkter aktiver und passiver Bewegungsbereich des Pat. Schmerzen
Kontraindikationen	Unvermögen des Pat., isometrisch Kontraktionen auszuführen

Einsatzbereich der PNF-Techniken

Einleiten einer Bewegung	Rhythmische Bewegungseinleitung Stretch bzw. Stretchreflex
Erlernen einer Bewegung	Rhythmische Bewegungseinleitung Combination of isotonics Wiederholter Stretchreflex am Anfang und während der Bewegung
Stärkung der Muskelkraft	Combination of isotonics Dynamische Umkehrtechniken Rhythmische Stabilisation Initialer und wiederholter Stretchreflex
Verbesserung der Stabilität	Combination of isotonics Stabilisierende Umkehr Rhythmische Stabilisation
Verbesserung der Koordination und Bewegungskontrolle	Rhythmische Bewegungseinleitung Combination of isotonics Dynamische Umkehr Stabilisierende Umkehr Rhythmische Stabilisation Stretchreflex (wiederholt am Anfang der Bewegung)
Verbesserung der Ausdauer	Dynamische Umkehrtechniken Stabilisierende Umkehr Rhythmische Stabilisation Stretch bzw. Stretchreflex – wiederholt am Anfang der Bewegung und während der Bewegung
Verbesserung der Beweglichkeit	Dynamische Umkehrtechniken Stabilisierende Umkehr Rhythmische Stabilisation Stretch bzw. Stretchreflex am Anfang der Bewegung Anspannen – Entspannen Halten – Entspannen
Förderung der Entspannung	Rhythmische Bewegungseinleitung Rhythmische Stabilisation Anspannen – Entspannen Halten – Entspannen
Verminderung von Schmerzen	Halten – Entspannen Rhythmische Stabilisation

Die Körperdiagonalen treffen sich im funktionellen Körpermittelpunkt.
Daraus ergeben sich die oberen und unteren Rumpfmuster.

Oberer Rumpf

Flexion, Seitneigung und Rotation nach links	Die rechte Schulter nähert sich linker Hüfte, der Rumpf folgt mit.
Flexion, Seitneigung und Rotation nach rechts	Die linke Schulter nähert sich rechter Hüfte, der Rumpf folgt mit.
Extension, Seitneigung und Rotation nach rechts	Die rechte Schulter entfernt sich von der linken Hüfte, der Rumpf folgt mit.
Extension, Seitneigung und Rotation nach links	Die linke Schulter entfernt sich von der rechten Hüfte, der Rumpf folgt mit.

Unterer Rumpf

Flexion, Seitneigung und Rotation nach rechts	Die linke Hüfte nähert sich der rechten Schulter, der Rumpf folgt mit.
Flexion, Seitneigung und Rotation nach links	Die rechte Hüfte nähert sich der linken Schulter, der Rumpf folgt mit.
Extension, Seitneigung und Rotation nach links	Die linke Hüfte entfernt sich von der rechten Schulter, der Rumpf folgt mit.
Extension, Seitneigung und Rotation nach rechts	Die rechte Hüfte entfernt sich von der linken Schulter, der Rumpf folgt mit.

Die Diagonalen kreuzen sich im zervikothorakalen Übergang.

Die Kinnspitze gibt die Bewegung an.
Der Kopf muß sich von der einen Seite der Symmetrieebene auf die andere bewegen, d. h. das Kinn muß die Mittellinie kreuzen.

Kopfflexionsmuster

Flexion, Seitneigung und Rotation nach links

Die Kinnspitze bewegt sich von rechts nach links. Der Kopf folgt mit.

Flexion, Seitneigung und Rotation nach rechts

Die Kinnspitze bewegt sich von links nach rechts. Der Kopf folgt mit.

Kopfextensionsmuster

Extension, Seitneigung und Rotation nach links

Die Kinnspitze bewegt sich von rechts nach links. Der Kopf folgt mit.

Extension, Seitneigung und Rotation nach rechts

Die Kinnspitze bewegt sich von links nach rechts. Der Kopf folgt mit.

Skapula: anteriore Elevation
posteriore Depression

Skapula-Muster

Skapula: posteriore Elevation
anteriore Depression

Anmerkung:
Die Bewegungsrichtung wird durch das Akromion angegeben.
Bewegungsbeginn ist beim Akromion.
Die Rotationskomponente ergibt sich aus der Bewegung des Angulus inferior der Skapula.

Pelvis: anteriore Elevation
posteriore Depression

Becken-Muster

Pelvis: posteriore Elevation
anteriore Depression

Anmerkung:
Die Bewegungsrichtung wird durch die Spina iliaca anterior superior angegeben.
Bewegungsbeginn entweder an der Spina, am Beckenkamm oder am Tuber ossis ischii.

Erste Diagonale (D1)

Flexion – Adduktion – Außenrotation

Extension – Abduktion – Innenrotation

Zweite Diagonale (D2)

Flexion – Abduktion – Außenrotation

Extension – Adduktion – Innenrotation

Anmerkung:
Man unterscheidet proximale, mittlere und distale Drehpunkte. Die Bewegungen der proximalen und distalen Drehpunkte sind fest aneinander gekoppelt. Der mittlere Drehpunkt kann beliebig eingesetzt werden, d. h. er kann **mit** der Bewegung gehen oder **entgegen** der Bewegung.

Erste Diagonale (D1)

Flexion – Adduktion – Außenrotation

Extension – Abduktion – Innenrotation

Zweite Diagonale (D2)

Flexion – Abduktion – Innenrotation

Extension – Adduktion – Außenrotation

Anmerkung:
Man unterscheidet proximale, mittlere und distale Drehpunkte. Die Bewegungen der proximalen und distalen Drehpunkte sind fest aneinander gekoppelt. Der mittlere Drehpunkt kann beliebig eingesetzt werden, d. h. er kann **mit** der Bewegung gehen oder **entgegen** der Bewegung.

Flexion mit Rotation und Seitneigung nach re./li.

Nach links

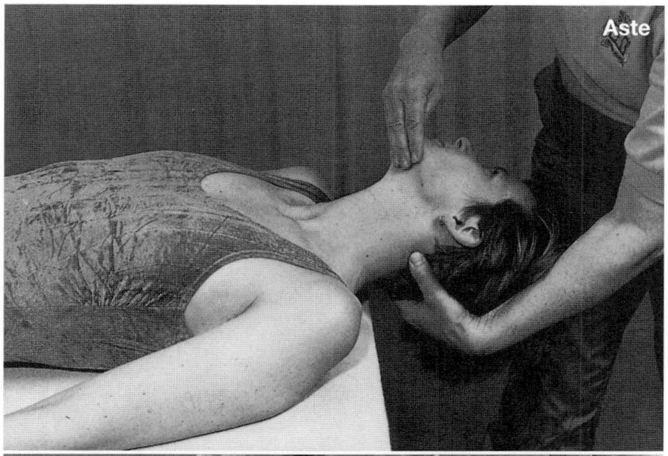

Distanzpunkt ist das Kinn.
Bewegungsbeginn distal bedeutet, daß das Kinn die Bewegung einleitet.

Gute Vordehnung auf die oberflächlichen prävertebralen Muskeln
Wenig Widerstand
Pat. arbeitet **gegen** die Schwerkraft!

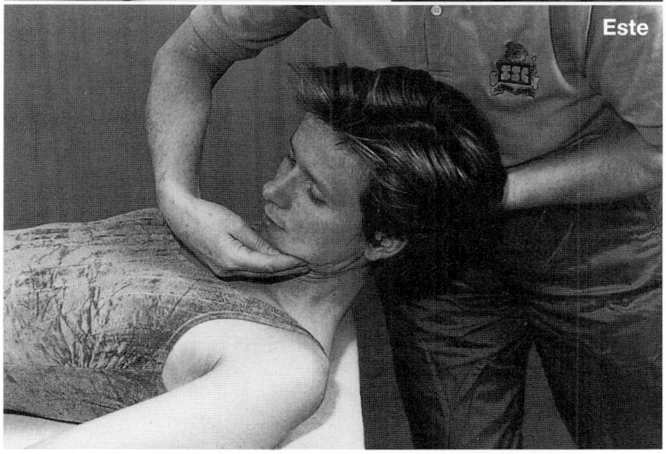

Extension mit Rotation und Seitneigung nach re./li.

Nach rechts

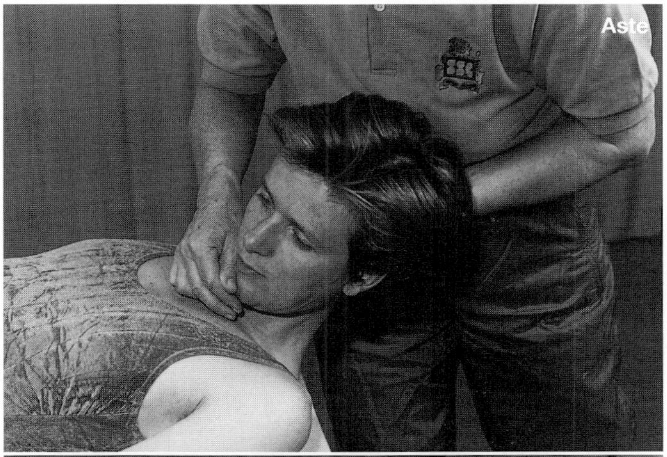

Bei der Extension darauf achten, daß sich die Bewegung rechtzeitig auf die Halsextension überträgt.
Pat. arbeitet nun **mit** der Schwerkraft.

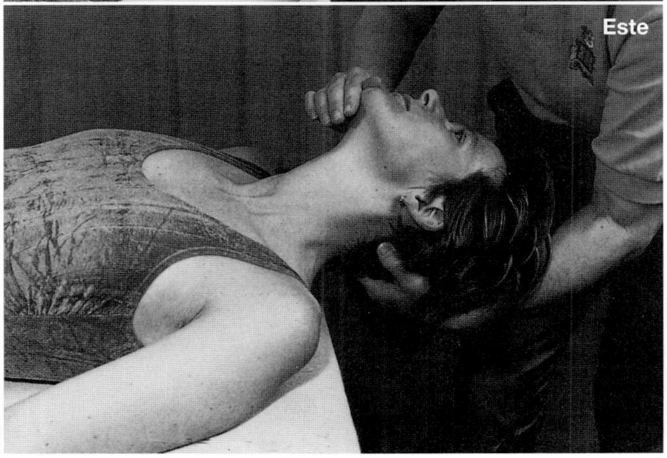

Anmerkung:
Bewegungen von Kopf und Augen beeinflussen sich gegenseitig.
Nackenflexion fazilitiert Mundöffnung.
Nackenextension fazilitiert Mundschließung.

Alternative Ausgangsstellungen

Sitz

Flex. mit Rot. und Seitneigung n. re./li.

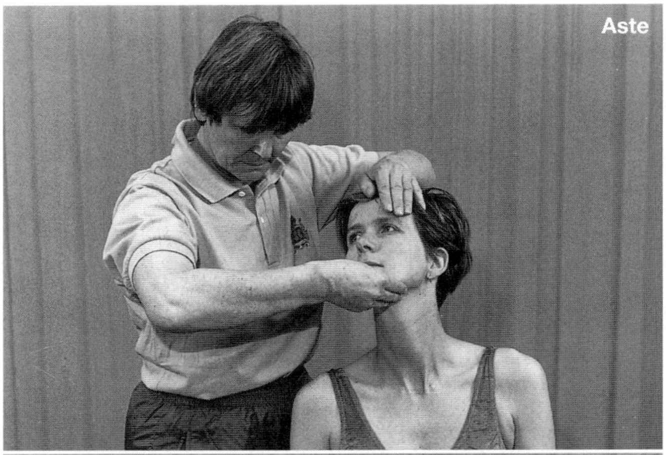

Aste

Kontakte exakt setzen.

Beachte die veränderten Schwerkraftverhältnisse: Sie entsprechen der üblichen aufrechten Haltung.

Nicht zu viel Rotation erlauben.

Nach links

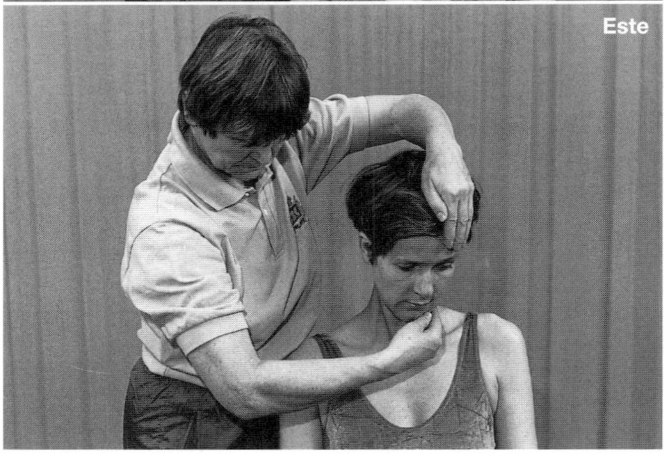

Este

bzw. Ext. mit Rot. und Seitn. n. re./li.

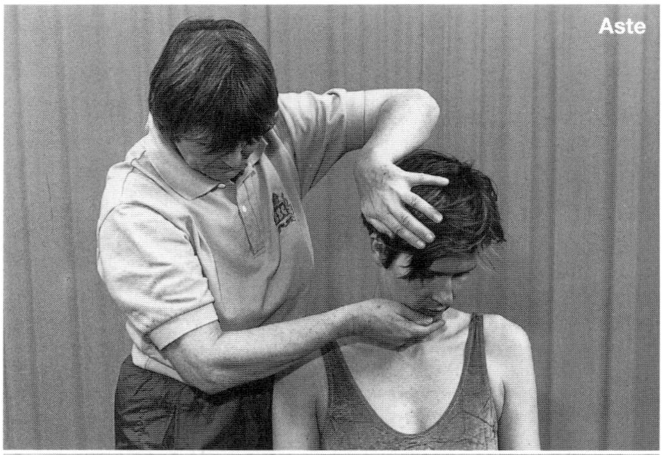

Aste

Nach rechts

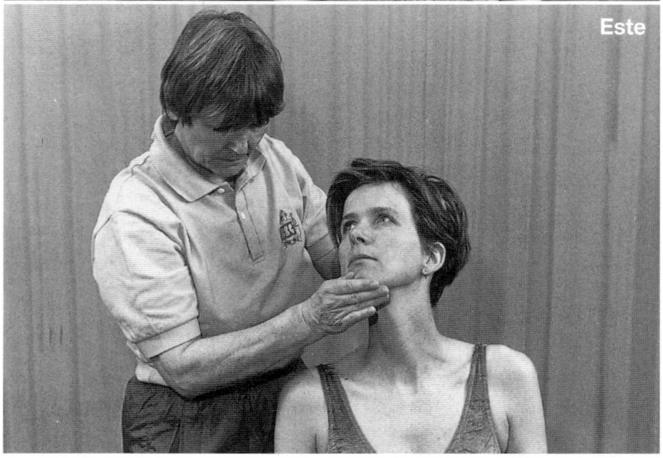

Este

Alternative Ausgangsstellungen

Unterarmstütz

Flex. mit Rot. und Seitneigung n. re./li.

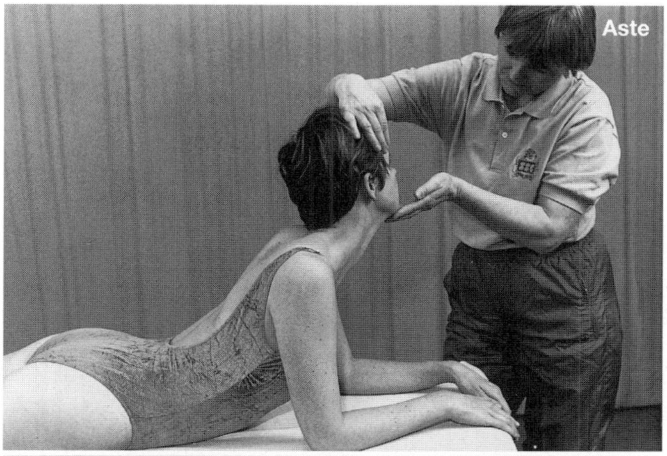

Bei Rückenbeschwerden ein Kissen unter den Bauch geben.

Im Unterarmstütz bzw. der Bauchlage ändern sich die Schwerkraftverhältnisse und damit die Anforderungen an die Muskulatur.
Die Strecker müssen nun **gegen** die Schwerkraft arbeiten, die Flexoren arbeiten **mit** der Schwerkraft.

Nach rechts

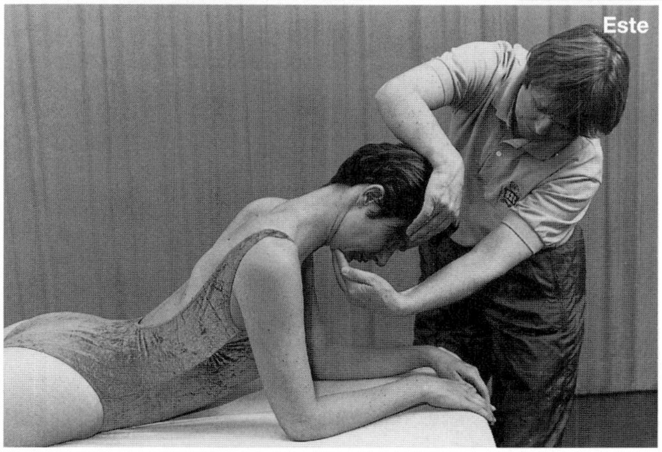

bzw.
Ext. mit Rot. und Seitn. n. re./li.

Nach links

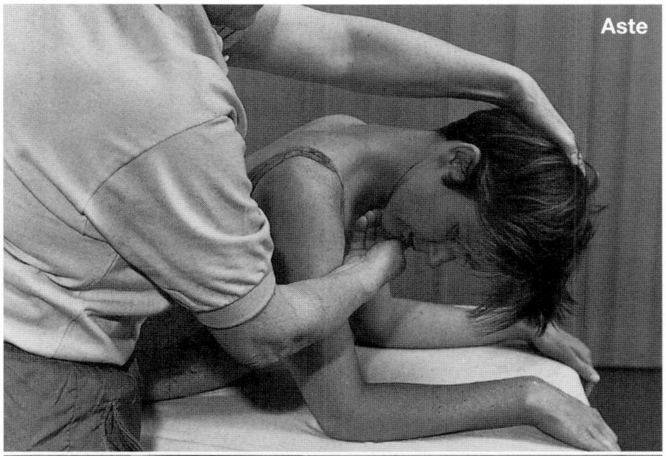

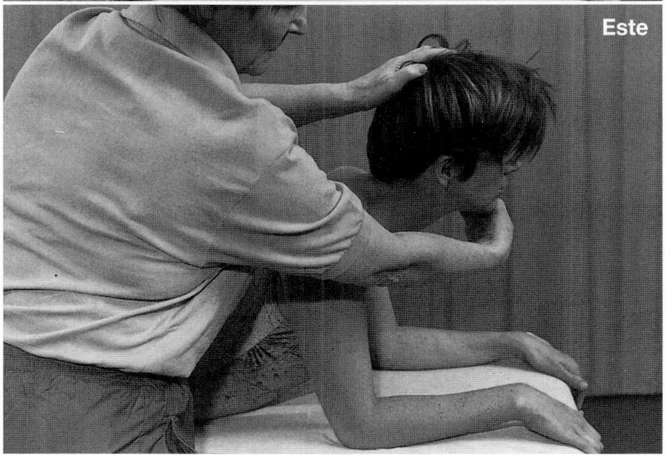

Kopfrotation nach re./li.

Nach rechts

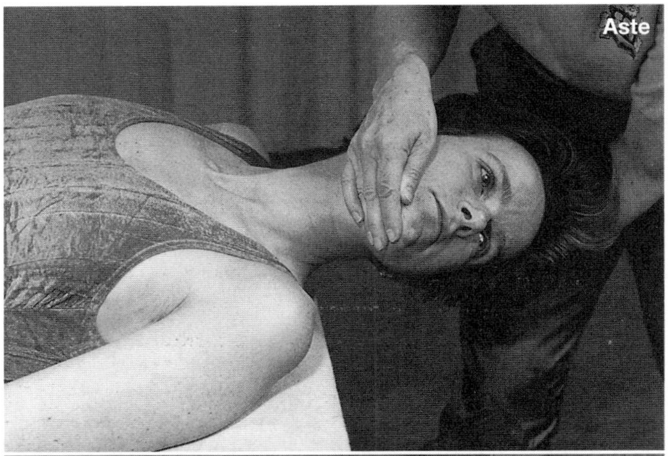

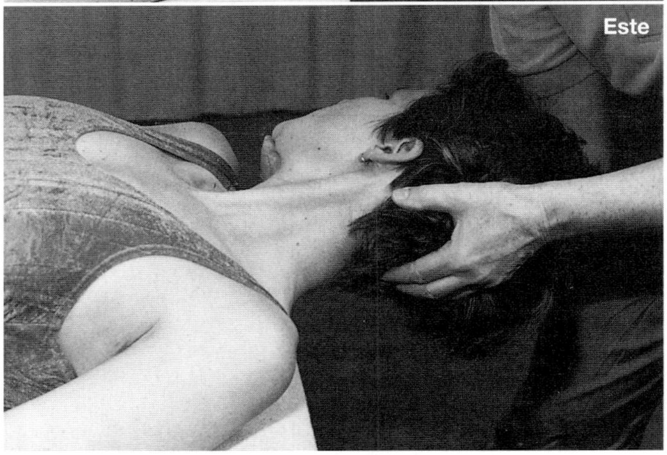

Guten Kontakt unter dem Kinn halten, damit die Nackenflexion erhalten bleibt.
In bezug auf Flexion und Extension bleibt die Bewegung neutral.
Deutlichen angepaßten Widerstand für die Rotation an der Wange geben.

Auf die Skapula überträgt sich die Bewegung als post. Depression, auf den Arm als Ext. Abd. IR.

Zielsetzung:
Fazilitation der Lateralflexion und Extension des Rumpfes

Nach links

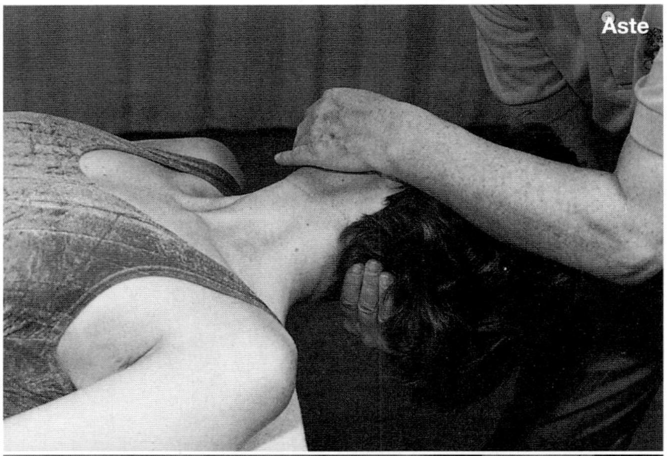

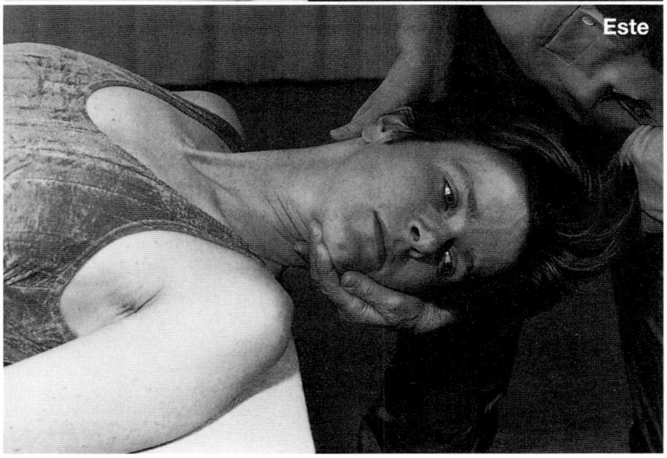

Skapula anteriore Elevation

zugehöriges Armmuster

Flex. Add. AR

Skapula posteriore Depression

zugehöriges Armmuster

Ext. Abd. IR

Skapula posteriore Elevation

zugehöriges Armmuster

Flex. Abd. AR

Skapula anteriore Depression

zugehöriges Armmuster

Ext. Add. IR

Merke:

Flexion des Armes bringt die Skapula in Elevationsposition.

Extension des Armes bringt die Skapula in Depressionsposition.

Adduktion des Armes bringt die Skapula nach anterior.

Abduktion des Armes bringt die Skapula nach posterior.

Skapula anteriore Elevation

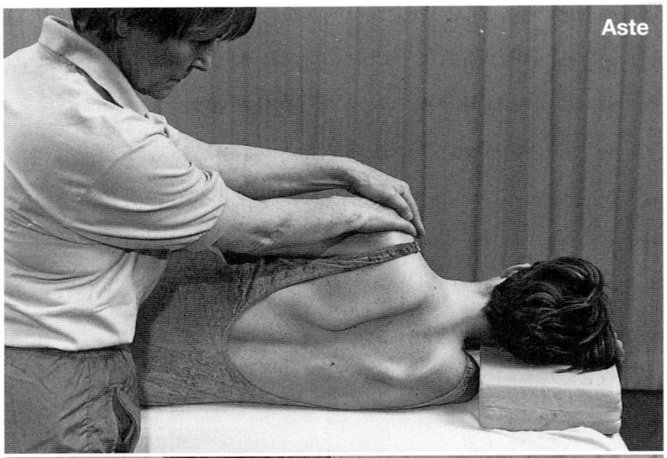

Deutlicher Kontakt am vorderen Aspekt des Akromions.
Pat. soll die Schulter in Richtung Kinn ziehen.

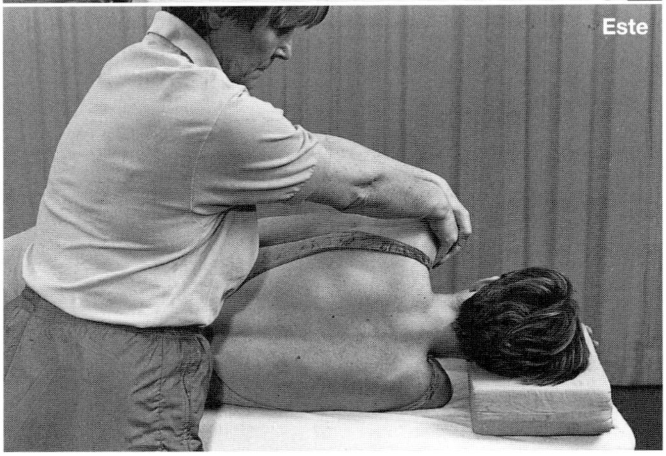

Zielsetzung:
Fazilitation der Rumpfrotation und Flexion
Overflow auf die ventrale Muskulatur

Skapula posteriore Depression

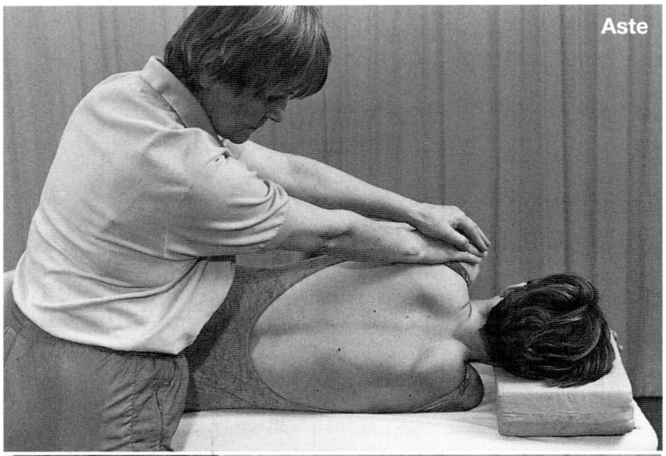

Deutlicher Kontakt unterhalb der Spina scapulae
Pat. soll die Schulter Richtung Kreuzbein ziehen.

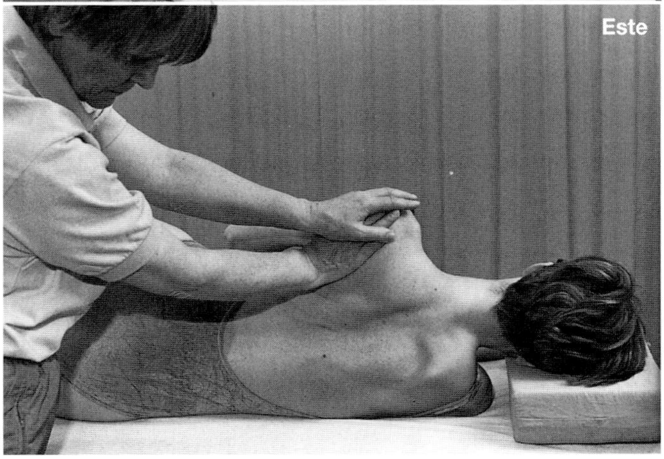

Zielsetzung:
Fazilitation der Rumpfextension und Rotation
Overflow auf die dorsale Muskulatur

Skapula anteriore Depression

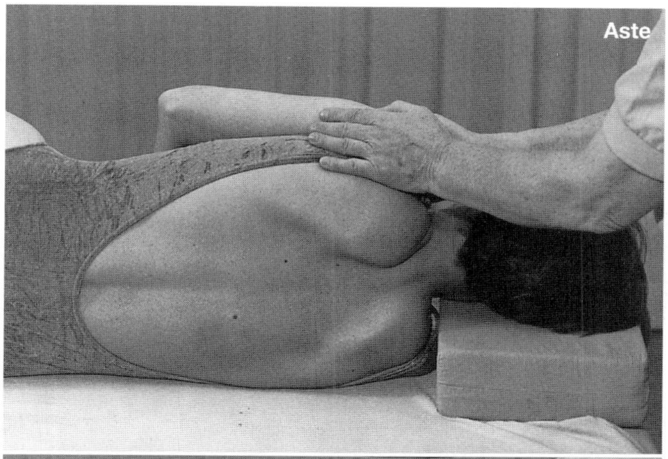

Deutlicher Kontakt am Processus coracoides
Pat. soll die Schulter Richtung Bauchnabel ziehen.

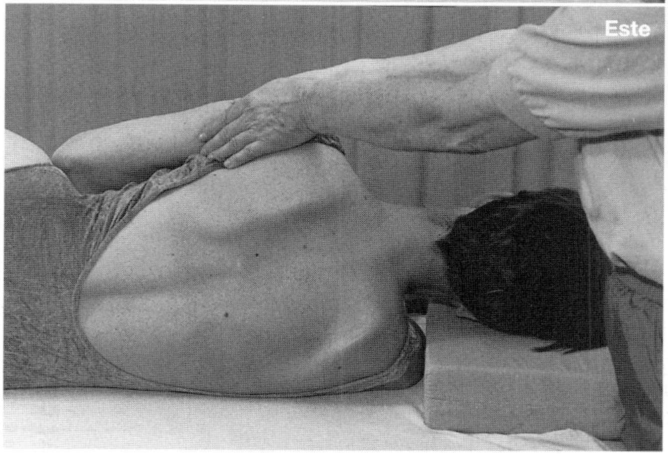

Zielsetzung:
Fazilitation der ventralen Rumpfmuskulatur
Schulen funktionaler Aktivitäten z.B. Drehen

Skapula posteriore Elevation

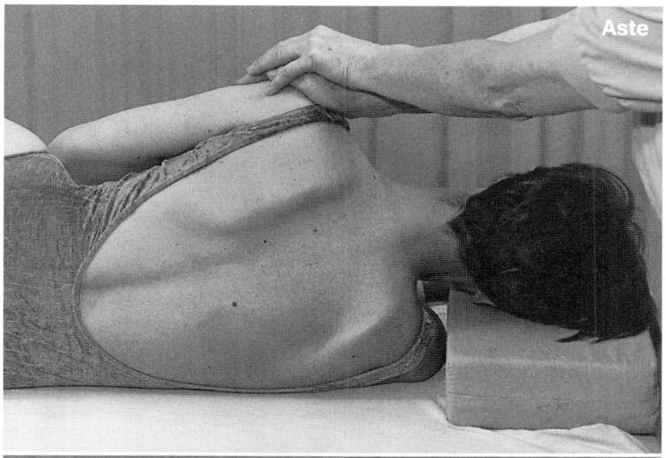

Deutlicher Kontakt am posterioren Aspekt des Akromions
Pat. soll die Schulter hinter das Ohr ziehen.

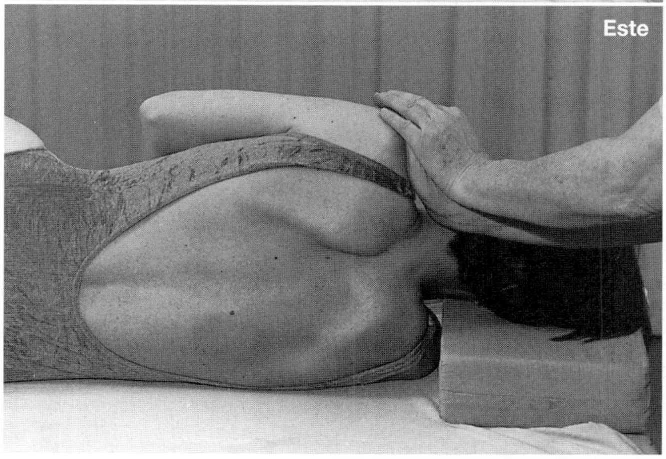

Zielsetzung:
Overflow auf Rumpf und Hals
Drehen von Seitenlage auf den Rücken

Lifting nach re./li.

Nach rechts

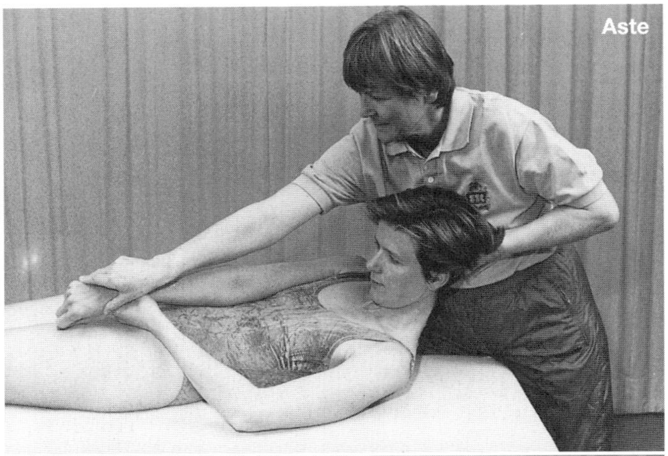

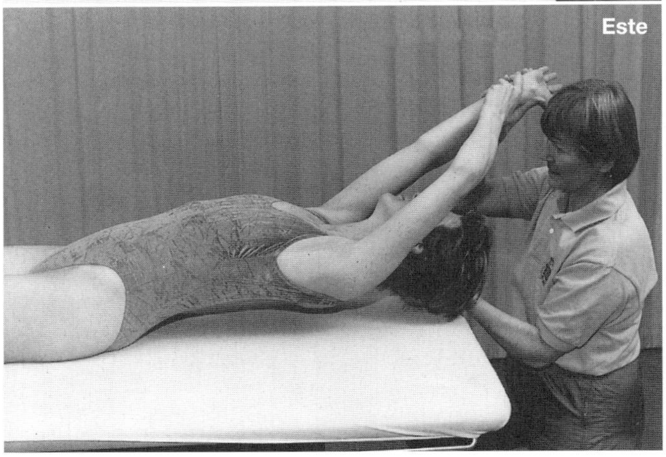

Es handelt sich um bilateral asymmetrische Muster.

Re. Arm: Flex. Abd. AR
Li. Arm: Flex. Add. AR

Kopf: Ext. mit Seitneigung u. Rot. n. re.

Rumpf: Ext. mit Rot. und Seitneigung n. re.

Zielsetzung:
Fazilitation der Rumpf- und Hüftextension
Umdrehbewegungen

Umkehrbewegung des Lifting

Nach links

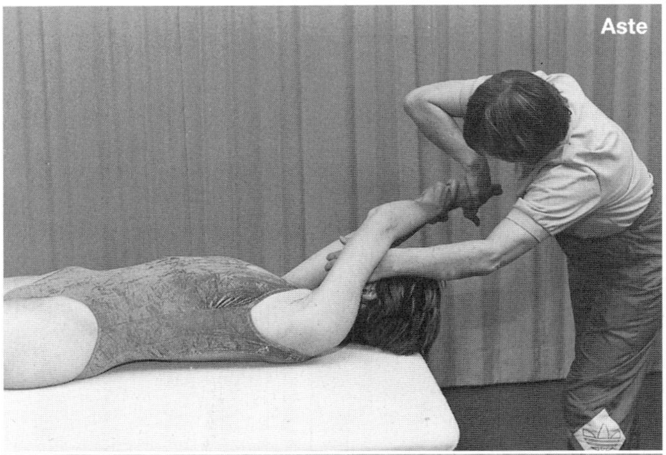

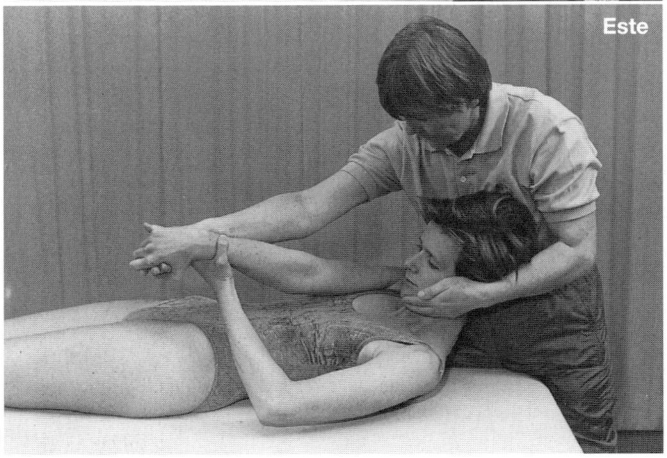

Re. Arm: Ext. Add. IR
Li. Arm: Ext. Abd. IR

Kopf: Flex. mit Rot. und Seitneigung nach li.

Rumpf: Flex. mit Rot. und Seitneigung n. li.

Zielsetzung:
Fazilitation der Rumpfflexion
Training der schrägen Bauchmuskeln

Chopping nach re./li.

Nach rechts

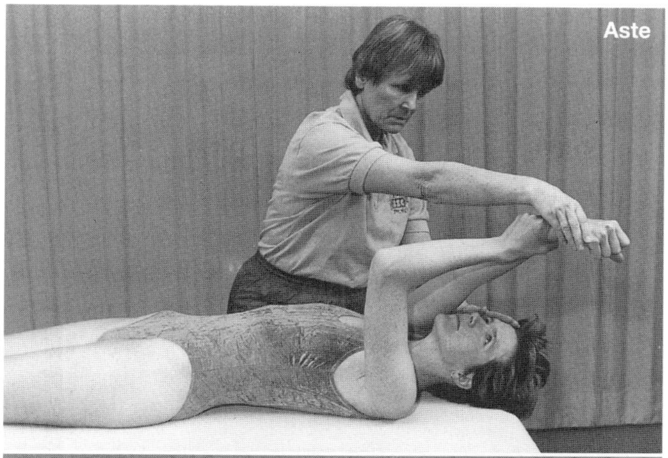

Es handelt sich um bilateral asymmetrische Muster.

Re. Arm: Ext. Abd. R
Li. Arm: Ext. Add. R

Kopf: Rot. n. re. m. Flex.

Rumpf: Flex. mit Rot. u. Seitneigung n. re.

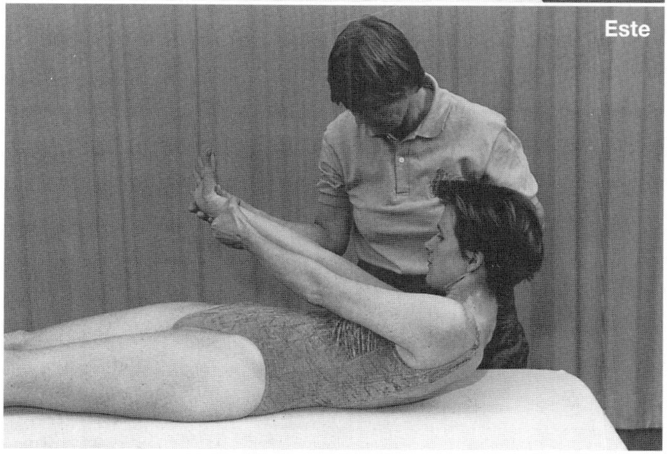

Zielsetzung:
Fazilitation der Rumpfflexion bzw. funktioneller Bewegungen z.B. Rollen

Umkehrbewegung des Chopping

Nach links

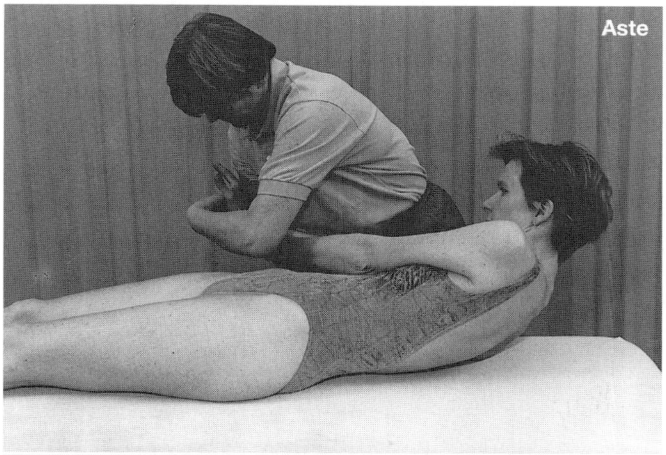

Re. Arm: Flex. Add. AR
Li. Arm: Flex. Abd. AR

Kopf: Rot. n. li. mit Ext.

Rumpf: Rot. m. Seitneigung u. Ext. n. li.

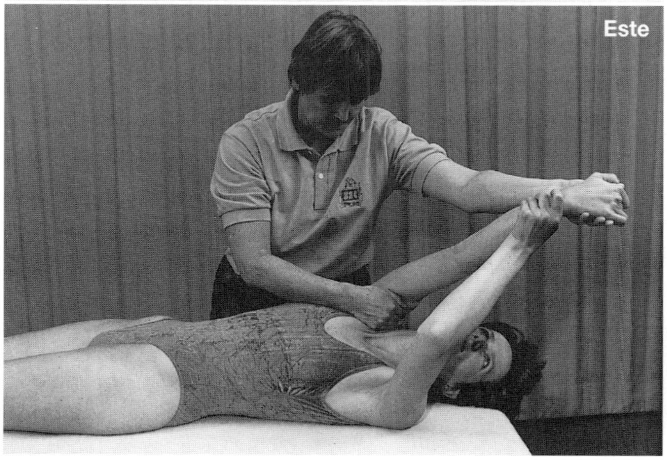

Zielsetzung:
Fazilitation funktioneller Bewegungen z.B. Rollen
Unterstützung eines betroffenen Armes

Alternative Ausgangspostionen

Lifting im Sitz

Nach rechts

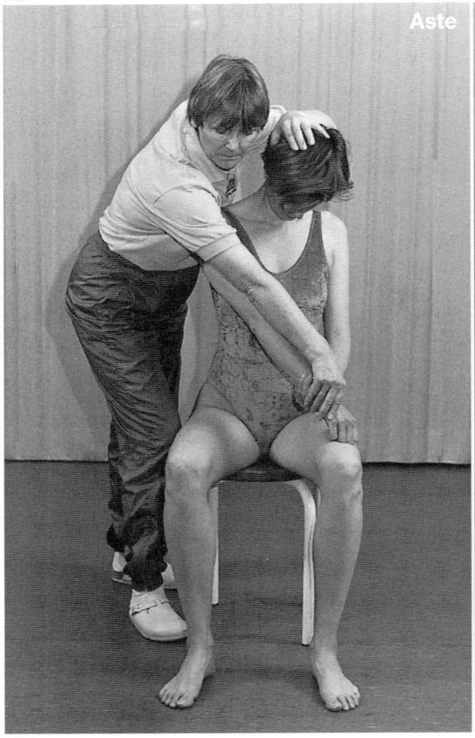

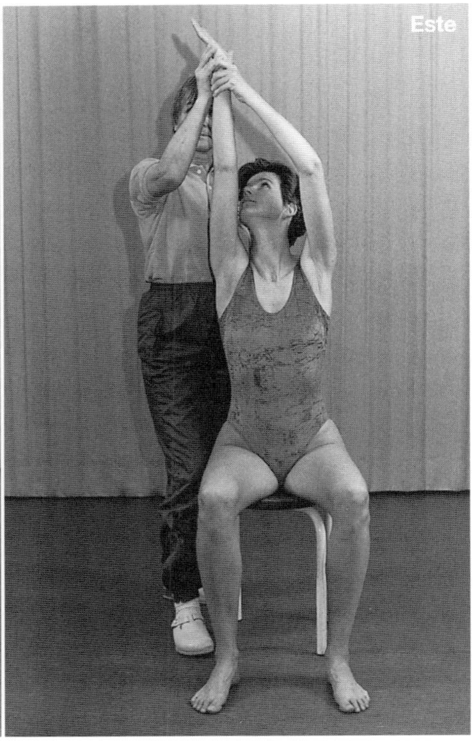

Re. Arm: Flex. Abd. AR
Li. Arm: Flex. Add. AR

Zielsetzung:
Stimulierung der Rumpfextension gegen die Schwerkraft
Aufrichten zum Stand durch Overflow auf Hüftextensoren

Chopping im Sitz

Nach rechts

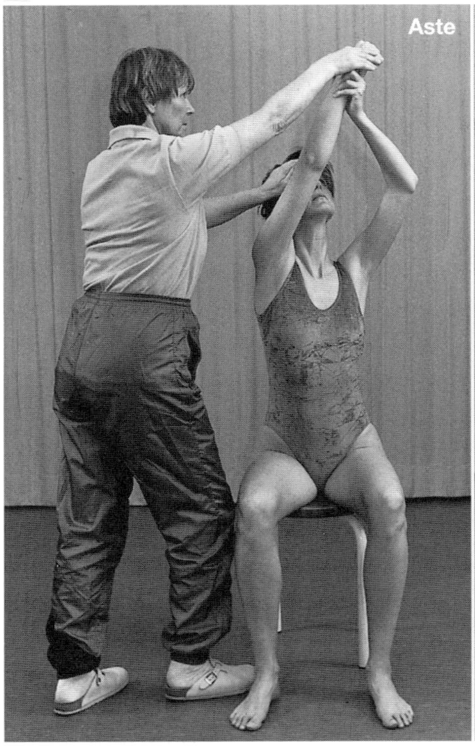

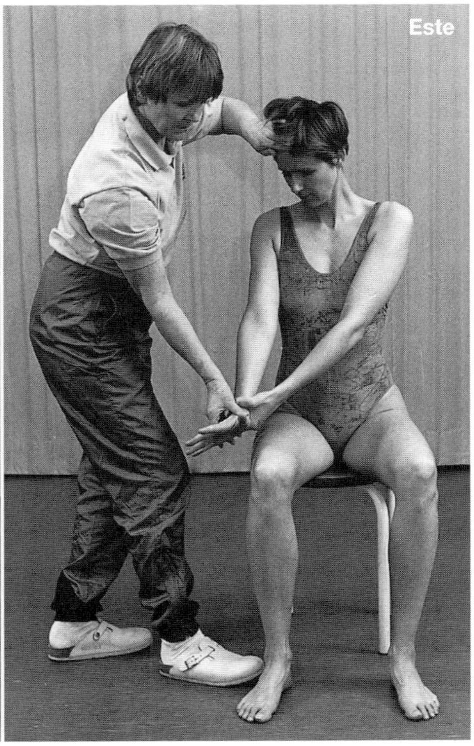

Re. Arm: Ext. Abd. IR
Li. Arm: Ext. Add. IR

Beachte die Veränderung der Schwerkrafteinwirkung im Sitz!

Zielsetzung:
Stimulierung Rumpfflexion und Hüftflexion

Anteriore Elevation

zugehöriges Beinmuster

Flex. Add. AR

Posteriore Depression

zugehöriges Beinmuster

Ext. Abd. IR

Posteriore Elevation

zugehöriges Beinmuster

Flex. Abd. IR

Anteriore Depression

zugehöriges Beinmuster

Ext. Add. AR

Merke:

Flexionsmuster des Beines bringen das Becken in Elevationsposition.

Extensionsmuster des Beines bringen das Becken in Depressionsposition.

Adduktion des Beines bringt das Becken nach anterior.

Abduktion des Beines bringt das Becken nach posterior.

Pelvis anteriore Elevation

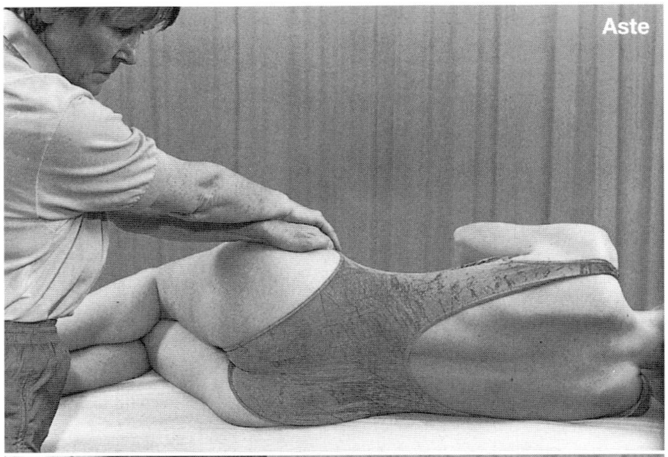

Deutlicher Kontakt an der Spina iliaca ant. sup.

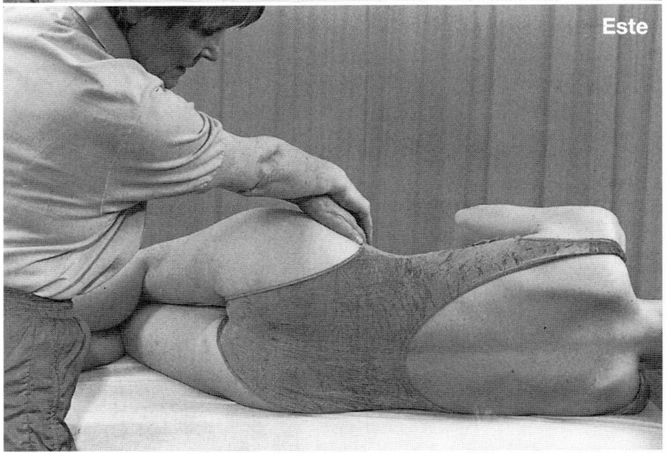

Zielsetzung:
Fazilitation der Rumpfflexion
Stimulation der schrägen Bauchmuskeln

Pelvis posteriore Depression

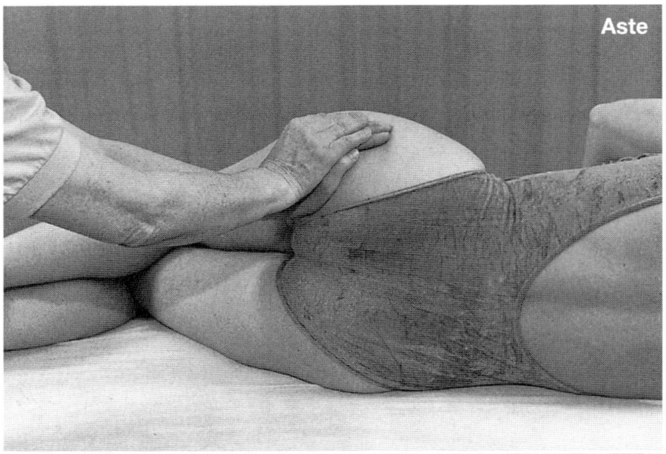

Deutlicher Kontakt am Tuber ossis ischii
Schubrichtung zu den Fersen

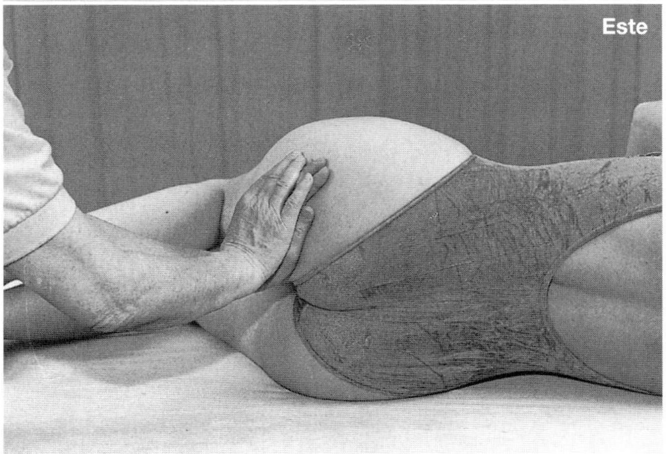

Zielsetzung:
Fazilitation der Extension und Seitneigung des Rumpfes
Schulung des exzentrischen Nachgebens der schrägen Bauchmuskeln

Pelvis posteriore Elevation

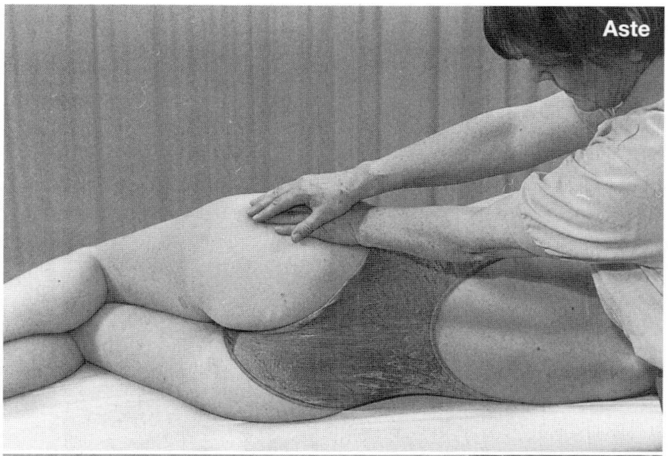

Deutlicher Kontakt am posterioren Aspekt des Beckenkammes

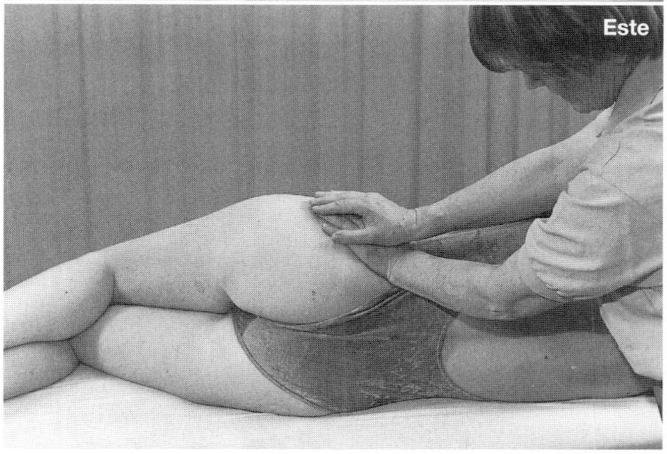

Zielsetzung:
Stimulation der seitlichen Rumpfmuskulatur (Quadratus lumborum)
Fazilitation der Seitneigung

Pelvis anteriore Depression

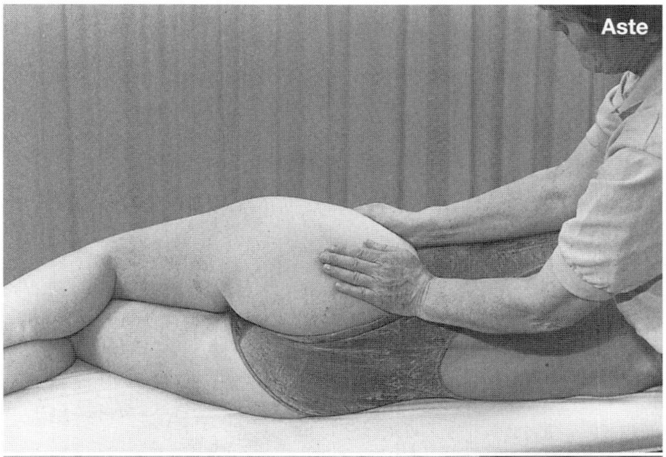

Deutlicher Kontakt an der Spina iliaca ant. sup
Die andere Hand gibt Führung.

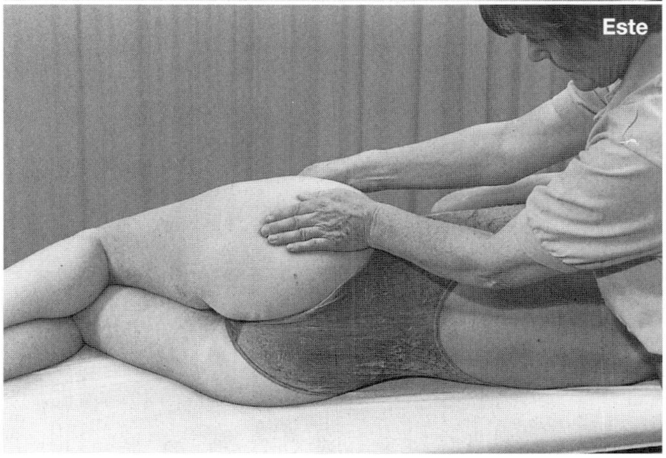

Zielsetzung:
Fazilitation der Seitneigung des Rumpfes
Schulung des exzentrischen Nachgebens der seitlichen Rumpfmuskulatur

Rumpfflex. mit Rot. und Seitn. n. li./re. mit gestreckten Beinen

Nach links

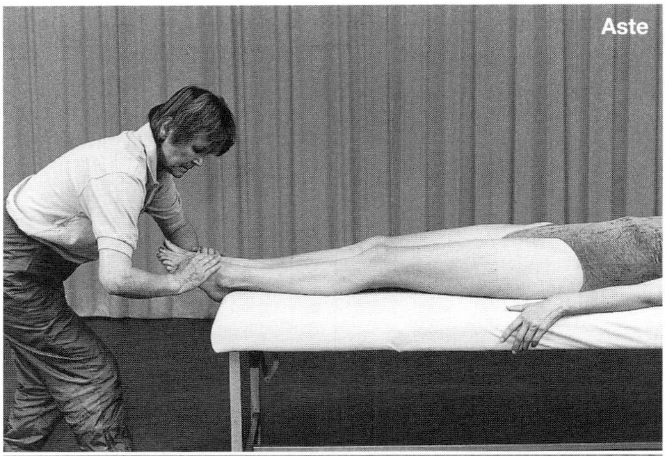

Es handelt sich um bilaterale asymmetrische Beinmuster.

Re. Bein: Flex. Add. AR
Pelvis: ant. Elev.
Li. Bein: Flex. Abd. IR
Pelvis: post. Elev.

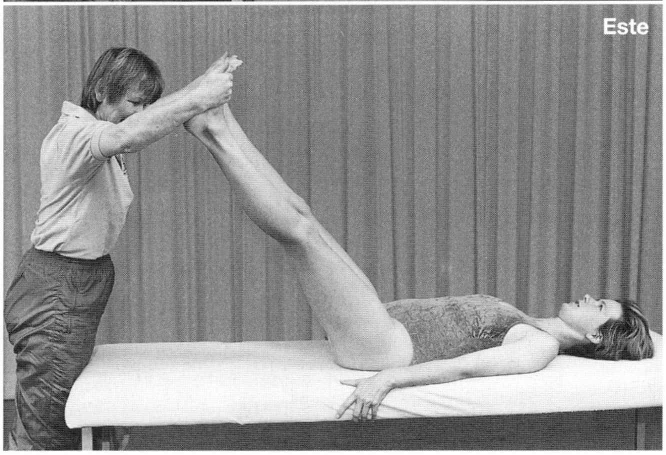

Zielsetzung:
Fazilitation der Rumpfflexion und Hüftflexion
Stimulation der Bauchmuskulatur
Rumpfrotation und Seitneigung

Rumpfextension mit Ext. Rot. und Seitn. nach re./li. mit gestreckten Beinen

Nach rechts

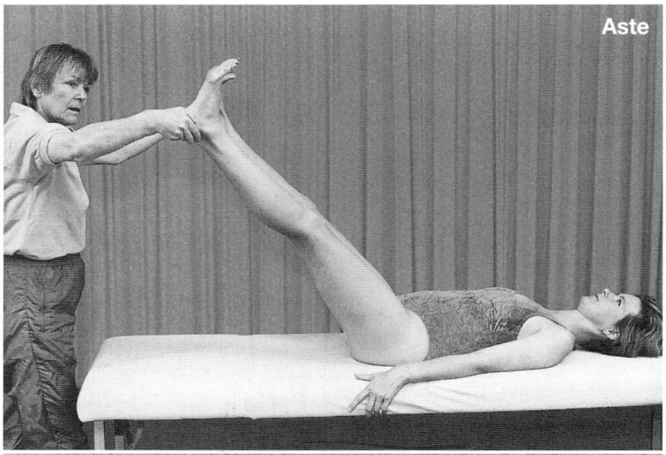

Re. Bein: Ext. Abd. IR
Pelvis: post. Depr.
Li. Bein: Ext. Add. AR
Pelvis: ant. Depr.

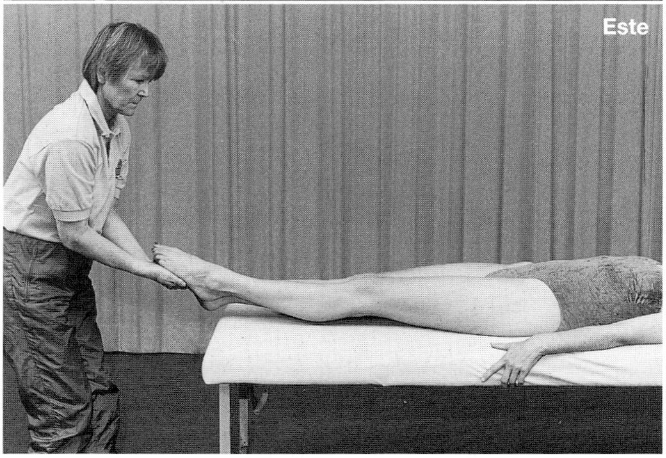

Achtung: Der Hebel ist lang, deshalb für das Flexionsmuster wenig Widerstand und viel Traktion.

Zielsetzung:
Fazilitation der Rumpfextension und Hüftextension
Rotation und Seitneigung des Rumpfes

Rumpfflex. mit Rot. und Seitn. n. li./re. mit Knieflexion

Nach links

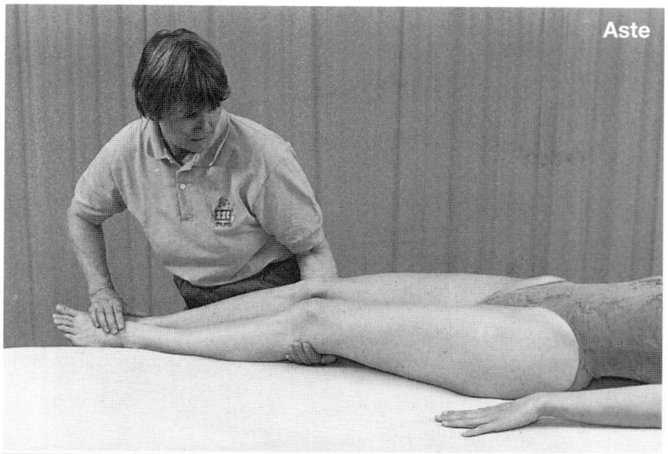

Es handelt sich um bilateral asymmetrische Beinmuster.

Re. Bein:	Flex. Add. AR mit Knieflexion
Pelvis:	ant. Elev.
Li. Bein:	Flex. Abd. IR mit Knieflexion
Pelvis:	post. Elev.

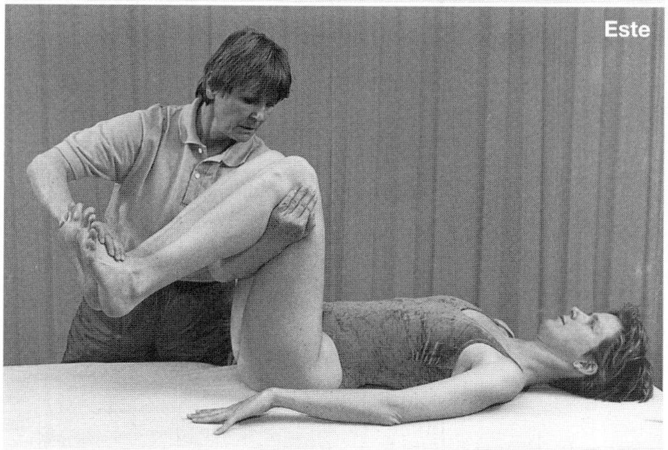

Achtung: Für das Flexionsmuster viel Traktion geben, bes. am Anfang des Musters

Zielsetzung:
Fazilitation der Rumpfflexion und Hüftflexion
Stimulation der Bauchmuskulatur

Rumpfextension mit Ext. Rot. und Seitn. nach re./li. mit Knieextension

Nach rechts

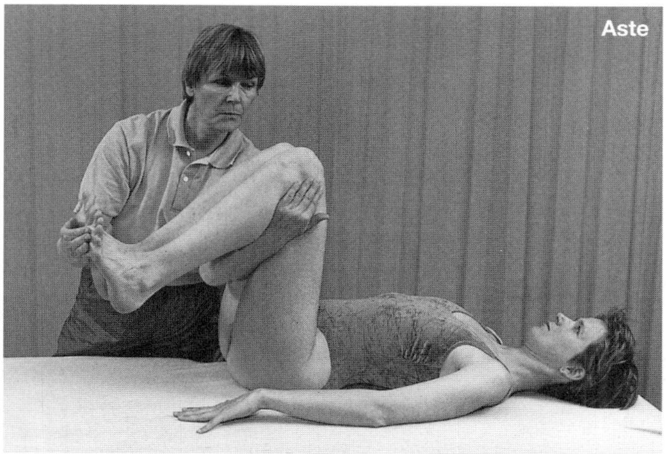

Re. Bein:	Ext. Abd. IR mit Knieextension
Pelvis:	post. Depr.
Li. Bein:	Ext. Add. AR mit Knieextension
Pelvis:	ant. Depr.

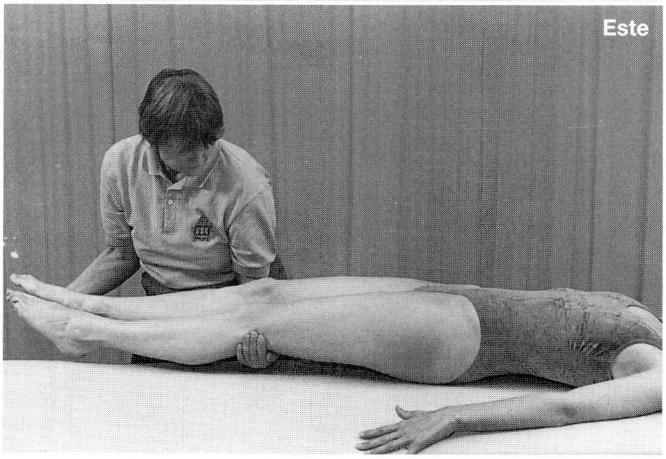

Zielsetzung:
Fazilitation der Rumpfextension und Hüftextension
Rotation und Seitneigung des Rumpfes

Rumpfflex. mit Rot. und Seitn. n. li./re. mit Kniestreckung

Nach links

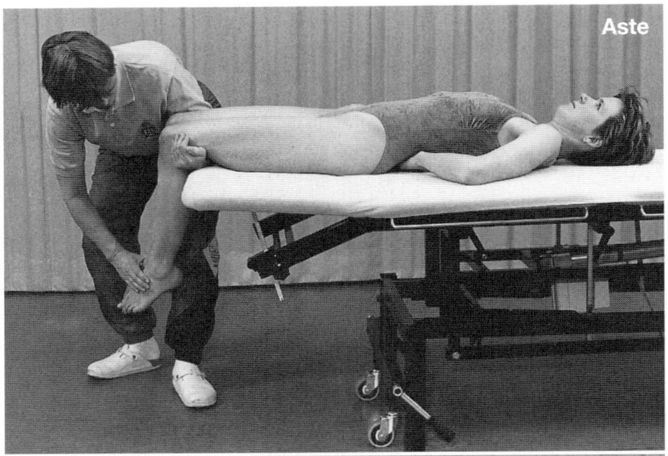

Es handelt sich um bilaterale asymmetrische Beinmuster.

Re. Bein: Flex. Add. AR mit Knieextension
Pelvis: ant. Elev.
Li. Bein: Flex. Abd. IR mit Knieextension
Pelvis: post. Elev.

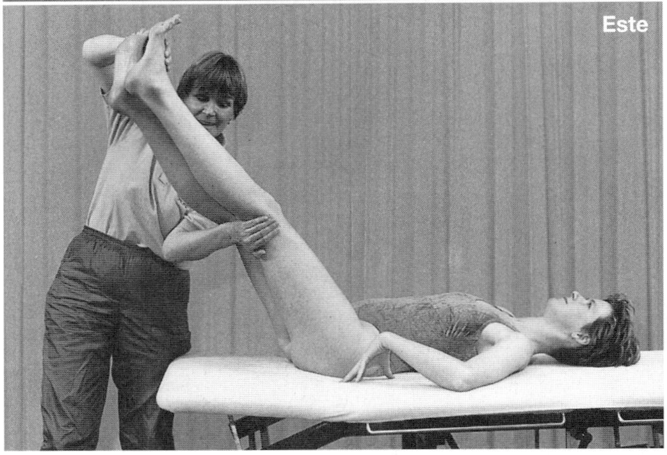

Zielsetzung:
Fazilitation der Rumpfflexion und Hüftflexion
Stimulation der Bauchmuskulatur

Rumpfextension mit Ext. Rot. und Seitn. nach re./li. mit Kniebeugung

Nach rechts

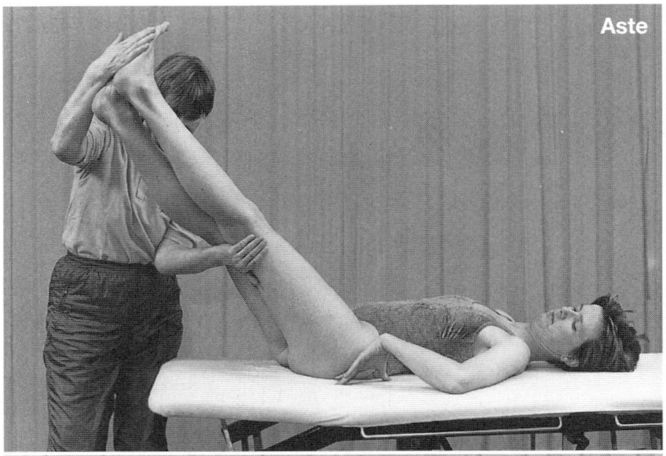

Re. Bein: Ext. Abd. IR mit Knieflexion
Pelvis: post. Depr.
Li. Bein: Ext. Add. AR mit Knieflexion
Pelvis: ant. Depr.

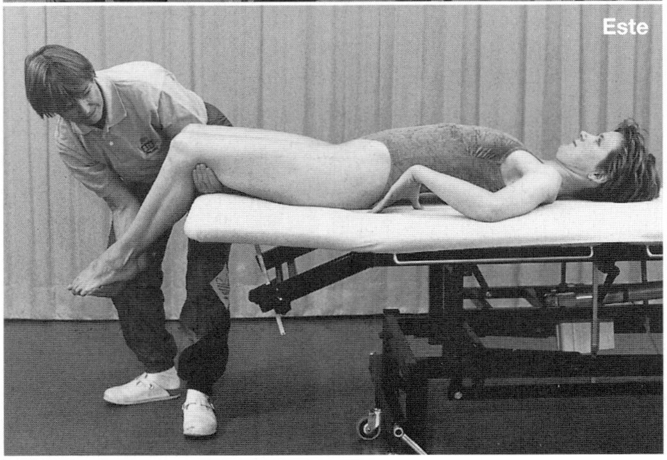

Achtung: Für das Flexionsmuster viel Traktion geben, bes. am Anfang des Musters.
Beim Extensionsmuster nicht zu sehr ins Hohlkreuz gehen.

Zielsetzung:
Fazilitation der Rumpfextension und Hüftextension
Rotation und Seitneigung des Rumpfes

Alternative Ausgangsstellungen
Sitz

Rumpfflex. mit Rot.
und Seitn. n. li. mit gebeugten Beinen

Es handelt sich um bilaterale asymmetrische Beinmuster.

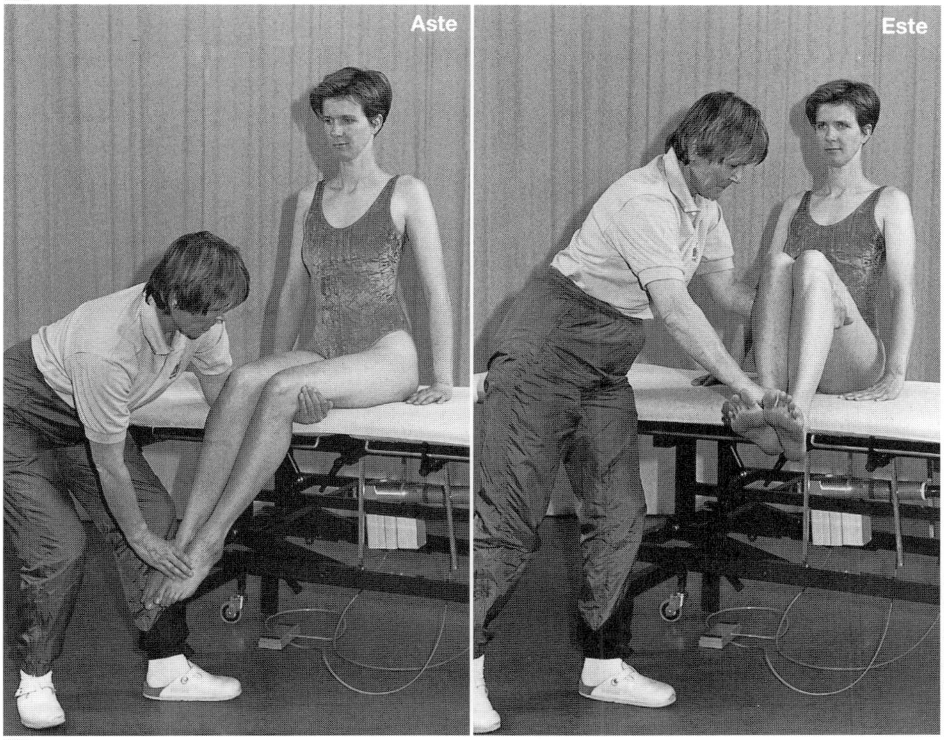

Re. Bein: Flex. Add. AR mit gebeugtem Knie
Pelvis: ant. Elev.
Li. Bein: Flex. Abd. IR mit gebeugtem Knie
Pelvis: post. Elev.

Zielsetzung:
Fazilitation der Rumpfflexion und Hüftflexion
Stimulation der Bauchmuskulatur

Rumpfextension mit Rot.
und Seitn. nach re. mit gebeugten Beinen

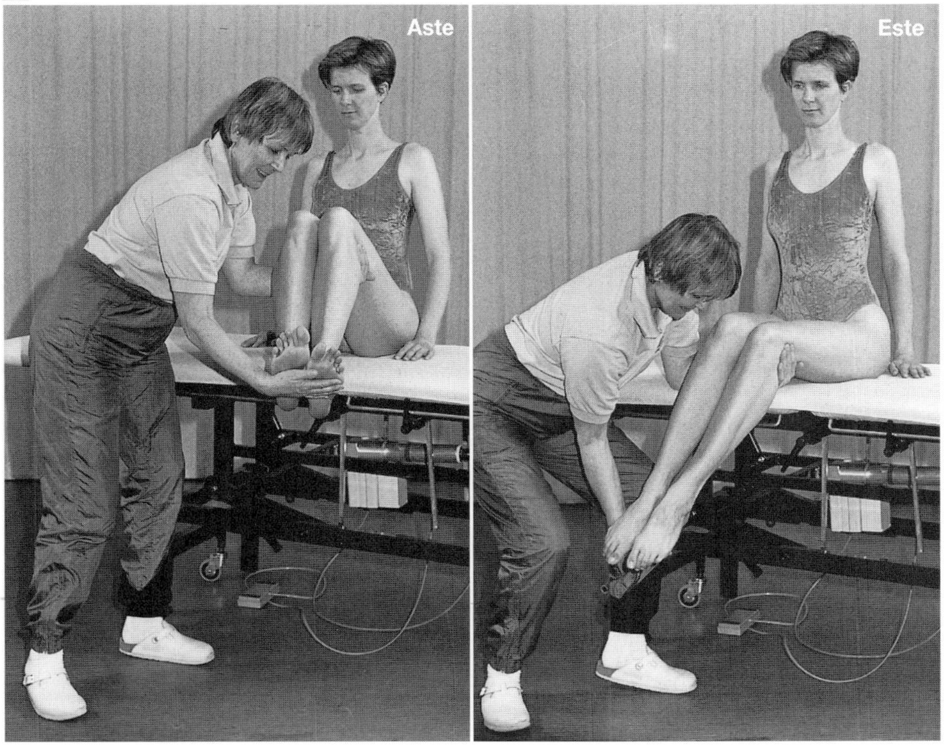

Re. Bein: Ext. Abd IR mit gebeugtem Knie
Pelvis: post. Depr.
Li. Bein: Ext. Add AR mit gebeugtem Knie
Pelvis: ant. Depr.

Beachte die veränderten Schwerkraftverhältnisse bei aufrechtem Rumpf. Am besten wird mit kurzem Hebel gearbeitet.

Zielsetzung:
Fazilitation der Rumpfextension im Sitz

Untere Rumpfrotation

Nach re./li.

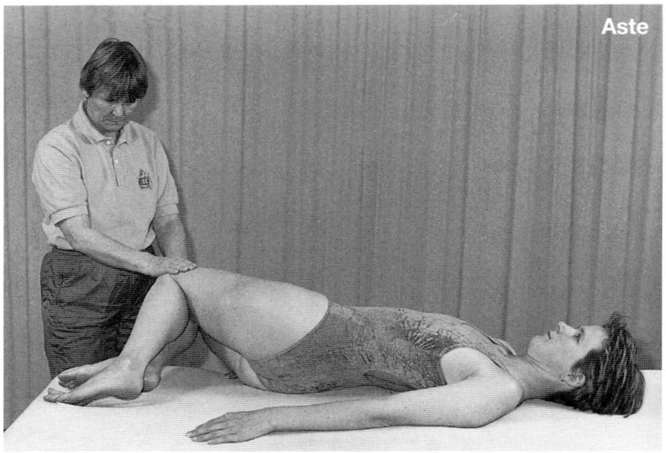

Es handelt sich um bilaterale asymmetrische Beinmuster.

Bis zur Körpermitte:
Bilateral asymmetrisches Flexionsmuster

Re. Bein: Flex. Add. AR
Li. Bein: Flex. Abd. IR

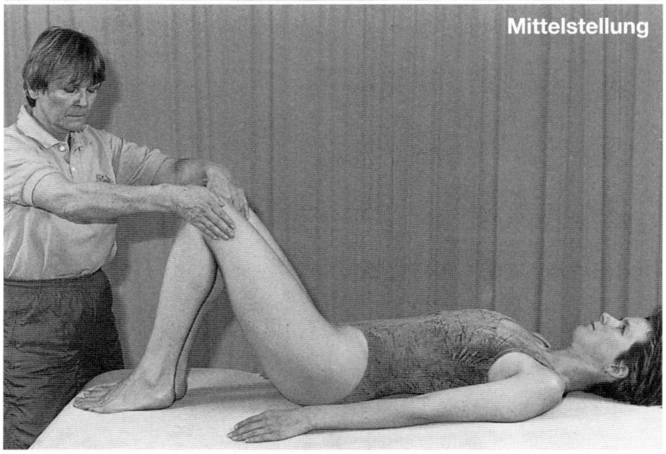

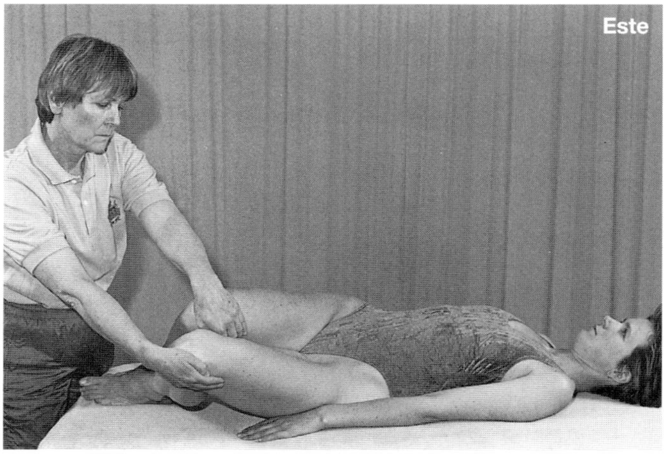

Ab Körpermitte:
Bilateral asymmetrisches Extensionsmuster

Re. Bein: Ext. Add. AR
Li. Bein: Ext. Abd. IR

Anmerkung:
In der Mittelstellung eignet sich dieses Muster gut zur Behandlung von lumbalen Beschwerden und Instabilitäten der LWS mit z. B. der Technik: stabilisierende Umkehr.

Zielsetzung:
Wechsel von Flexion zur Extension im Rumpf
Fazilitation der gesamten Rumpfmuskulatur

Erste Diagonale (D1)

Flexion – Adduktion – Außenrotation
Extension – Abduktion – Innenrotation

Zweite Diagonale (D2)

Flexion – Abduktion – Außenrotation
Extension – Adduktion – Innenrotation

Schulter: Flex. Add. AR
Skapula: ant. Elev.
Hand: Volarflex. n. rad.
Finger: Flex. n. rad.
Daumen: Flex. Opp.

Schulter: Flex. Abd. AR
Skapula: post. Elev.
Hand: Dorsalext. n. rad.
Finger: Ext. n. rad.
Daumen: Ext. Abd.

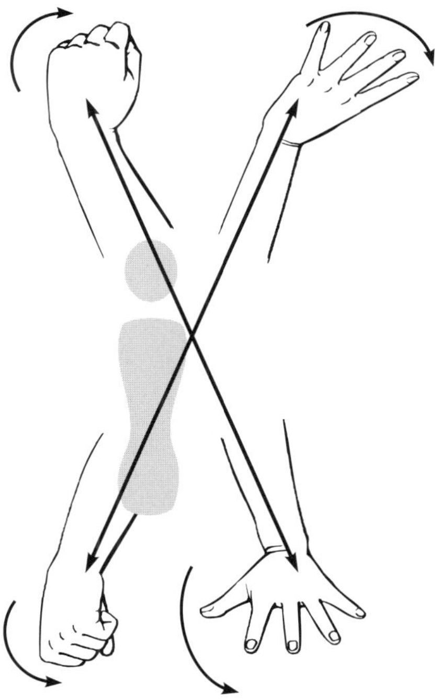

Schulter: Ext. Add. IR
Skapula: ant. Depr.
Hand: Volarflex. n. uln.
Finger: Flex. n. uln.
Daumen: Flex. Opp.

Schulter: Ext. Abd. IR
Skapula: post. Depr.
Hand: Dorsalext. n. uln.
Finger: Ext. n. uln.
Daumen: Ext. Abd.

Merke:

Der Ellbogen kann gestreckt oder gebeugt sein oder werden.

Er kann mit dem Muster
oder entgegen dem Muster bewegen.

Skapula ist in Elevation bei Armflexion.

Skapula ist in Depression bei Armextension.

Unterarm ist proniert bei Innenrotation.

Unterarm ist supiniert bei Außenrotation.

Die Hand ist geöffnet bei Abduktion des Armes.

Die Hand ist geschlossen bei Adduktion des Armes.

Erste Diagonale (D1)

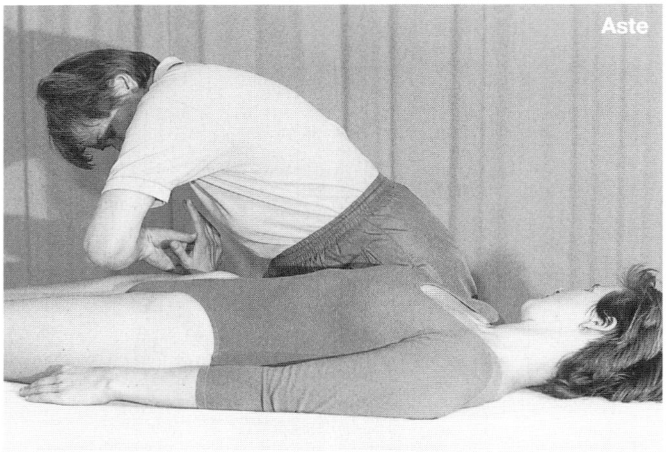

Flex. Add. AR
mit gestr. Arm

distaler Griff

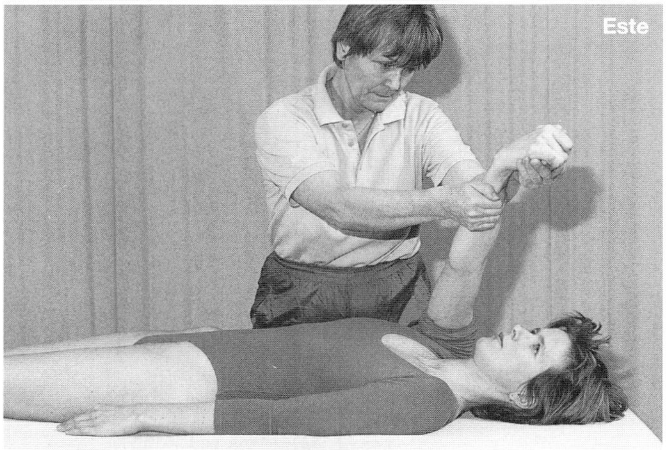

Erste Diagonale (D1)

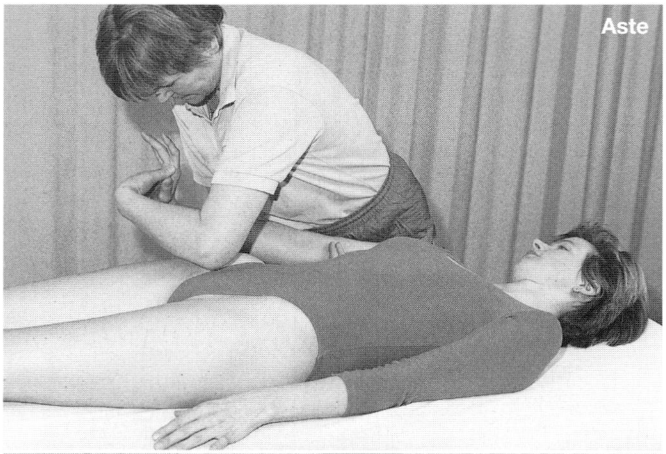

Flex. Add. AR
mit gestrecktem Arm

proximaler Griff

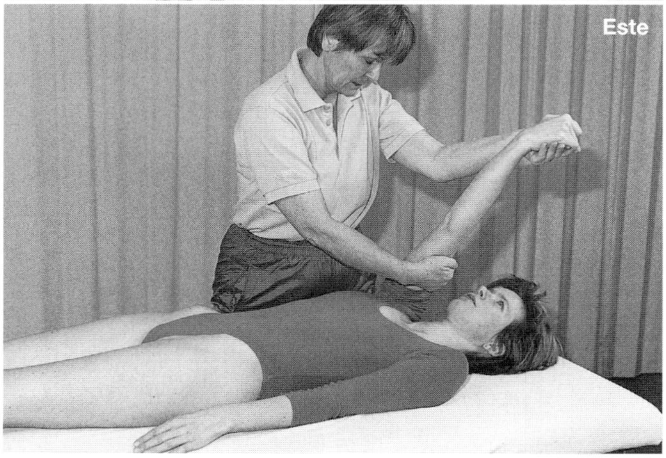

Kommando:
Finger – Hand schließen – Kleinfinger nach innen drehen und Arm vor das Gesicht ziehen.
Die Rotation wird über die Kleinfingerseite gesteuert.

Erste Diagonale (D1)

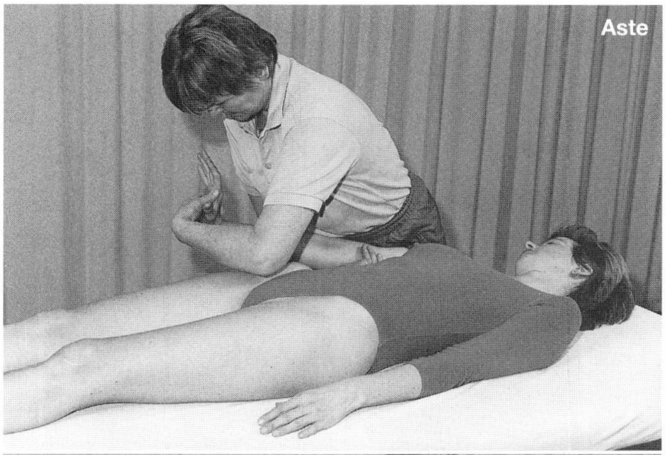

Flex. Add. AR
mit Ellbogenflexion

proximaler Griff

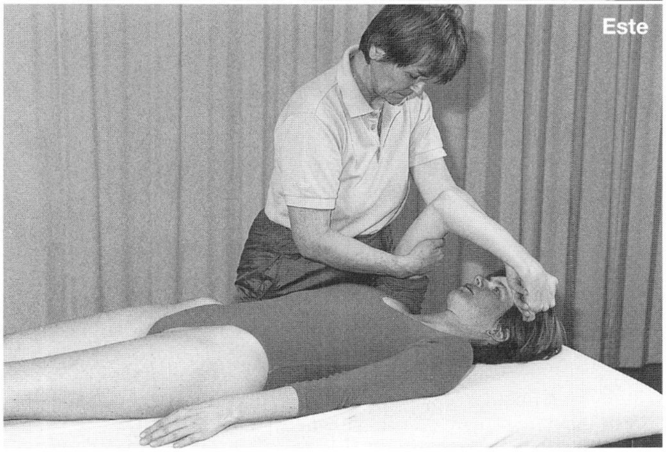

Erste Diagonale (D1)

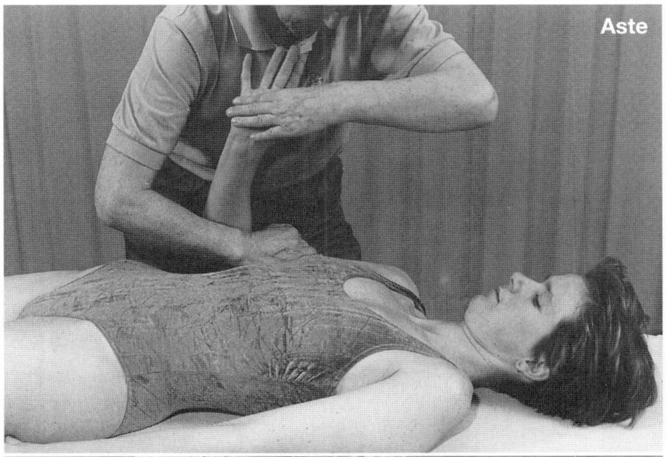

Flex. Add. AR mit
Ellbogenextension

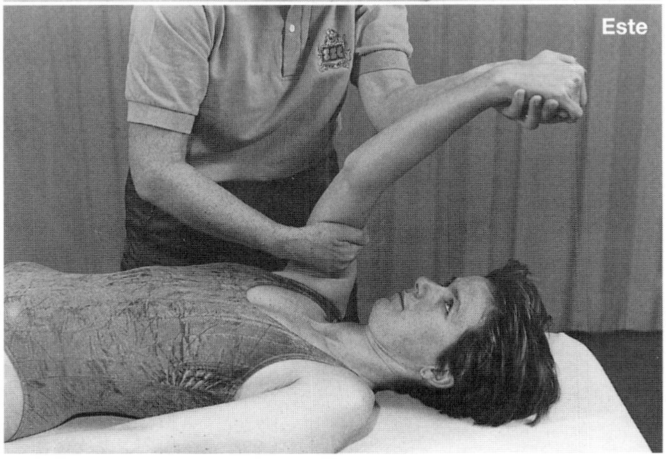

Timing:
Finger – Hand –
Ellbogen –
Schultergelenk – Skapula
Einleiten mit Rotation

Erste Diagonale (D1)

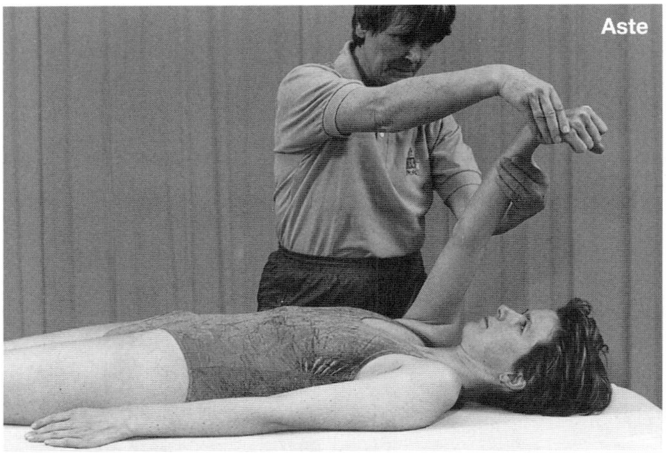

Ext. Abd. IR
mit gestrecktem Arm

distaler Griff

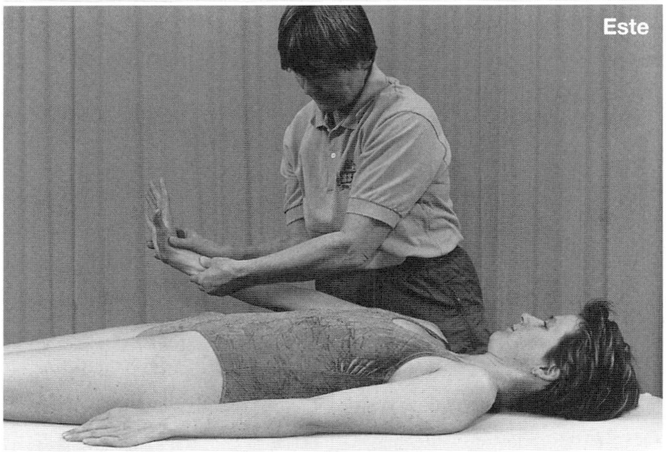

Erste Diagonale (D1)

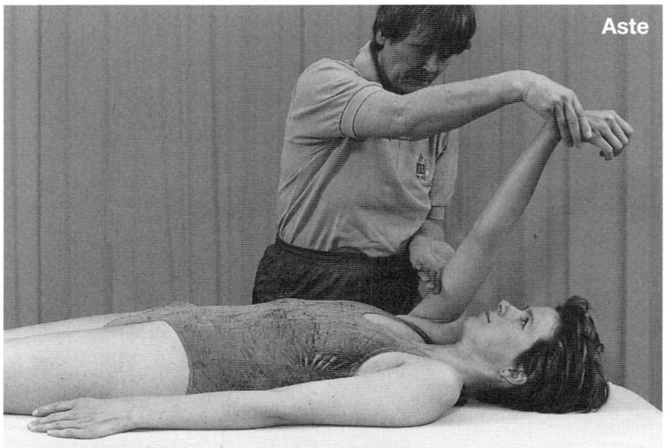

Ext. Abd. IR
mit gestr. Arm

proximaler Griff

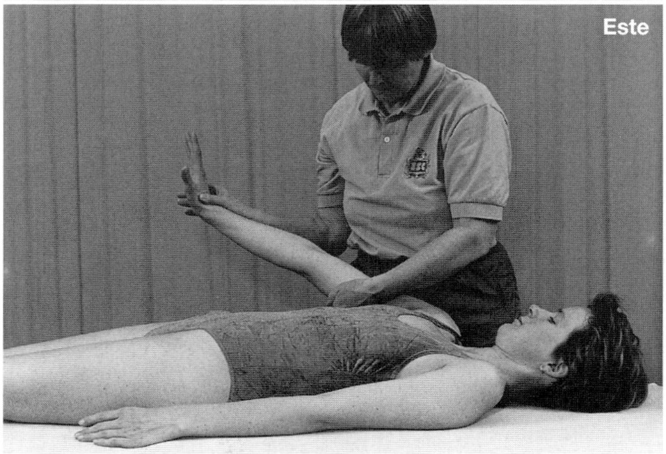

Kommando:
Finger öffnen und spreizen,
Hand zurück –
Kleinfingerseite nach außen
drehen.
Arm herunterziehen.
Anm.: nicht zu viel
Innenrotation erlauben.

Erste Diagonale (D1)

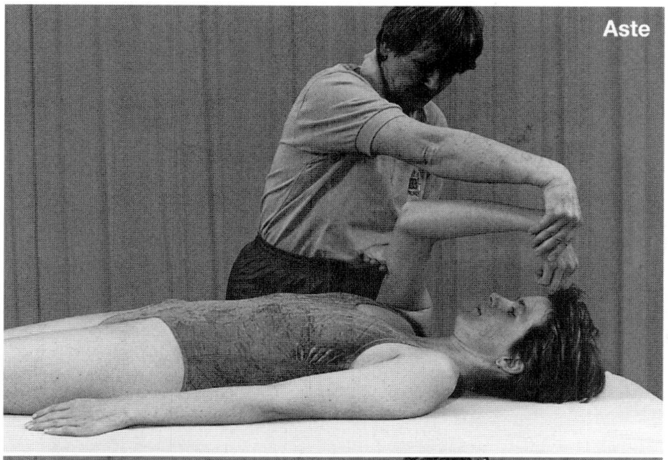

Ext. Abd. IR
mit Ellbogenextension

proximaler Griff

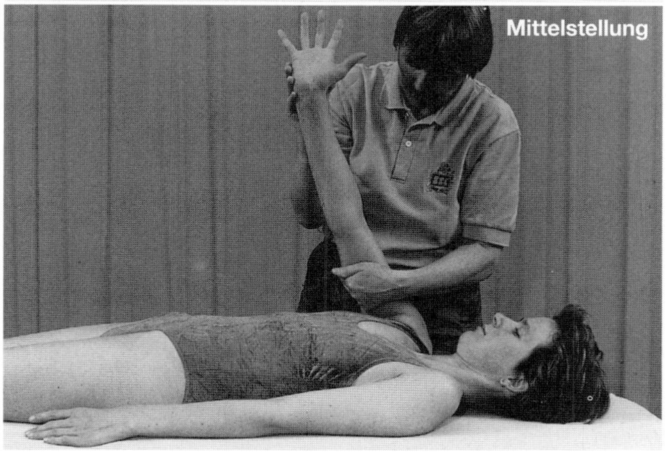

Erste Diagonale (D1)

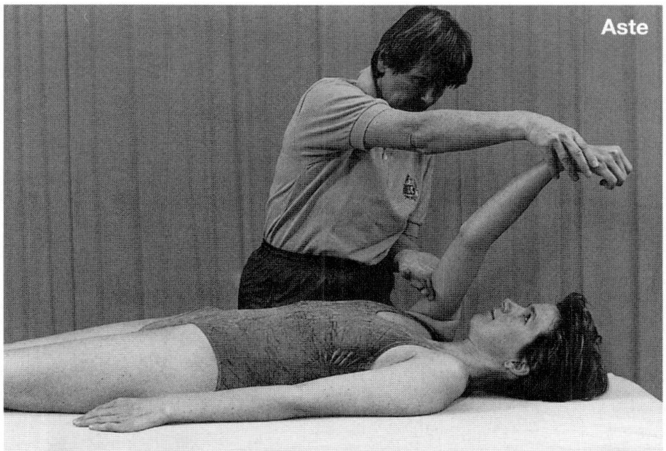

Ext. Abd. IR
mit Ellbogenflexion

proximaler Griff

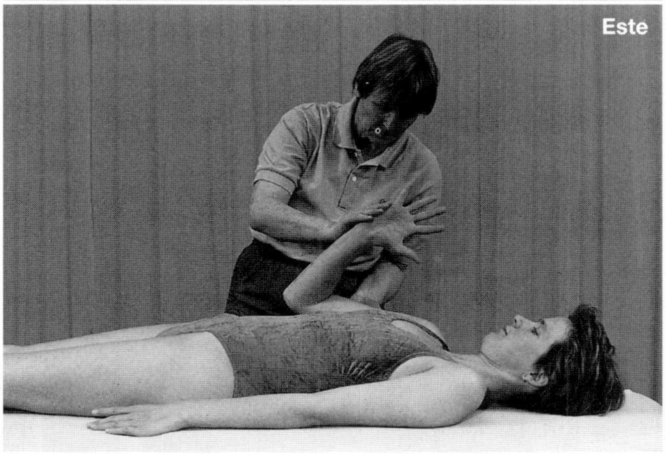

Timing beachten.
Rotation wird über die Kleinfingerseite gesteuert.

Erste Diagonale (D1)

Alternative Ausgangsstellung

Seitenlage

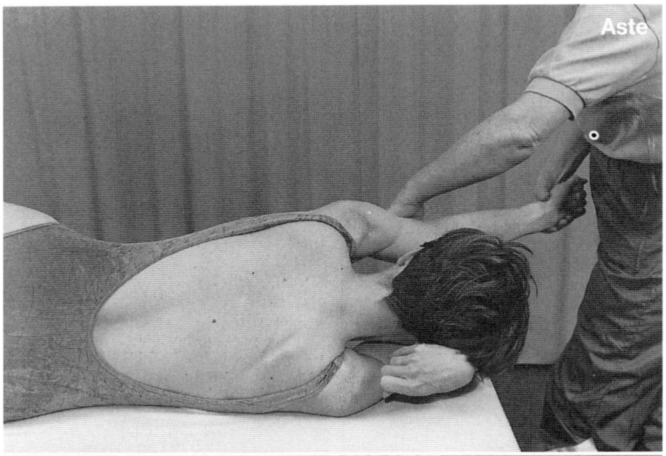

Ext. Abd. IR
mit gestrecktem Arm

Ther. steht **vor** dem Pat.

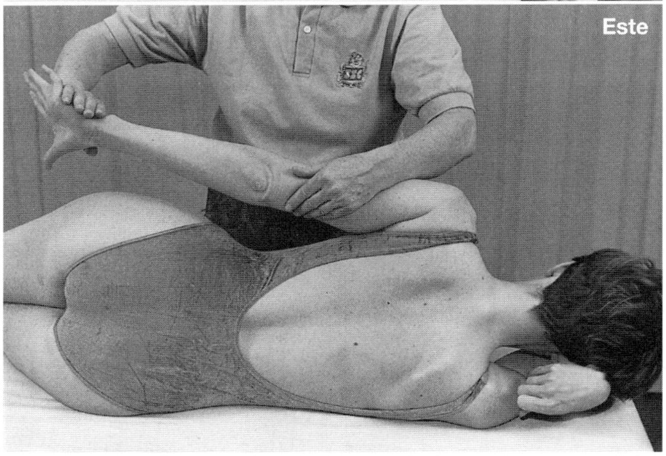

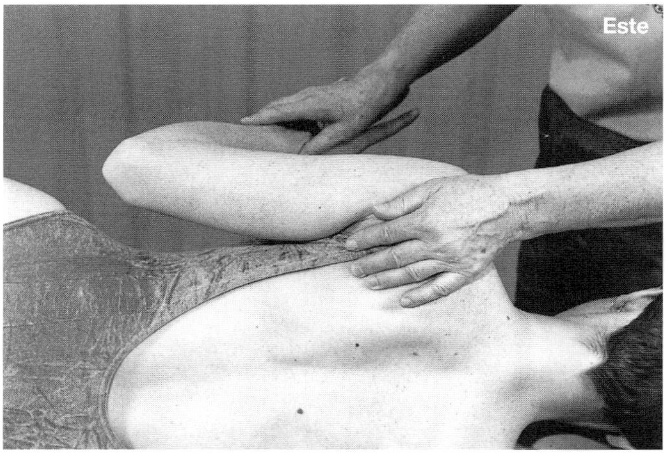

Ext. Abd. IR
mit gebeugtem Arm
bzw. Ellbogenbeugung

Zielsetzung:
Training von Latissimus
und Rhomboideen

Erste Diagonale (D1)

Alternative Ausgangsstellung

Vierfüßlerstand

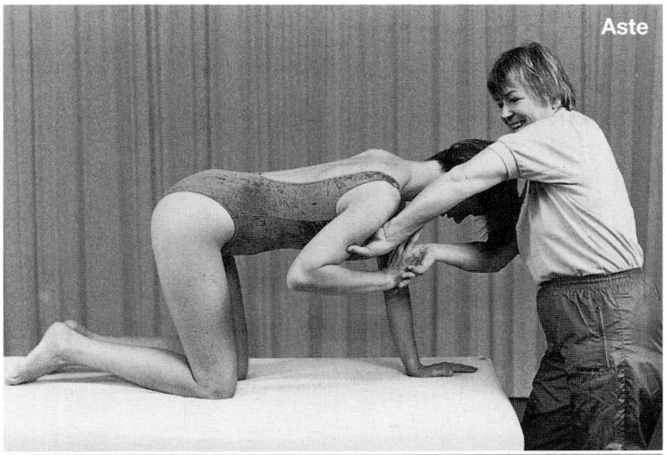

Flex. Add. AR.
mit Ellbogenextension

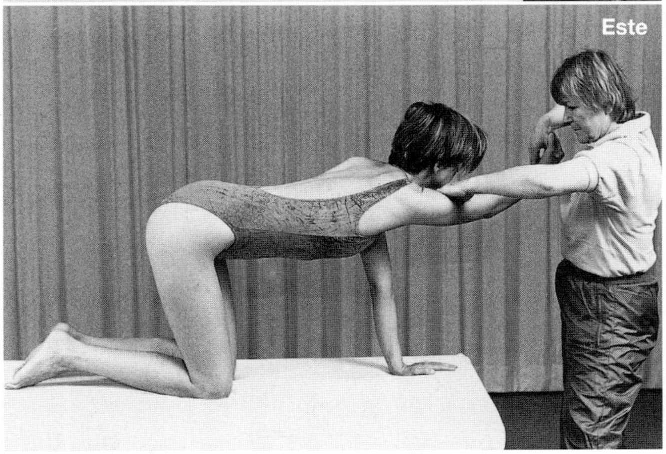

Anmerkung:
Kopf und Arm arbeiten immer gegen die Schwerkraft.

Alternative Ausgangsstellung

Sitz

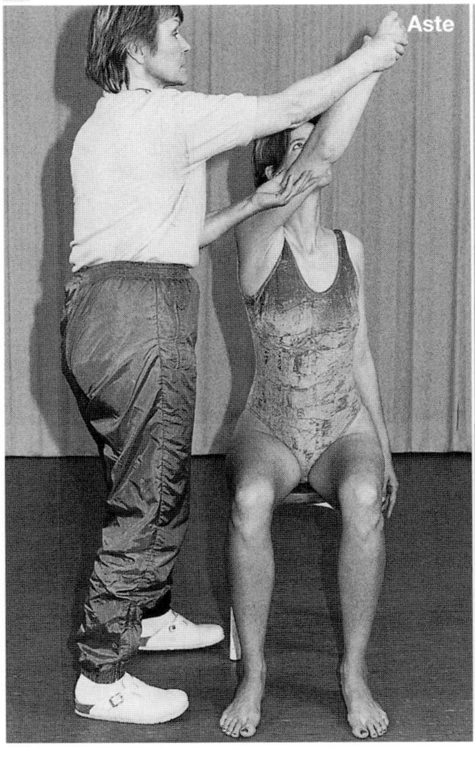

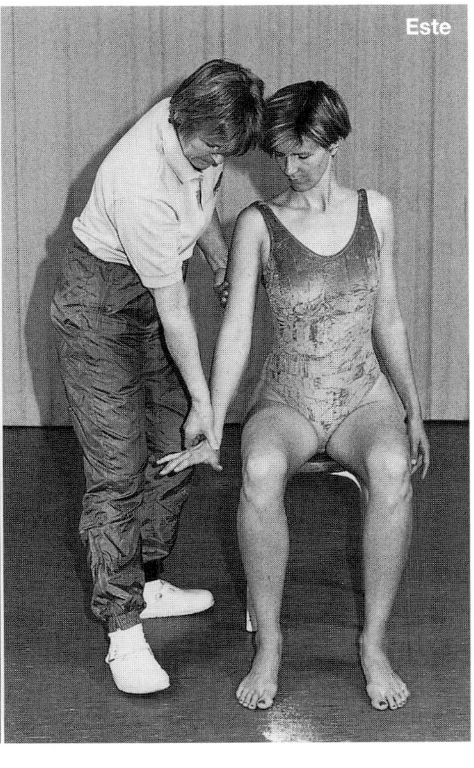

Ext. Abd. IR.
mit gestrecktem Arm

Anmerkung:
Kopf kann gut mit einbezogen werden.
Muskeln arbeiten mit der Schwerkraft.

Zweite Diagonale (D2)

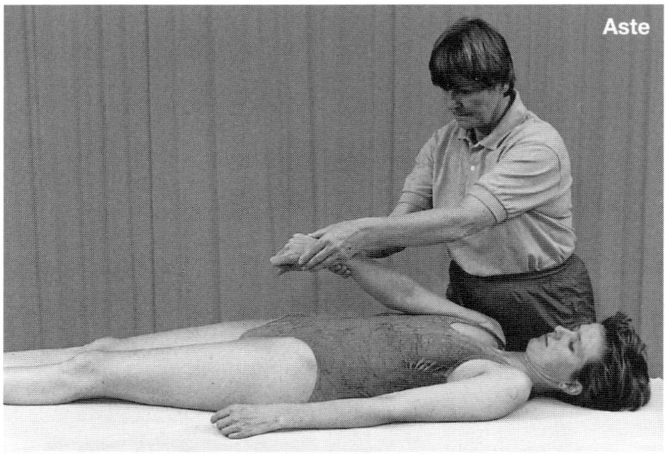

Flex. Abd. AR
mit gestr. Arm

distaler Griff

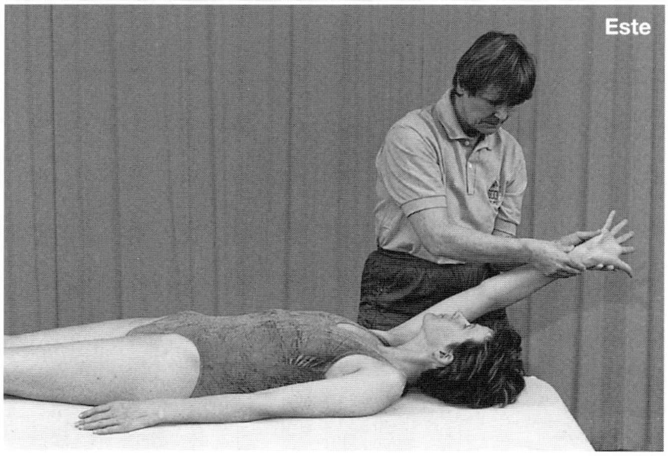

Zweite Diagonale (D2)

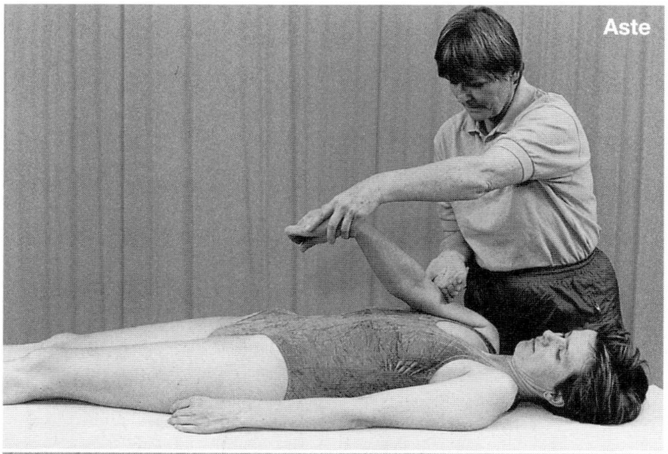

Flex. Abd. AR
mit gestrecktem Arm

proximaler Griff

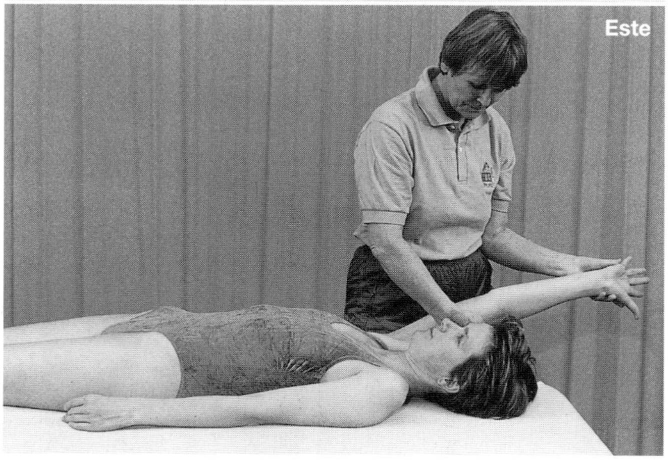

Kommando:
Finger – Hand öffnen, Finger spreizen,
Hand zurück, Daumen nach vorne drehen und Arm heben.
Oberarm neben das Ohr bewegen.

Zweite Diagonale (D2)

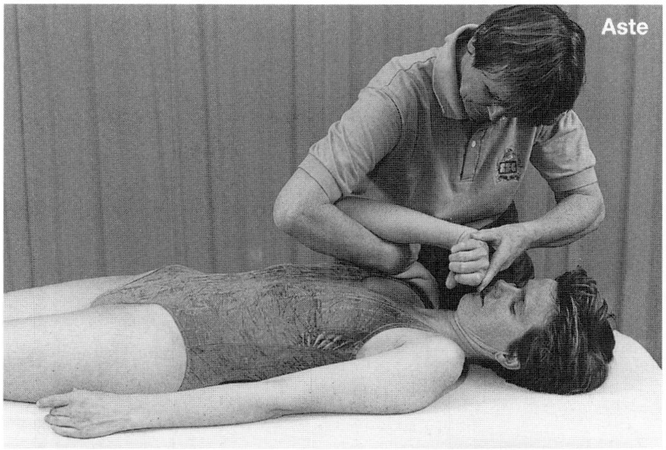

Flex. Abd. AR.
mit Ellbogenextension

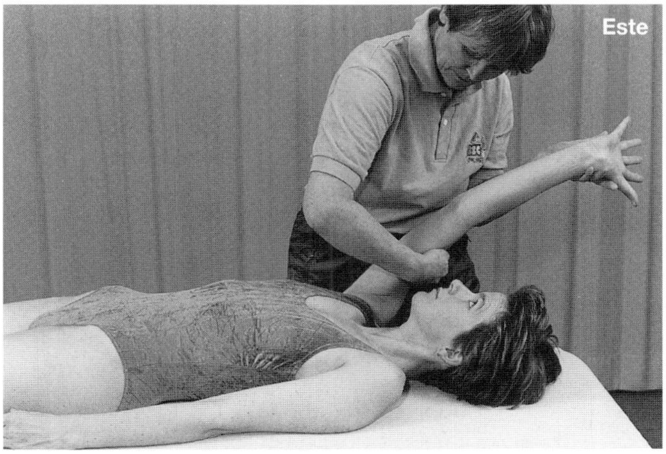

Zweite Diagonale (D2)

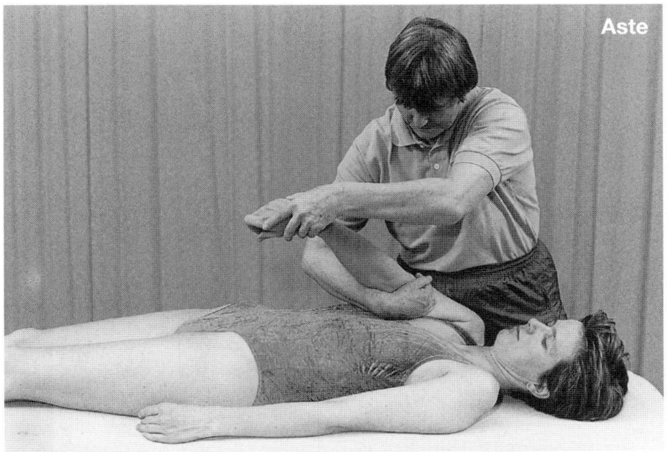

Flex. Abd. AR
mit Ellbogenflexion

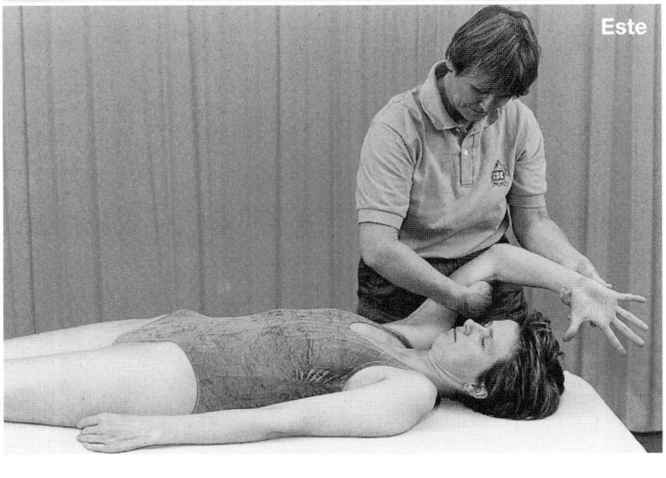

Anmerkung:
Muskelaktionsfolge beachten:
Finger – Hand – Ellbogen – Schulter – Skapula

Zweite Diagonale (D2)

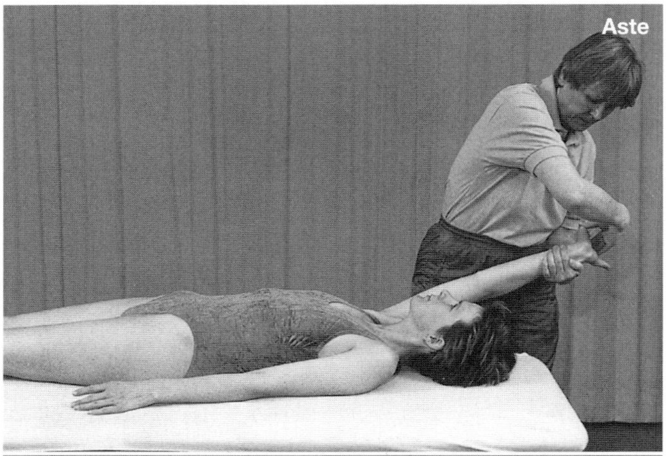

Ext. Add. IR
mit gestrecktem Arm

distaler Griff

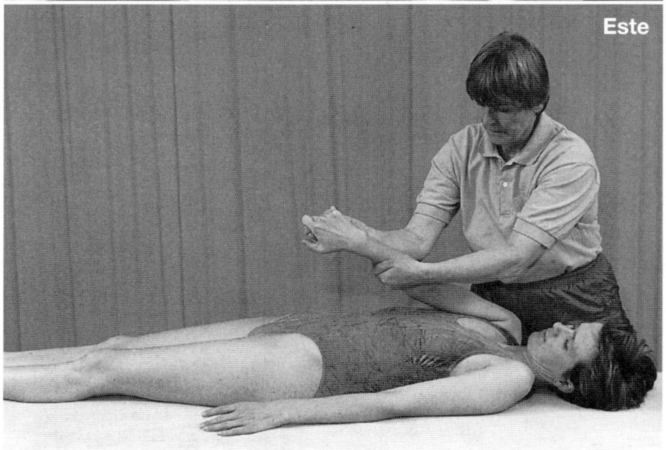

Zweite Diagonale (D2)

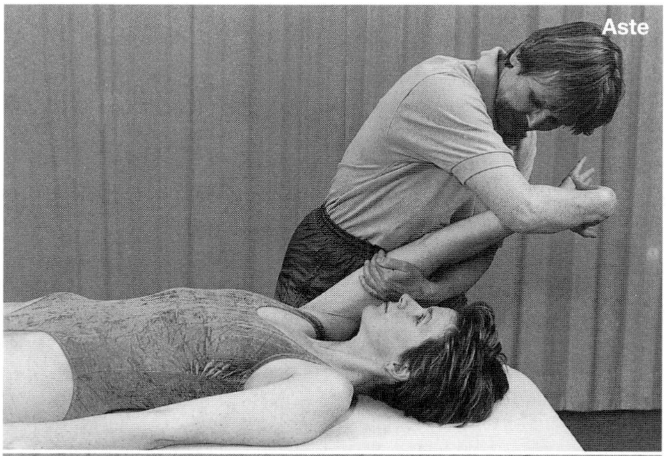

Ext. Add. IR.
mit gestrecktem Arm

proximaler Griff

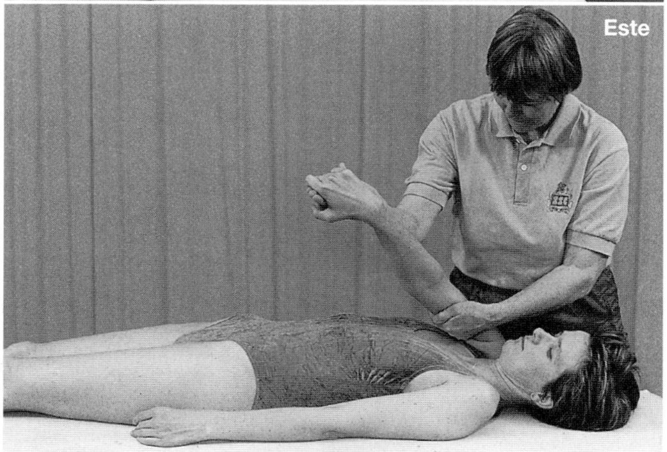

Zweite Diagonale (D2)

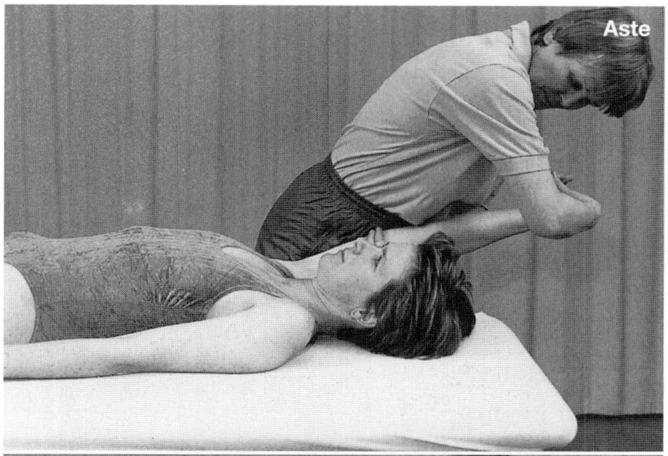

Ext. Add. IR
mit Ellbogenflexion

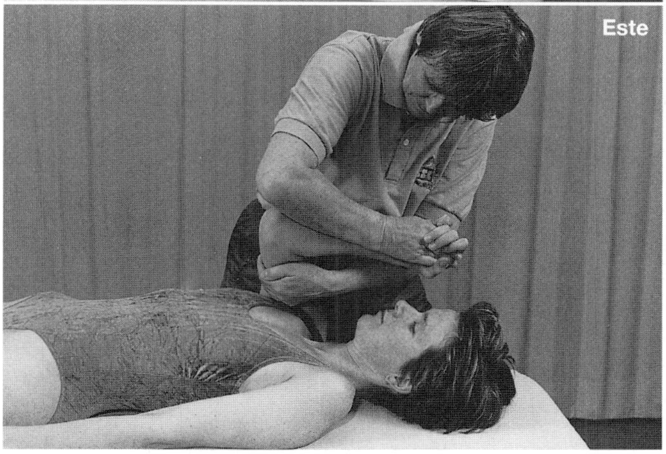

Zweite Diagonale (D2)

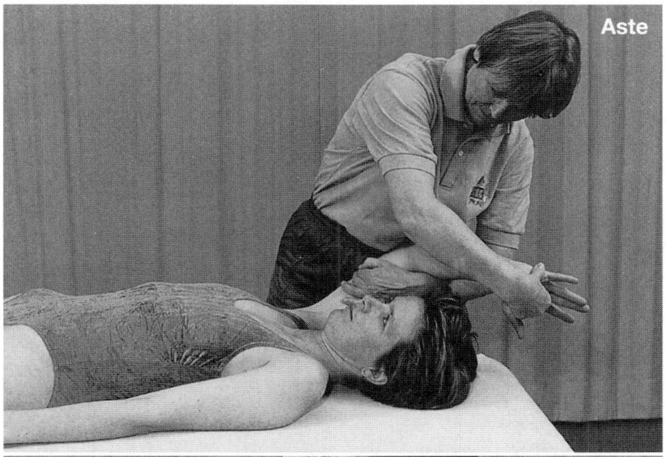

Ext. Add. IR
mit Ellbogenextension

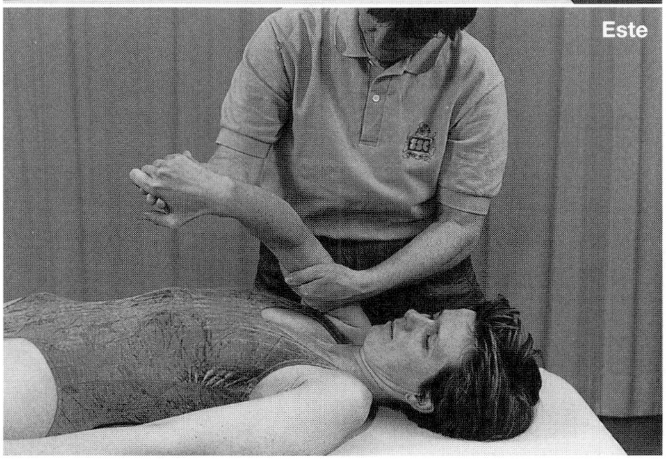

Zweite Diagonale (D2)

Varianten in der Ausgangsstellung

Seitenlage

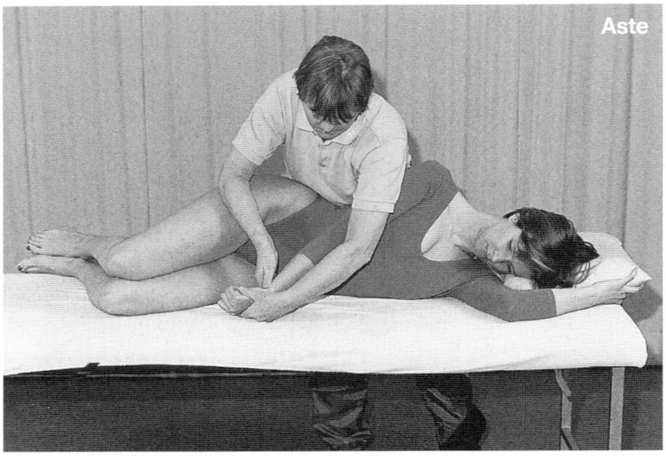

Flex. Abd. AR

Ther. steht **hinter** dem Pat.

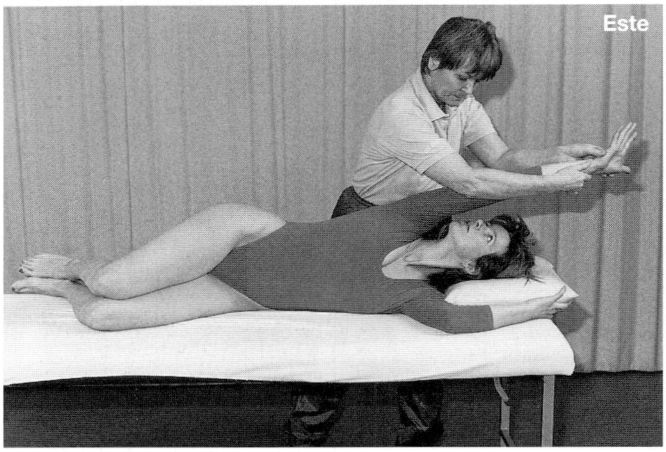

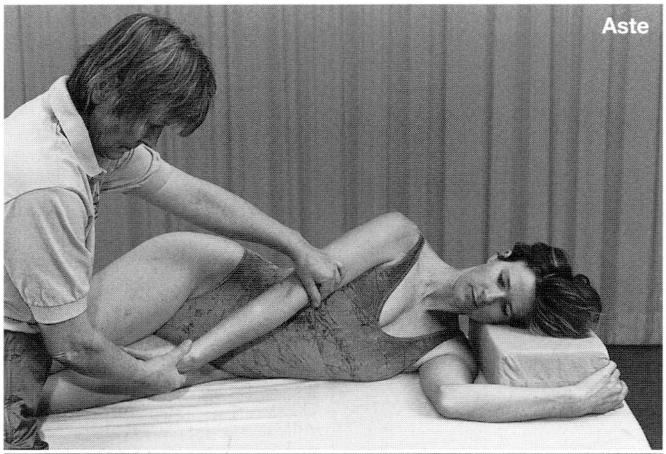

Ther. steht **vor** dem Pat.

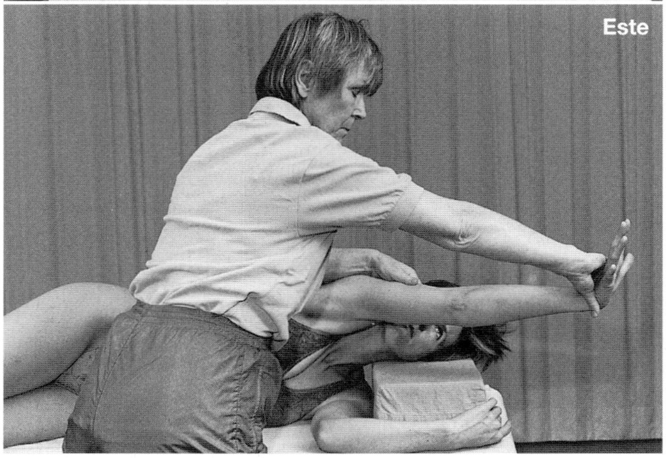

Wenn der Ther. vor dem Pat. steht, ist nur das Flexionsmuster eine geeignete Variante. Sollen die Flexion und die Extension fließend geübt werden, sollte der Ther. hinter dem Pat. stehen.

Zweite Diagonale (D2)

Varianten in der Ausgangsstellung

Vierfüßlerstand

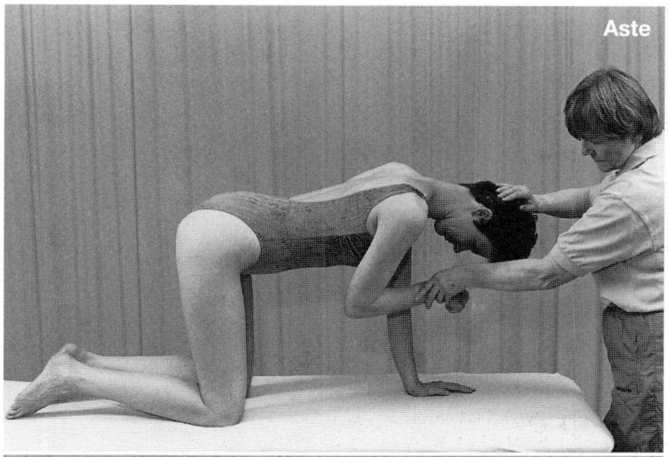

Flex. Abd. AR
mit Ellbogenextension

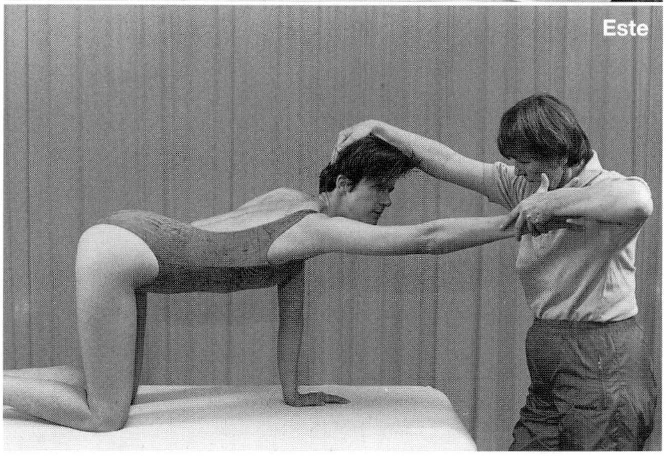

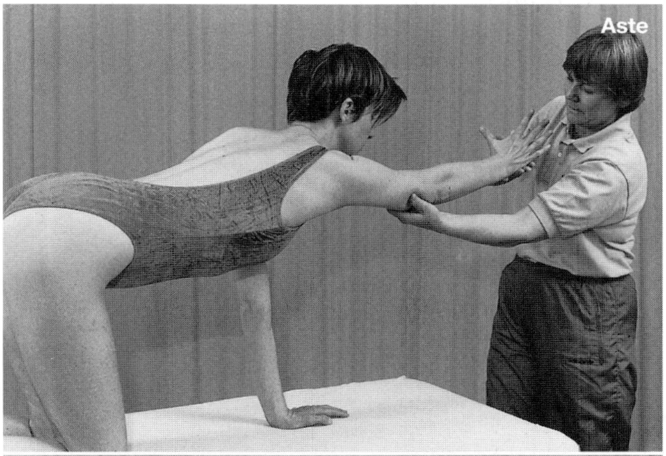

Ext. Add. IR
mit Ellbogenflexion

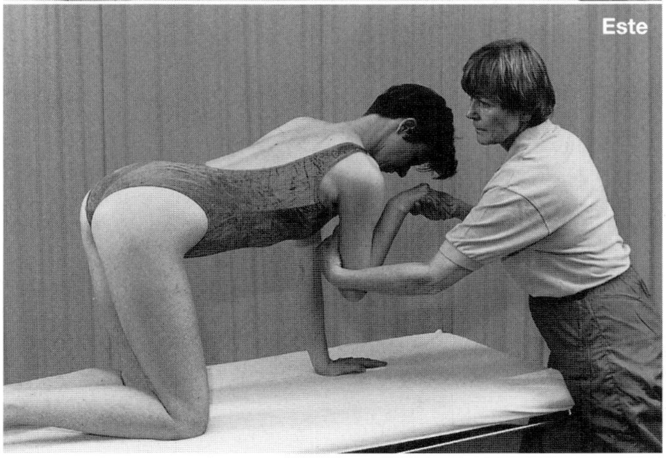

Beachte:
Der Pat. muß die statisch-dynamische Kontrolle erreicht haben, wenn aus dieser Ausgangsstellung geübt werden soll.

Stoßbewegungen = Thrust-Bewegungen und ihre Umkehr: Zugbewegungen = Withdrawal

Ulnarer Stoß

Führendes Muster: Flex. Add. AR

Der Unterarm macht die Bewegung, die zur Ext. Abd. IR gehört.
D.h. er proniert, die Hand extendiert, die Finger öffnen und spreizen sich.

Zugbewegung (Umkehrbewegung des ulnaren Stoßes)

Führendes Muster: Ext. Abd. IR

Der Unterarm macht die Bewegung, die zur Flex. Add. AR gehört:
D.h. er beugt, supiniert, die Hand flektiert, Finger beugen und schließen sich.

Radialer Stoß

Führendes Muster: Ext. Add. IR

Unterarm macht die Bewegung, die zur Flex. Abd. AR gehört, d.h.
der Unterarm supiniert, die Hand öffnet sich.

Zugbewegung (Umkehrbewegung des radialen Stoßes)

Führendes Muster: Flex. Abd. AR

Unterarm macht die Bewegung, die zur Ext. Add. IR gehört,
d.h. er proniert, die Hand beugt, Finger beugen und schließen sich.

Anmerkung:
Das Besondere der Stoß- und Zugbewegungen ist, daß Ober- und Unterarm gegenläufig arbeiten. Die Hand öffnet sich bei Adduktion.

Stoßbewegungen = Thrust-Bewegungen

Ulnarer Stoß nach re./li.

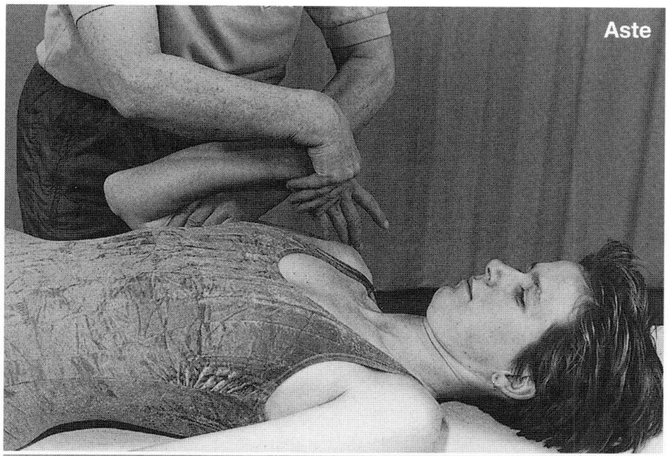

Nach links

Rechter Arm bewegt in Flex. Add. AR

Unterarm streckt im Ellbogen und proniert.
Die Hand öffnet sich, die Finger strecken sich und spreizen.

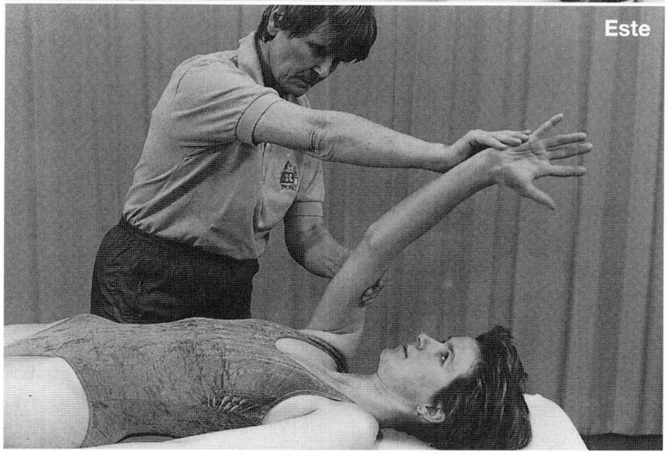

Anmerkung:
Die Pronation bestimmt die ulnare Komponente.

Umkehrbewegung des ulnaren Stoßes

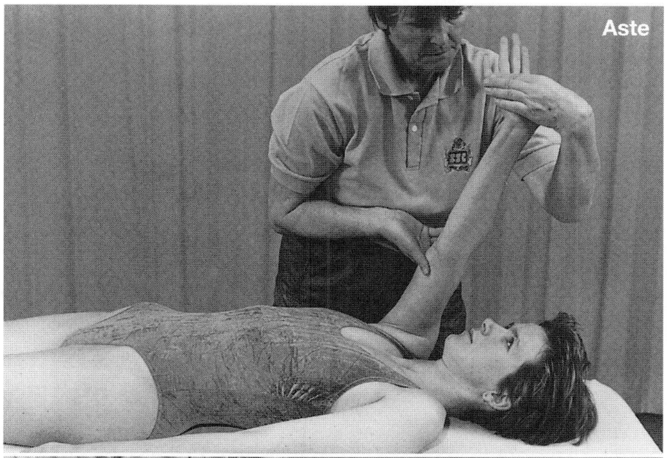

Rechter Arm bewegt in Ext. Abd. IR
Ellbogen beugt, Unterarm supiniert, Finger und Hand beugen und schließen

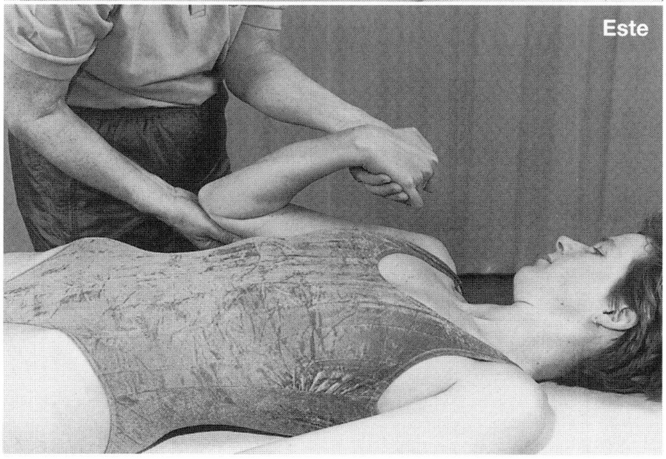

Stoßbewegungen = Thrust- und Umkehrbewegungen

Varianten in der Ausgangsstellung

Vierfüßlerstand

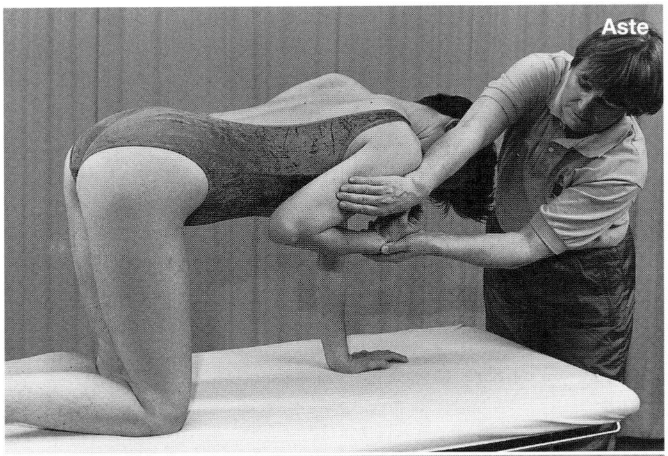

Ulnarer Stoß

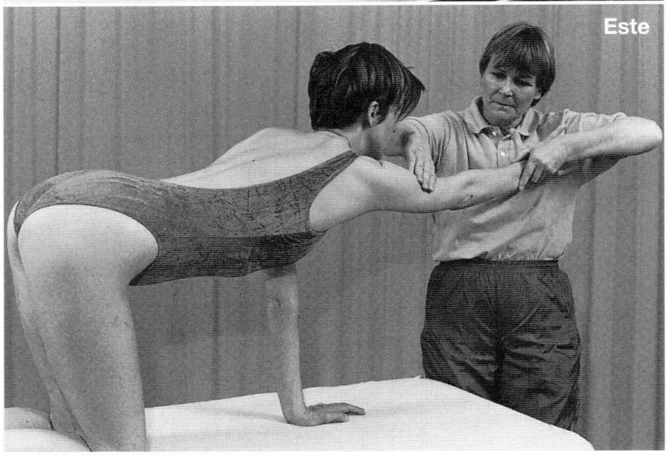

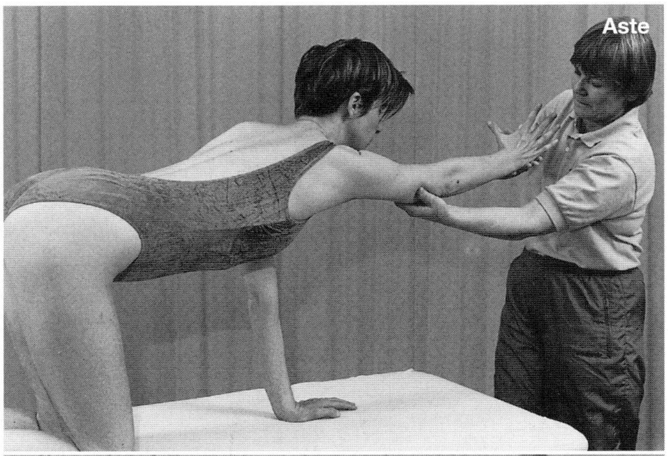

Umkehrbewegung des ulnaren Stoßes

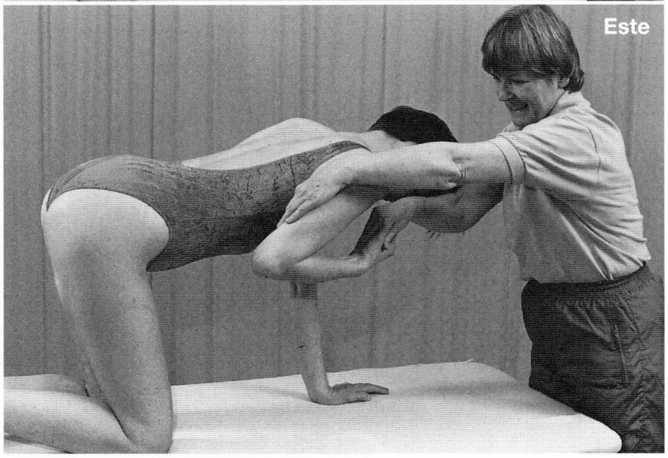

Stoßbewegungen = Thrust-Bewegungen

Radialer Stoß

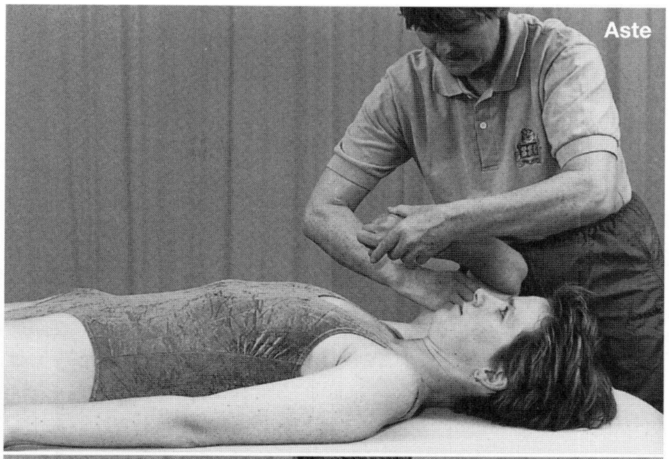

Rechter Arm bewegt in
Ext. Add. IR
Unterarm streckt im
Ellbogengelenk
und supiniert
Finger und Hand öffnen und
strecken sich,
Finger spreizen

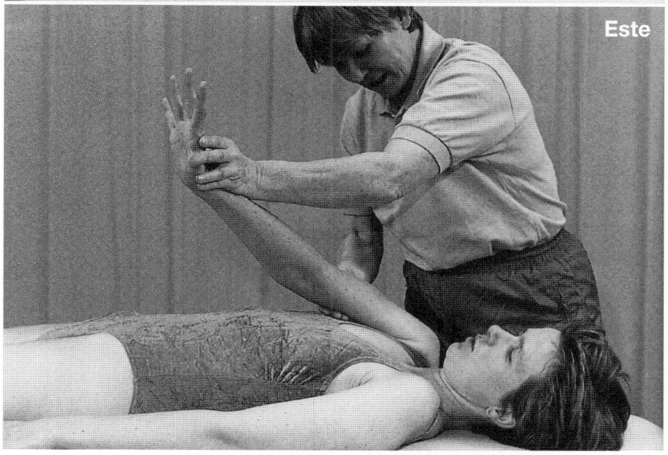

Anmerkung:
Die Supination bestimmt die
radiale Komponente.

Umkehrbewegung des radialen Stoßes

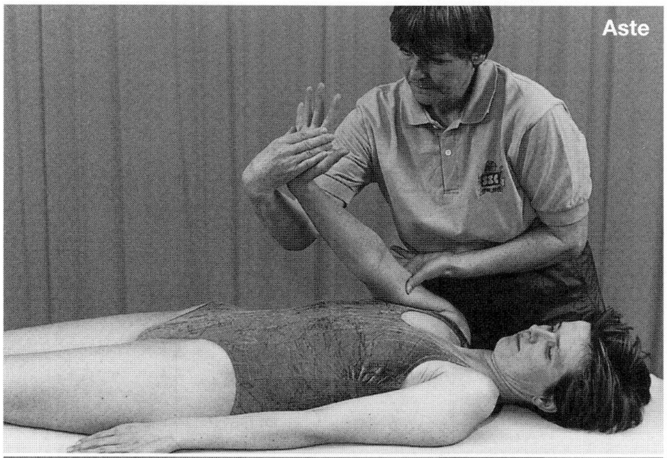

Rechter Arm bewegt in
Flex. Abd. AR
Ellenbogen beugt, Unterarm
proniert
Finger und Hand beugen und
schließen sich

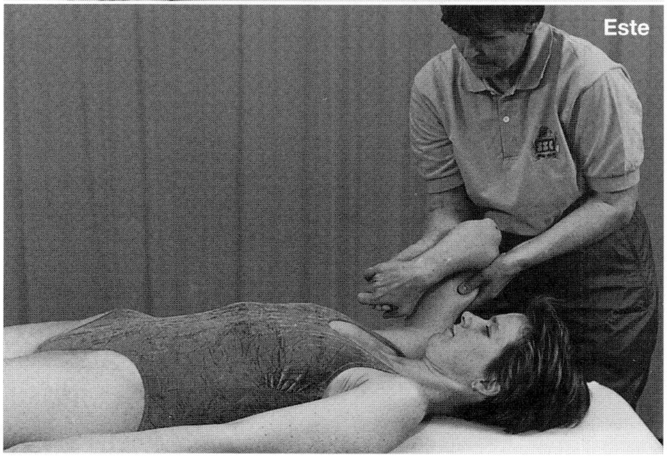

Stoßbewegungen = Thrust-Bewegungen

Varianten in der Ausgangsstellung

Sitz

Radialer Stoß

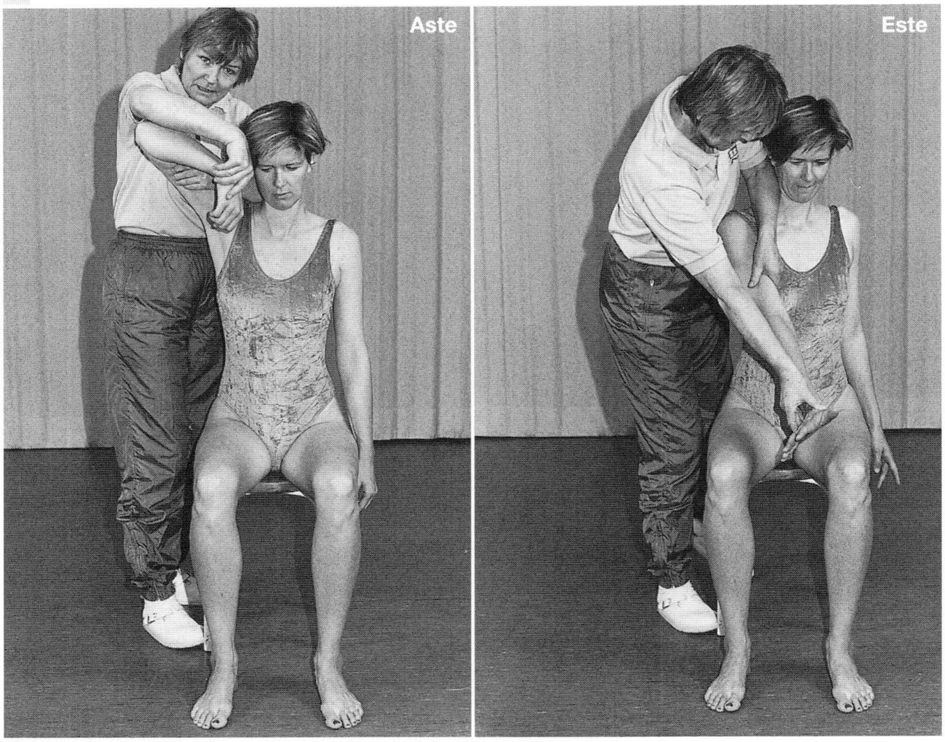

Re. Arm bewegt in
Ext. Add. IR
Unterarm in Supination
Hand und Finger öffnen sich

Umkehrbewegung des radialen Stoßes

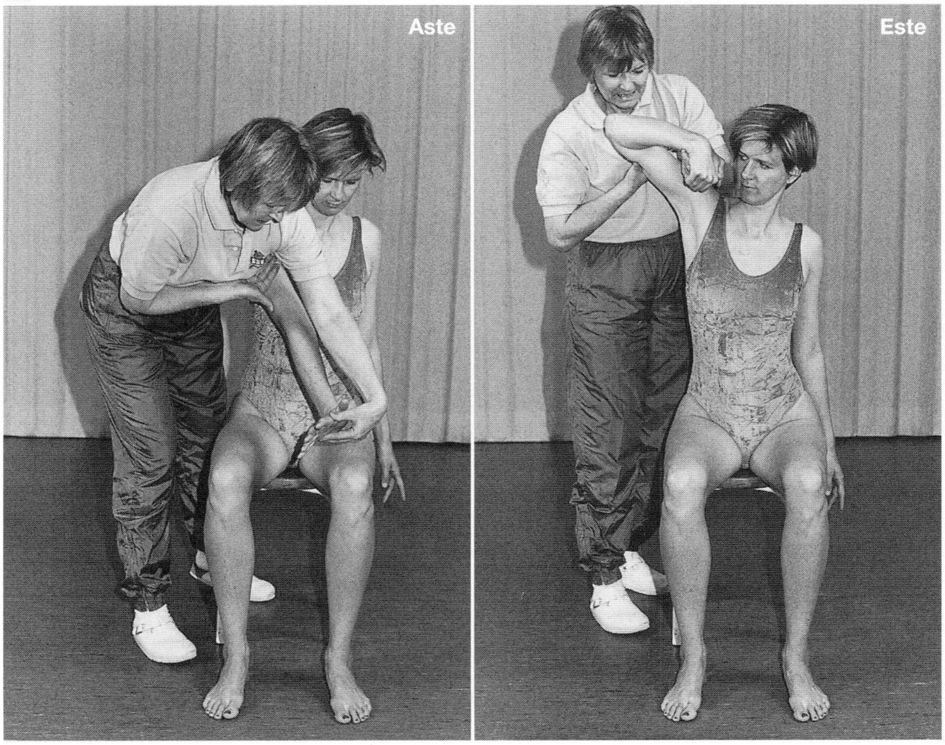

Re. Arm bewegt in
Flex. Abd. AR
Unterarm bewegt in
Pronation
Finger und Hand schließen
sich

Erste Diagonale

Flexion – Adduktion – Außenrotation
Extension – Abduktion – Innenrotation

Zweite Diagonale

Flexion – Abduktion – Innenrotation
Extension – Adduktion – Außenrotation

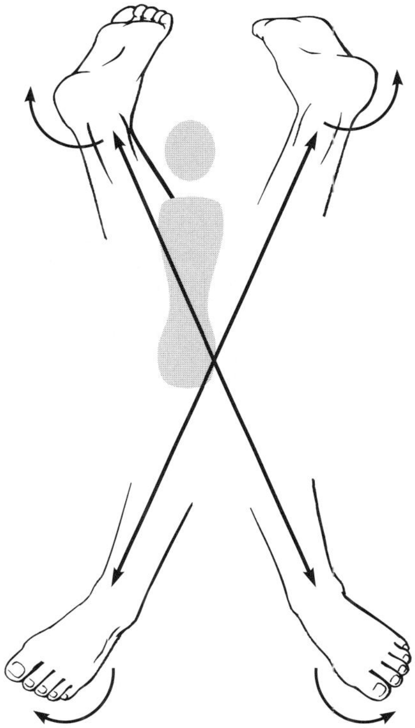

Merke:

Das Kniegelenk kann gestreckt oder gebeugt sein oder werden.

Es kann mit oder entgegen der Bewegungsrichtung bewegen.

Pelvis ist in Elevation bei Hüftflexion.

Pelvis ist in Depression bei Hüftextension.

Der Fuß ist supiniert bei Hüftadduktion.

Der Fuß ist proniert bei Hüftabduktion.

Der Fuß und die Zehen sind dorsal extendiert und gespreizt bei Hüftflexion.

Der Fuß ist plantarflektiert und die Zehen gebeugt und geschlossen bei Hüftextension.

Erste Diagonale (D1)

Flexion

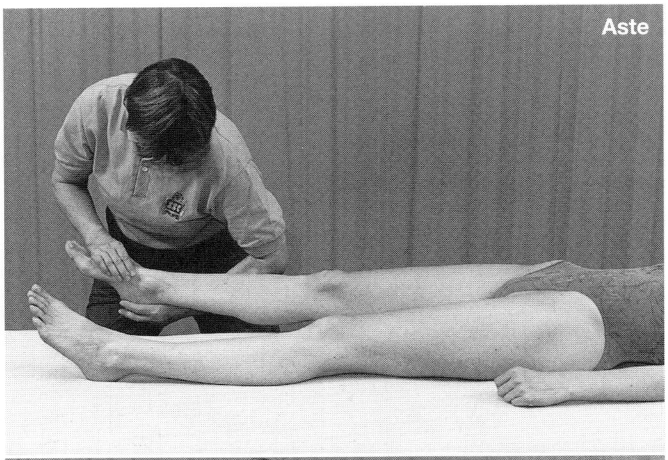

Flex. Add. AR.
mit gestrecktem Knie

distaler Griff

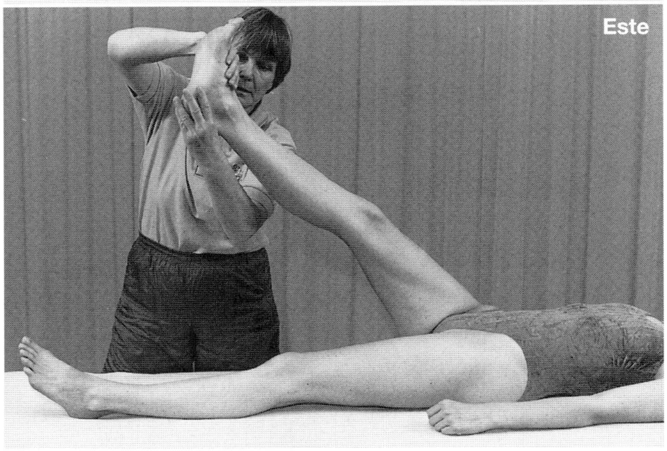

Erste Diagonale (D1)

Flexion

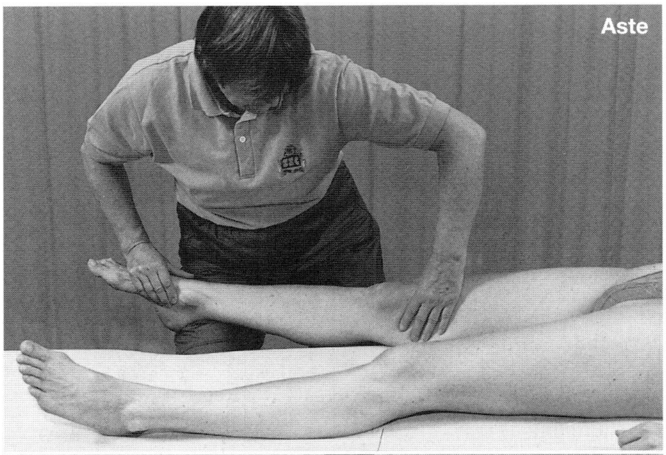

Flex. Add. AR
mit gestrecktem Knie

mit proximalem Griff

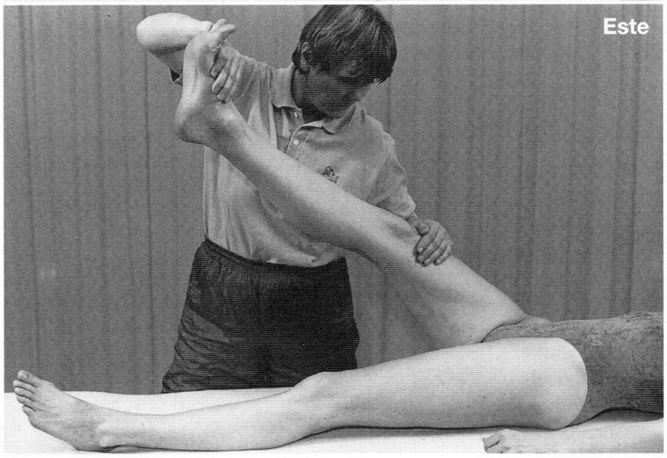

Kommando:
Zehen und Fußspitze hochziehen nach innen und oben, Bein hochheben. Ferse zeigt in die Bewegungsrichtung.

Erste Diagonale (D1)

Flexion

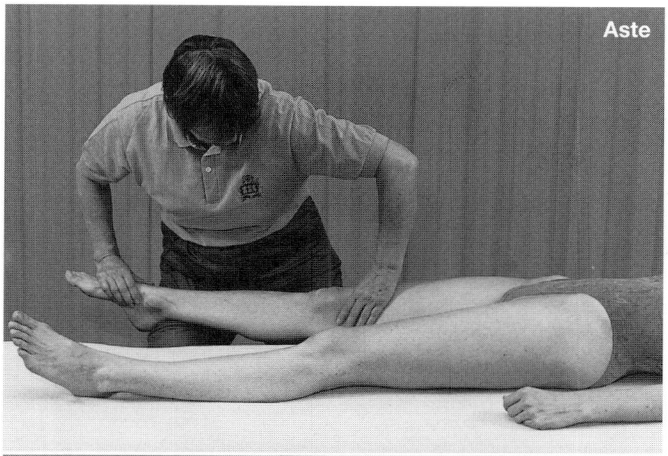

Flex. Add. AR
mit Knieflexion

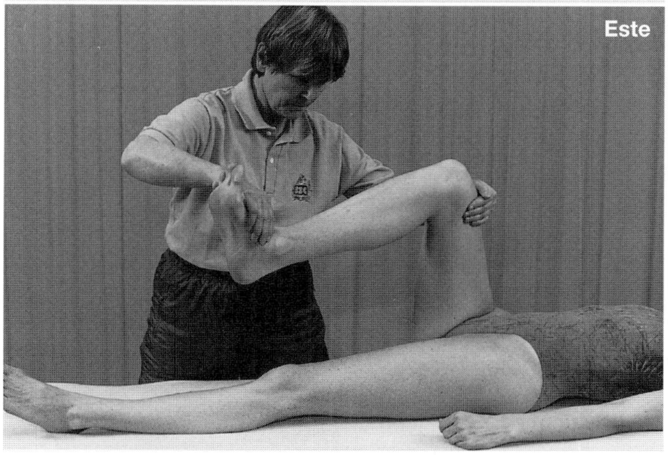

Erste Diagonale (D1)

Flexion

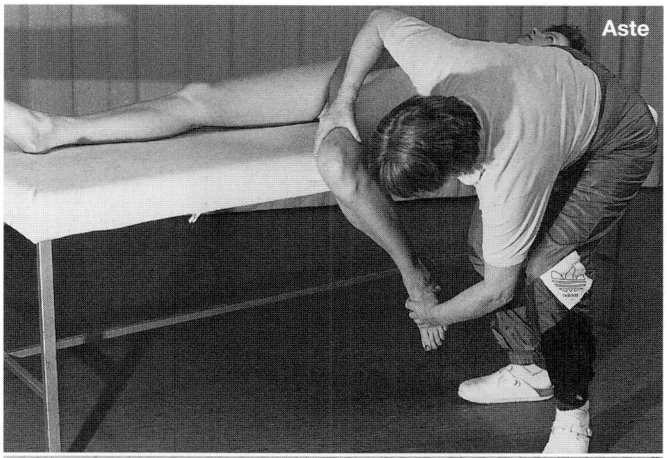

Flex. Add. AR
mit Knieextension

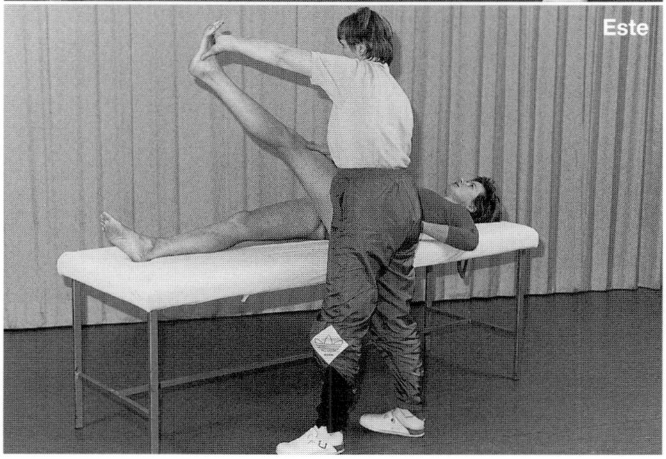

Kommando:
Zehen – Fuß hochziehen – fange an im Knie zu beugen (bzw. zu strecken) und ziehe das Bein hoch und herüber. Timing beachten!

Erste Diagonale (D1)

Extension

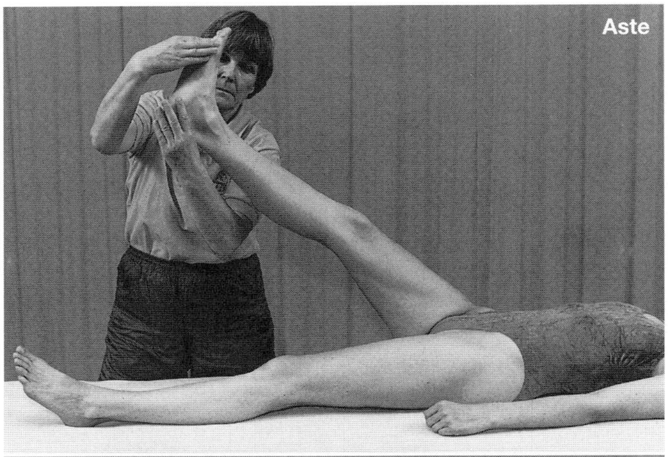

Ext. Abd. IR
mit gestrecktem Knie

mit distalem Griff

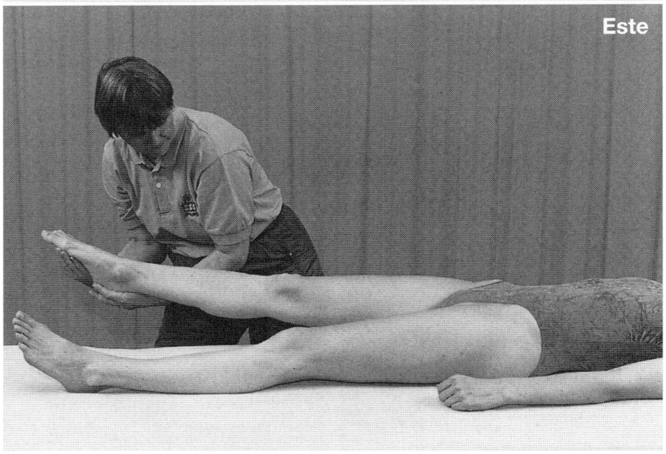

Erste Diagonale (D1)

Extension

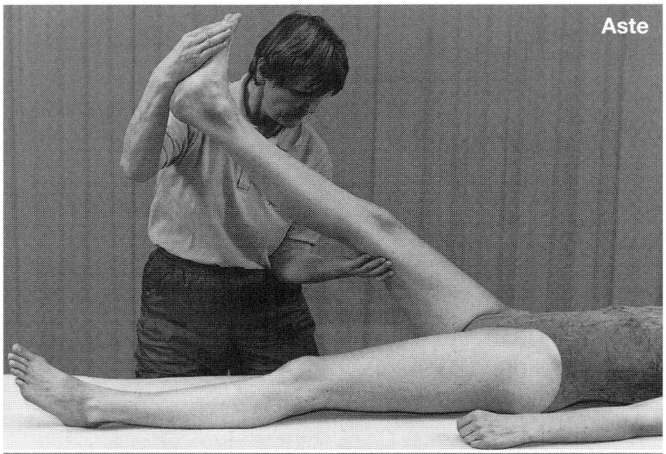

Flex. Abd. IR
mit gestrecktem Knie

mit proximalem Griff

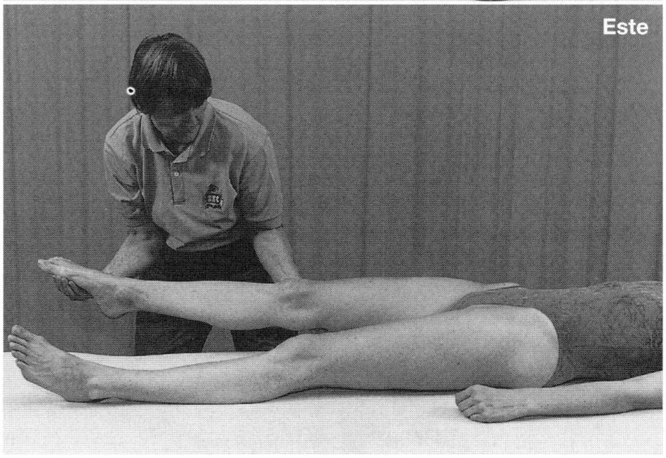

Kommando:
Zehen beugen – Fuß spitz machen – stoße das Bein nach unten außen.

Erste Diagonale (D1)

Extension

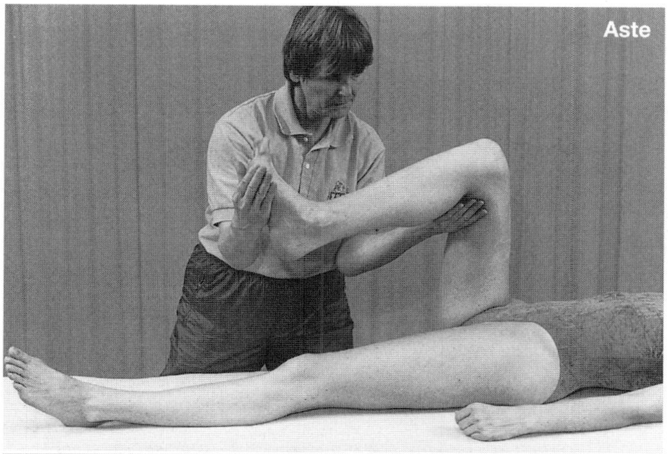

Ext. Abd. IR
mit Knieextension

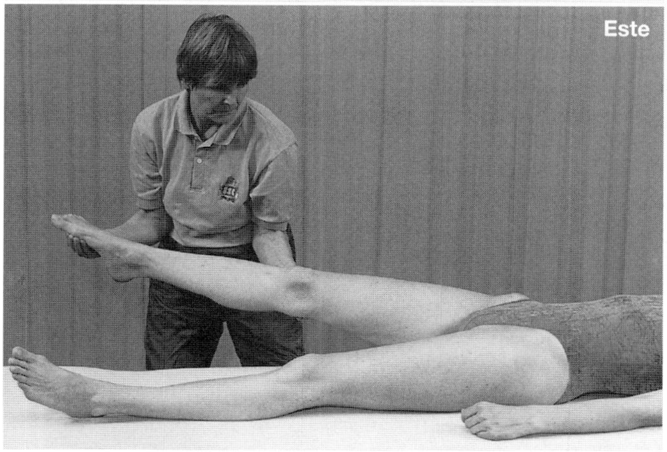

Erste Diagonale (D1)

Extension

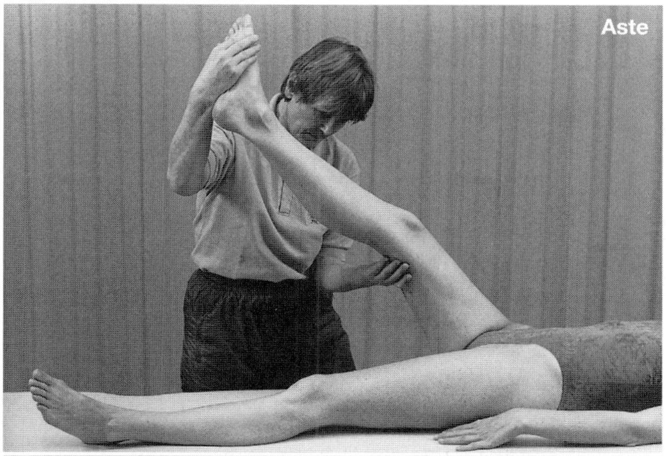

Ext. Abd. IR
mit Knieflexion

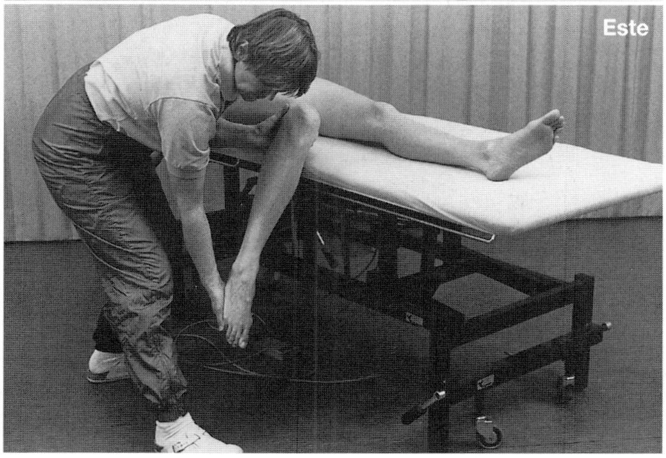

Auf die richtige Muskelaktionsfolge achten!

Erste Diagonale (D1)

Flexion

Alternative Ausgangsstellung

Seitenlage

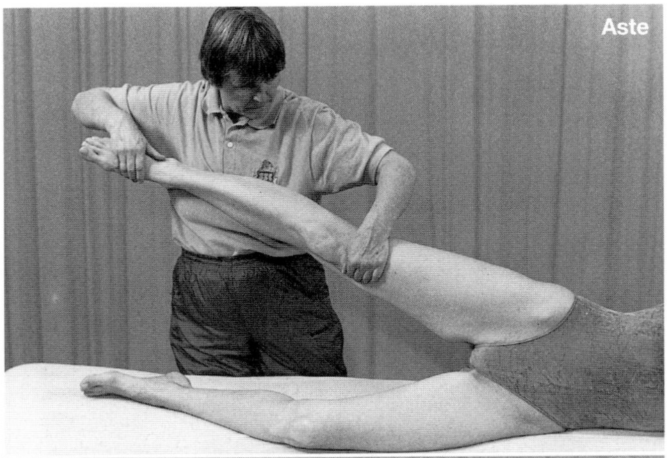

Flex. Add. AR
mit Knieflex.

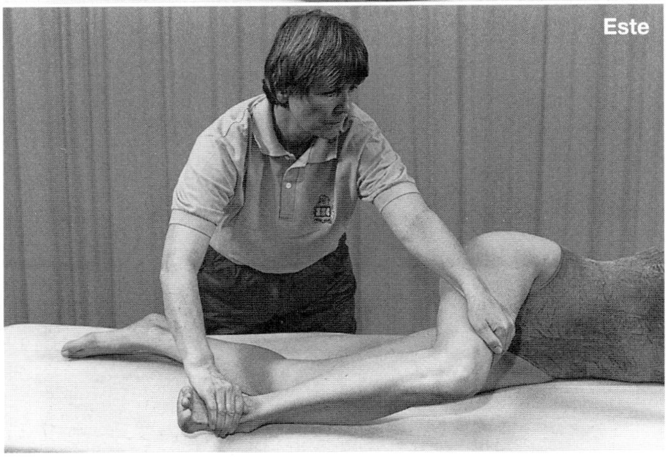

Erste Diagonale (D1)

Extension

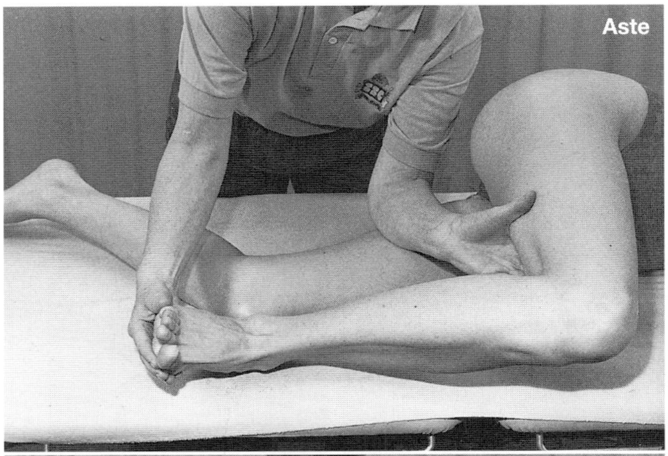

Ext. Abd. IR
mit Knieext.

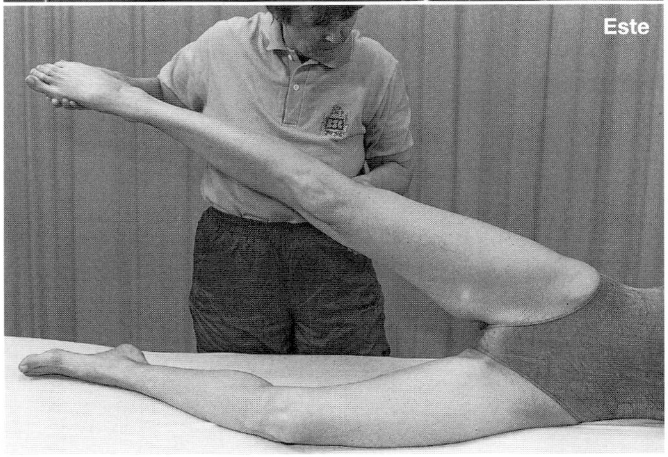

Anmerkung:
Bei dieser Variante steht der Ther. besser hinter dem Pat..

Erste Diagonale (D1)

Extension

Varianten in der Ausgangsstellung

Seitenlage

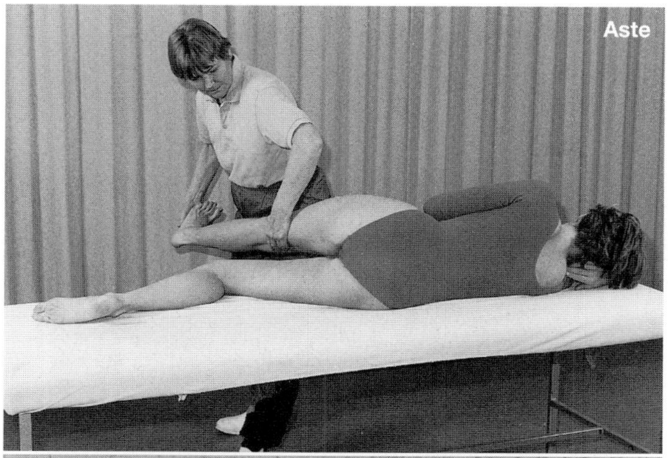

Ext. Abd. IR
mit gestrecktem Bein

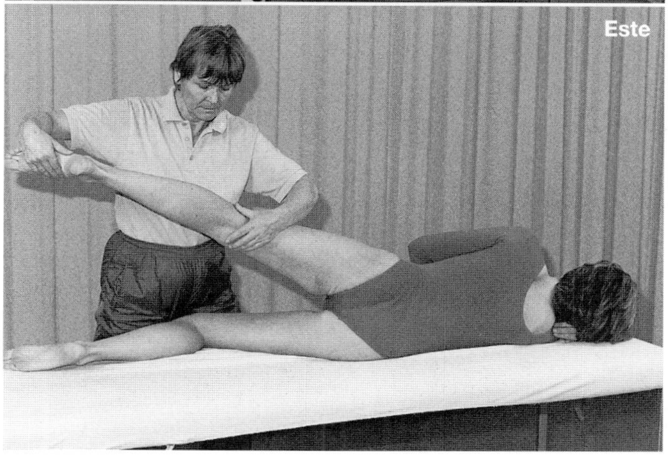

Anmerkung:
Der Ther. steht wegen des langen Hebels besser vor dem Pat..

Zweite Diagonale (D2)

Flexion

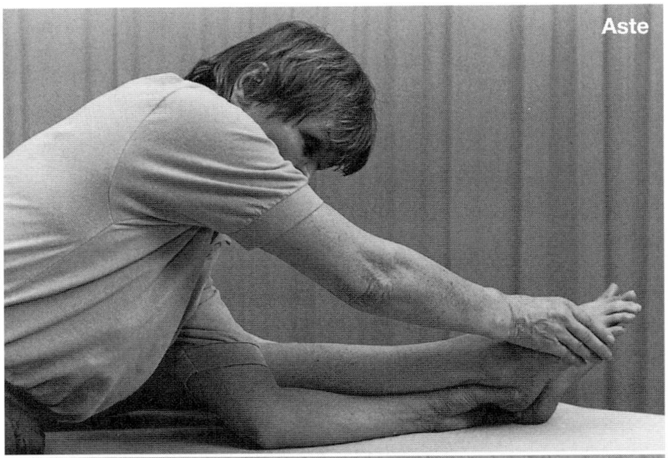

Flex. Abd. IR
mit gestrecktem Knie

distaler Griff

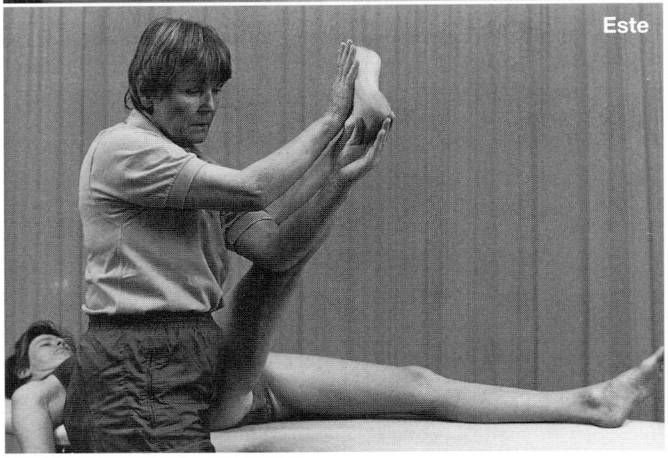

Zweite Diagonale (D2)

Flexion

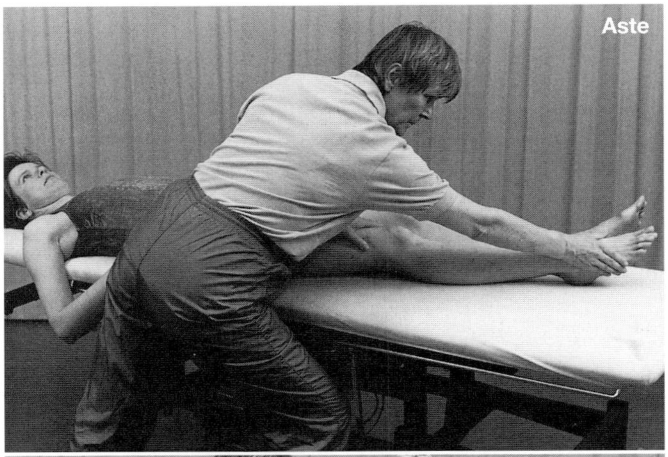

Flex. Abd. IR
mit gestrecktem Knie

proximaler Griff

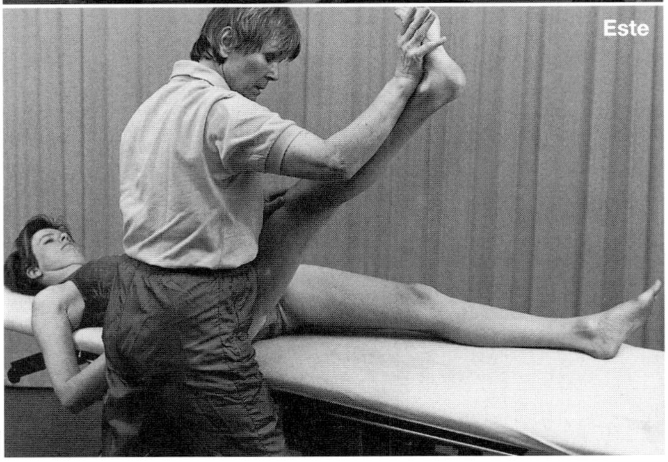

Kommando:
Ziehe die Zehen hoch – Fußspitze hoch mit der Kleinzehenseite – bringe das Bein nach außen oben.
Ferse führt.

Zweite Diagonale (D2)

Flexion

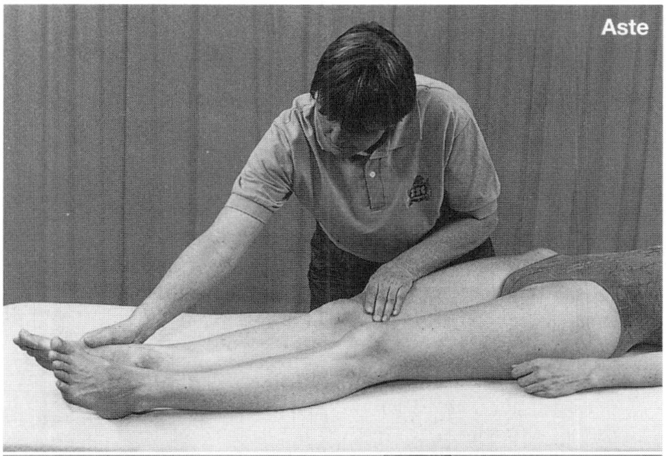

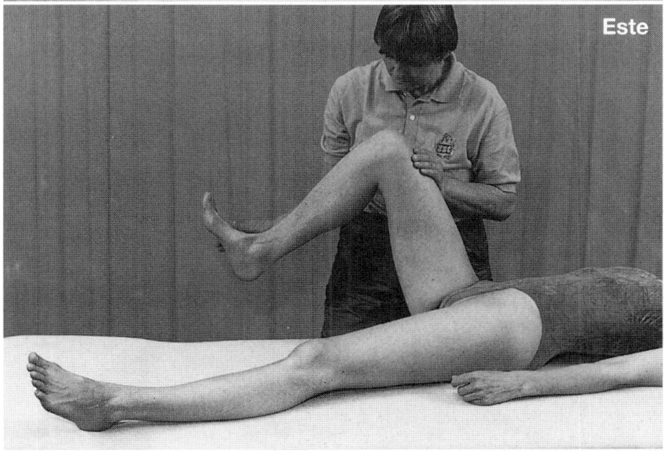

Flex. Abd. IR
mit Knieflexion

Zweite Diagonale (D2)

Flexion

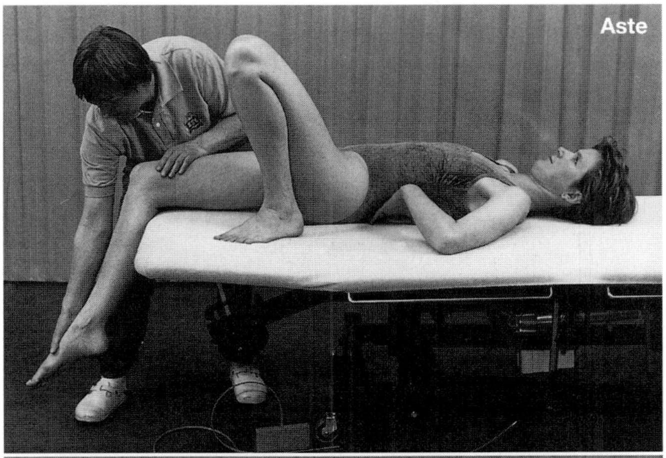

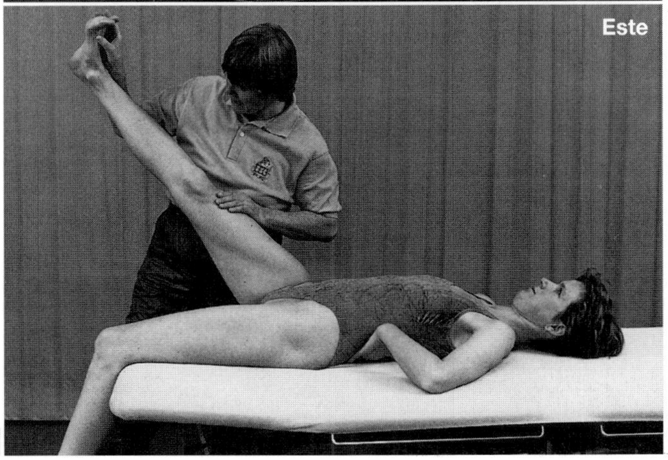

Flex. Abd. IR
mit Knieextension

Beachten:
Muskelaktionsfolge.
Dorsalextension betonen.
Die Kleinzehenseite soll führen.

Zweite Diagonale (D2)

Extension

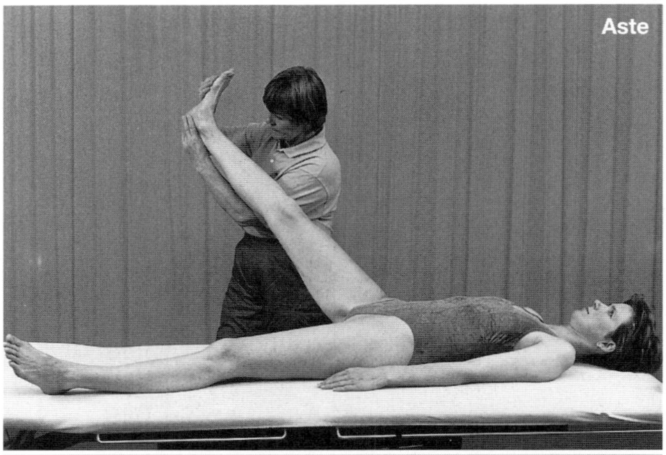

Ext. Add. AR
mit gestrecktem Knie

distaler Griff

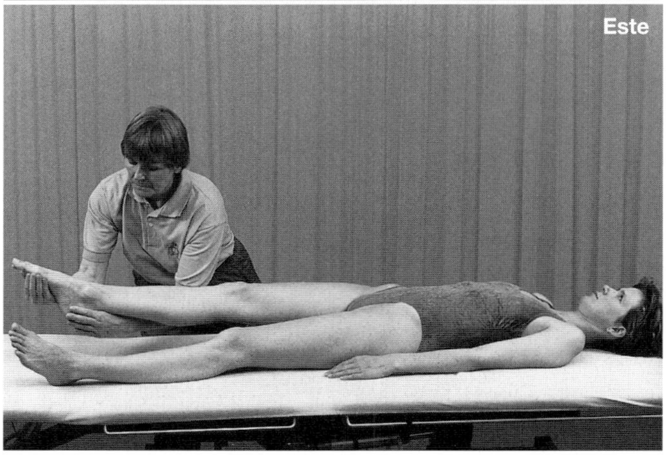

Zweite Diagonale (D2)

Extension

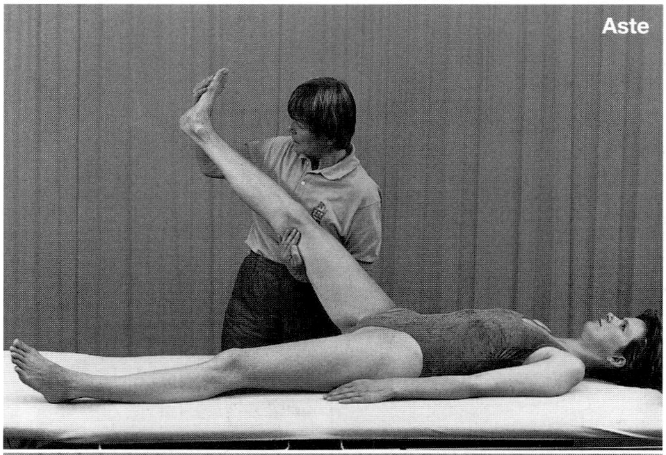

Ext. Add. AR
mit gestrecktem Knie

proximaler Griff

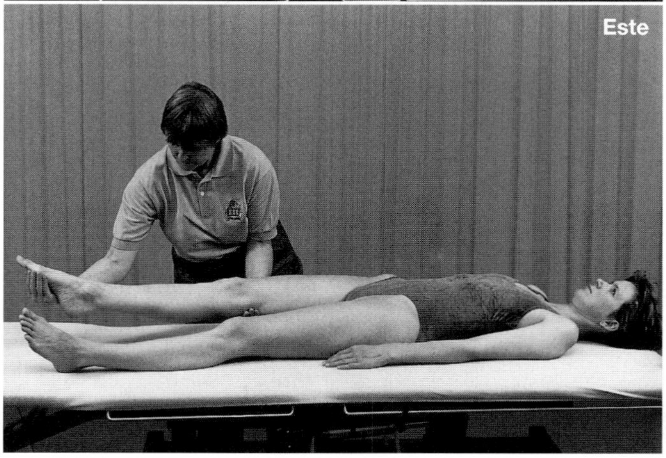

Kommando:
Zehen beugen Fuß spitz machen –
Ferse hereindrehen und Bein nach unten bringen zum anderen Bein

Zweite Diagonale (D2)

Extension

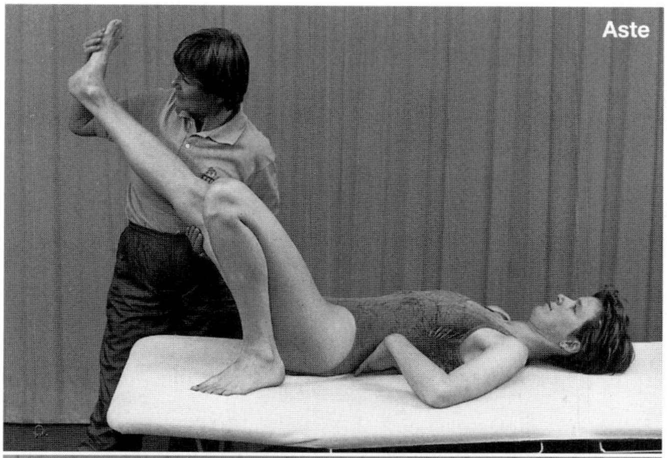

Ext. Add. AR
mit Knieflexion

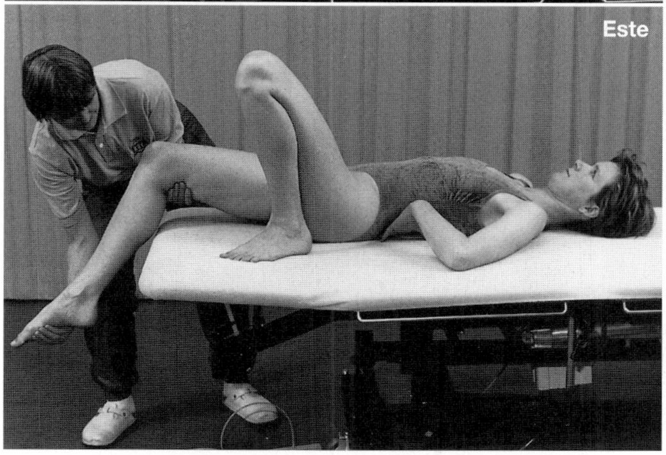

Anmerkung:
An das Bankende rutschen, damit Knieflexion mit Hüftextension stattfinden kann.

Zweite Diagonale (D2)

Extension

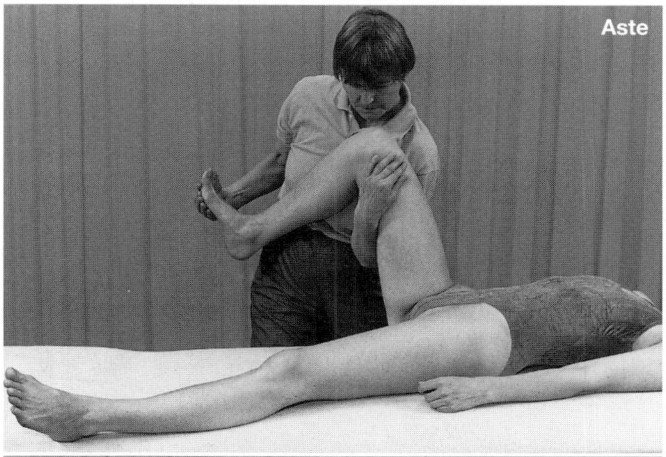

Ext. Add. AR
mit Knieextension

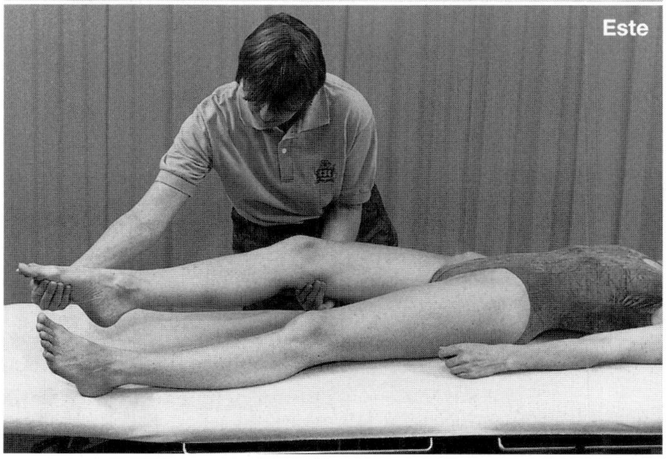

Timing beachten!

Zweite Diagonale (D2)

Extension

Alternative Stellung des Therapeuten

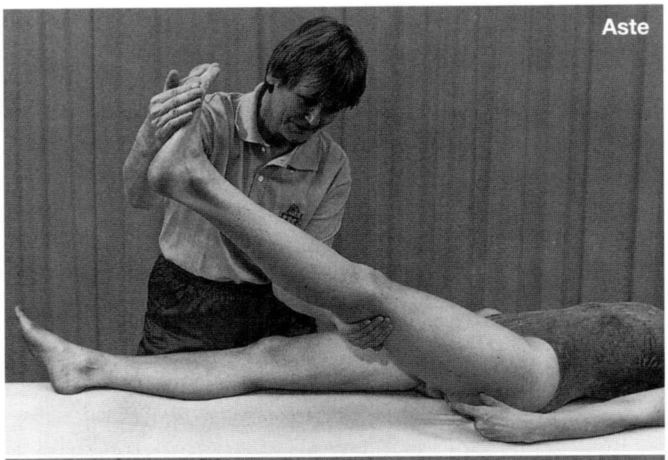

Ext. Add. AR
mit gestrecktem Knie

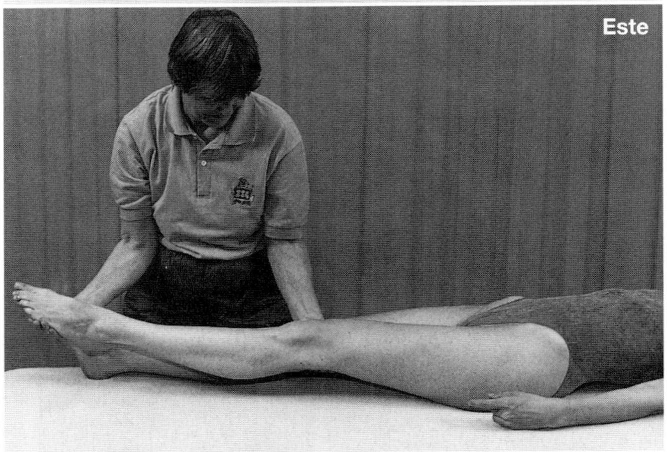

Zweite Diagonale (D2)

Extension

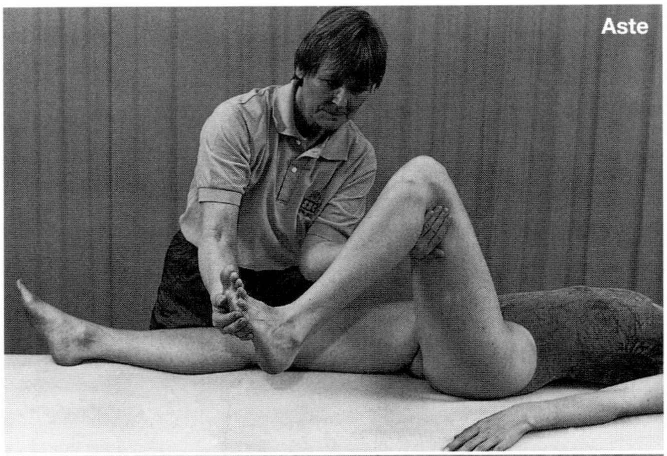

Ext. Add. AR
mit Knieextension

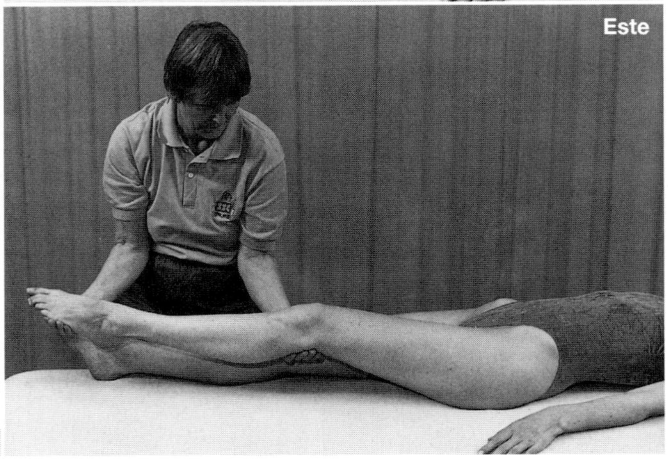

Anmerkung:
Der Ther. steht auf der gegenüberliegenden Seite.

Zweite Diagonale (D2)

Extension

Alternative Stellung des Therapeuten

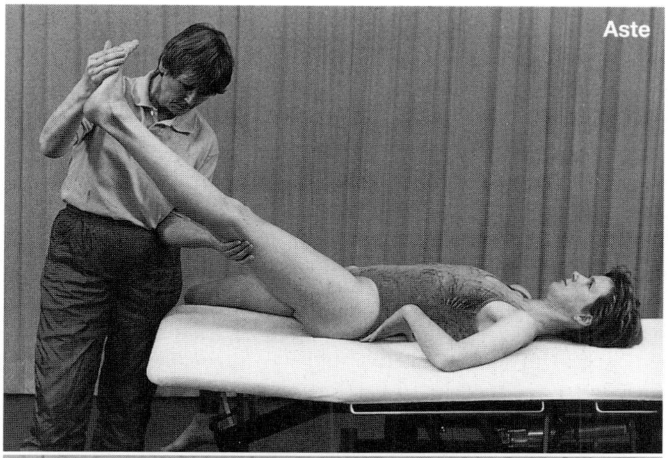

Ext. Add. AR
mit Knieflexion

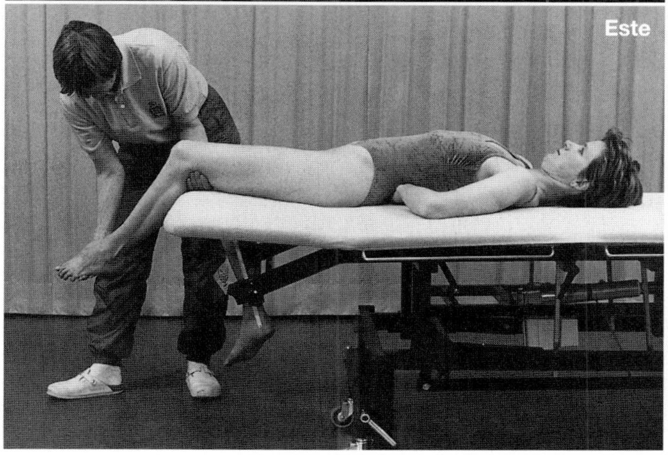

Anmerkung:
Sollte der Pat. zu sehr in der Lendenwirbelsäule ausweichen, kann das andere Bein angestellt werden.

Zweite Diagonale (D2)

Flexion

Alternative Stellung des Therapeuten

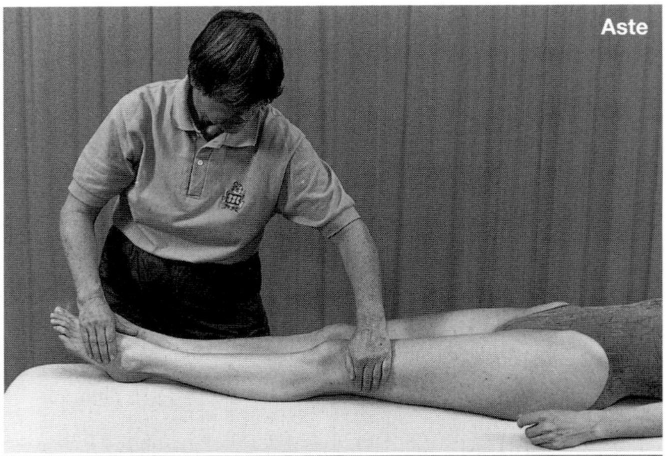

Flex. Abd. IR
mit Kniebeugung

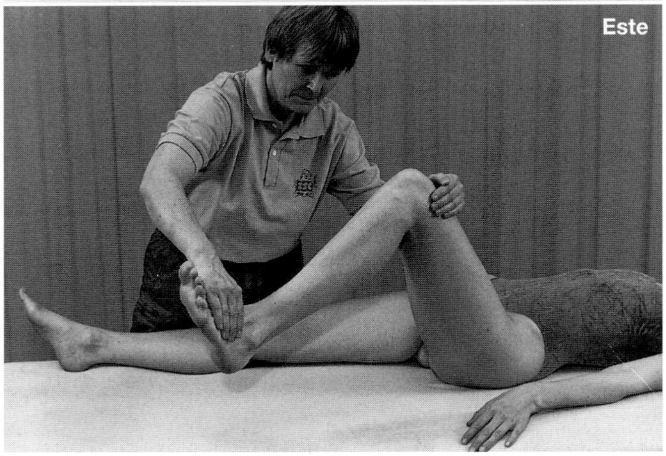

Zweite Diagonale (D2)

Flexion

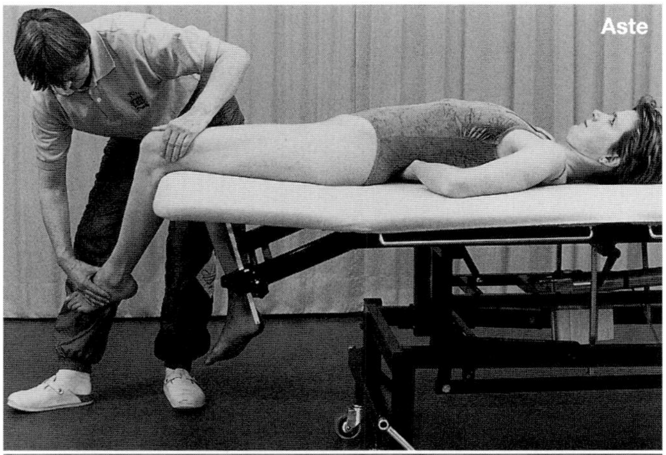

Flex. Abd. IR
mit Kniestreckung

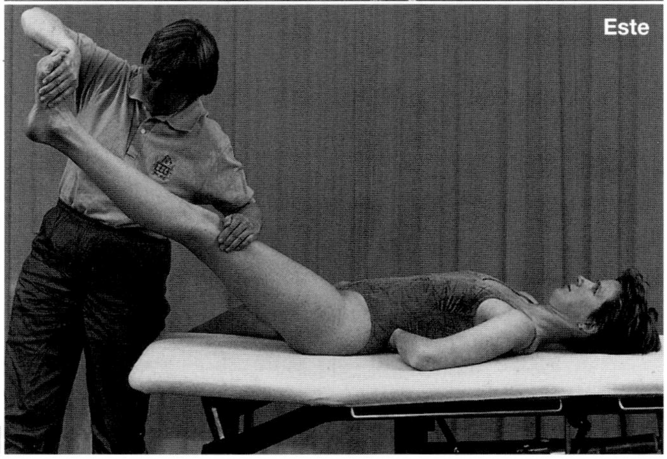

Zweite Diagonale (D2)

Flexion

Alternative Ausgangsstellung

Vierfüßlerstand

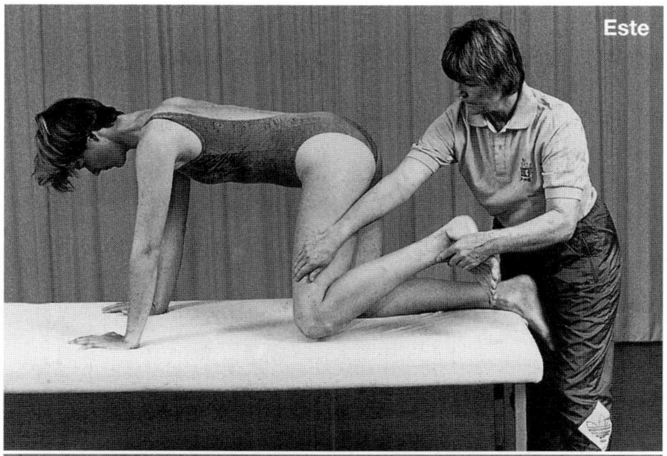

Flex. Abd. IR
mit Kniebeugung

Zweite Diagonale (D2)

Extension

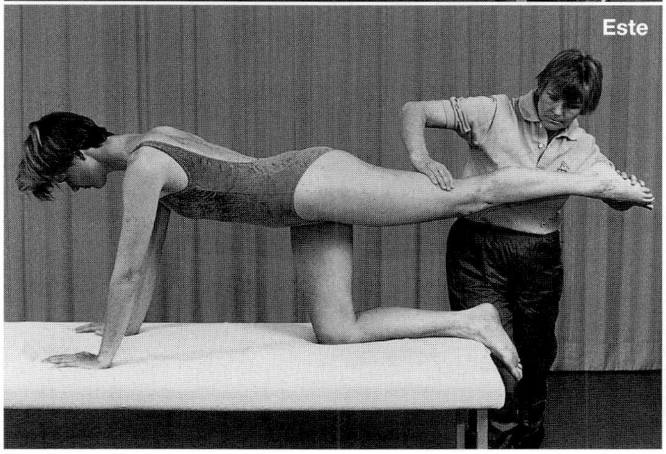

Ext. Add. AR
mit Kniestreckung

Beachten:
Der Pat. muß die statisch-dynamische Kontrolle erreicht haben, um in dieser Ausgangsstellung üben zu können. Die Arme benötigen gute Stützfunktion.

Erste Diagonale (D1)

Extension

Alternative Ausgangsstellung

Bauchlage

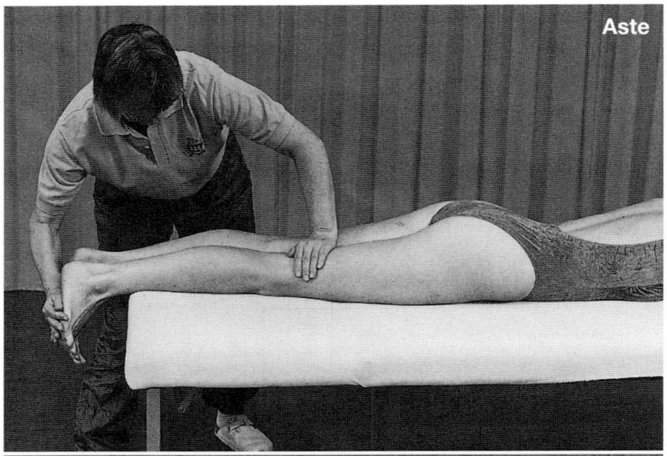

Ext. Abd. IR
mit gestrecktem Bein

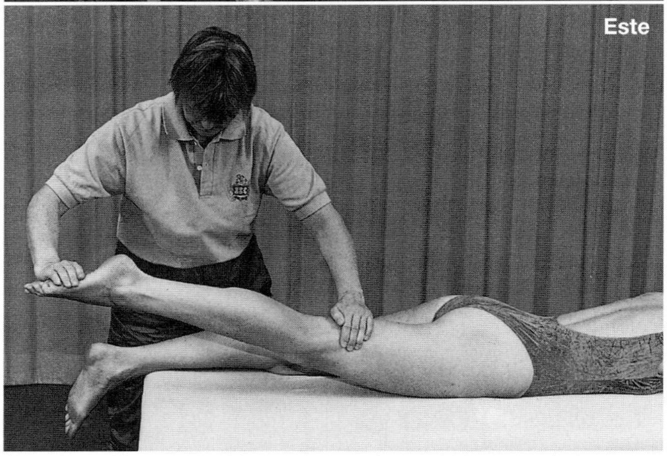

Erste Diagonale (D2)

Extension

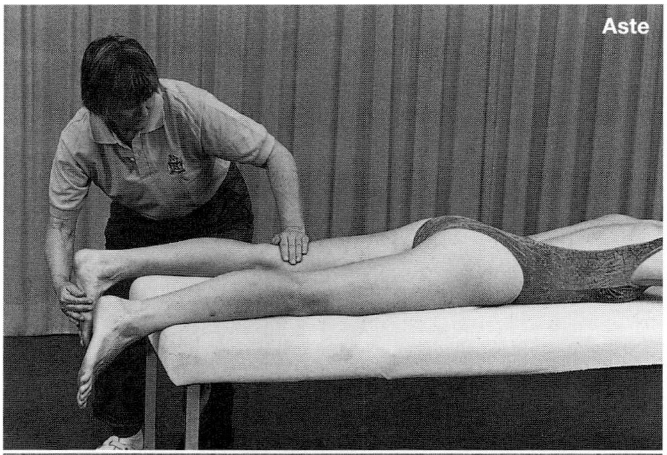

Extension Add. AR
mit Knieflexion

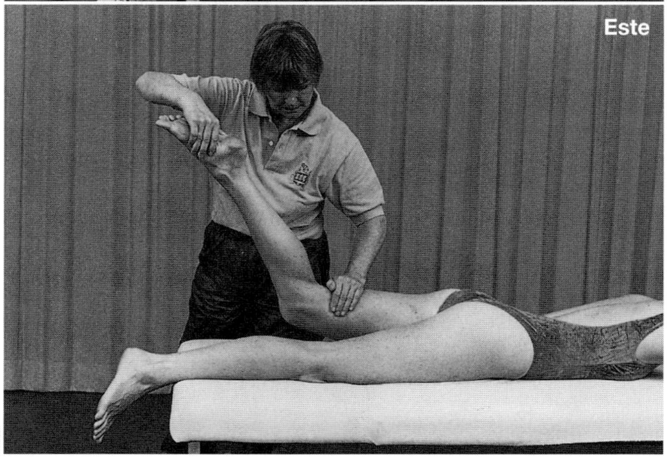

Anmerkung:
Das Muster wird benutzt für endgradige Annäherung der gesamten rückwärtigen Muskulatur. Vordehnung ist nicht möglich.
Beachte die aktive Insuffizienz. Nicht mehr als 90° Knieflexion verlangen, da sonst ein Krampf auftritt.

Nomenklatur

Bilateral: Beide Extremitäten gehen in die gleiche Richtung.

Bilateral reziprok: Beide Extremitäten bewegen zugleich, jedoch in entgegengesetzte Richtungen.

Symmetrisch: Beide Extremitäten bewegen sich in der gleichen Diagonalen.

Asymmetrisch: Beide Extremitäten bewegen sich auf unterschiedlichen Diagonalen.

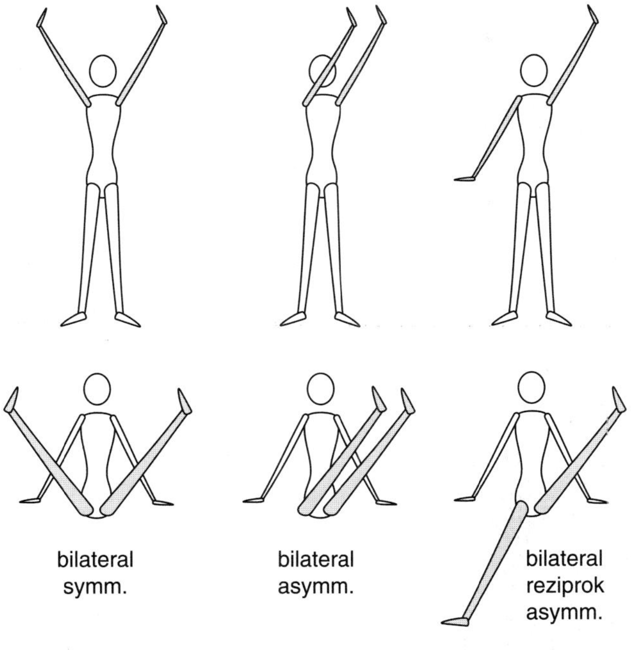

Beachte:

Bilaterale Muster wirken schnell auf den Rumpf.

Sie können schwache Rumpfmuskeln gut unterstützen.

Bilateral symmetrische Muster

Zweite Diagonale (D2)

Flexion

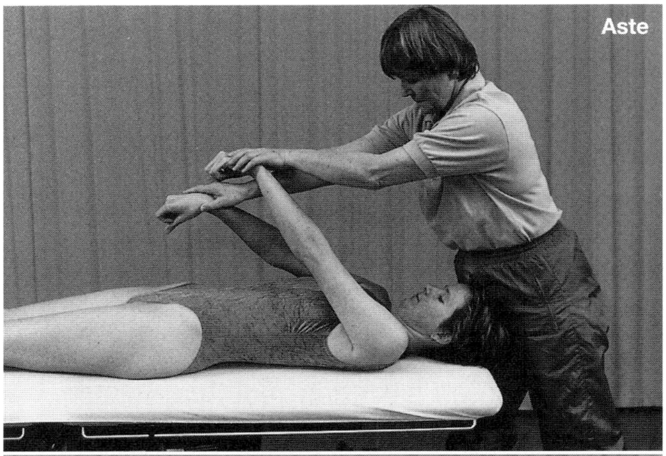

Flex. Abd. AR

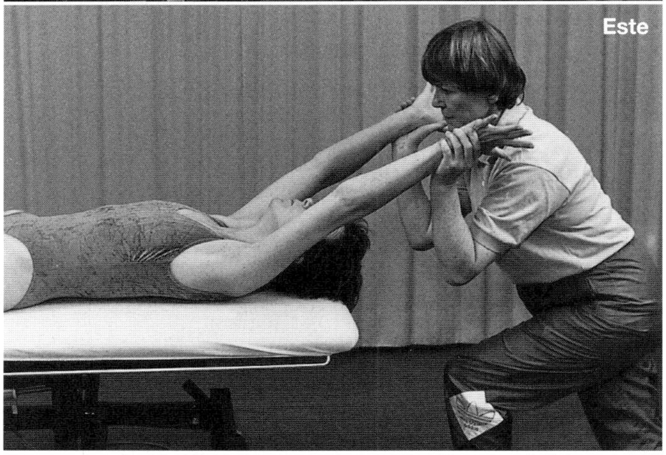

Zweite Diagonale (D2)

Extension

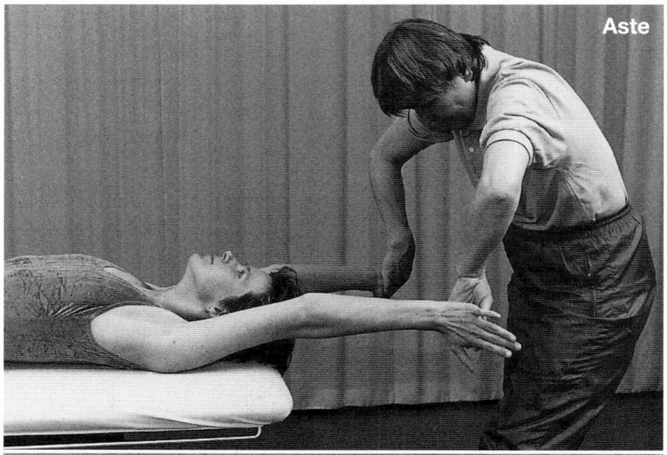

Ext. Add. IR

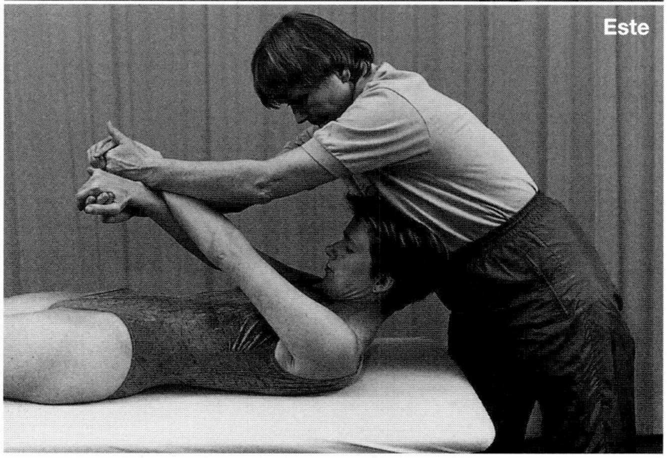

Anmerkung:
Die Ellbogen können gestreckt bzw. gebeugt sein bzw. gestreckt oder gebeugt werden.

Bilateral symmetrische Muster

Erste Diagonale (D1)

Extension

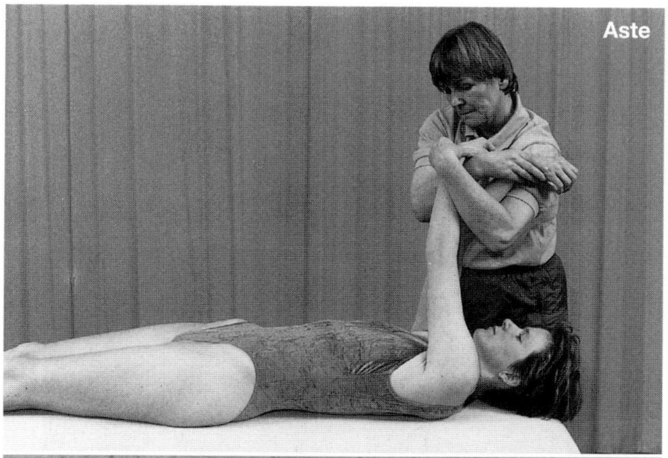

Ext. Abd. IR

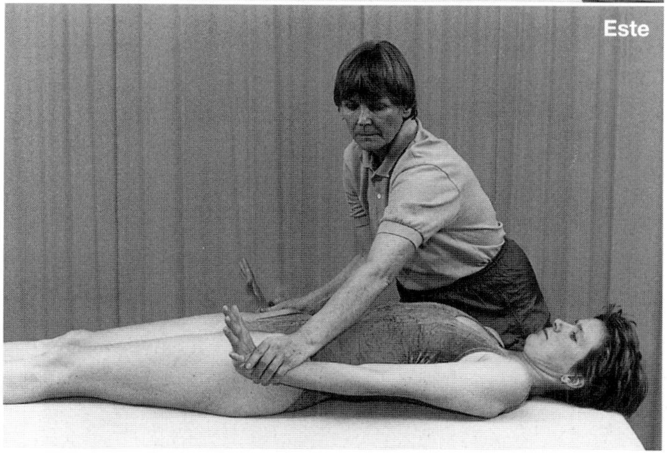

Erste Diagonale (D1)

Extension

Alternative Ausgangsstellung

Bauchlage

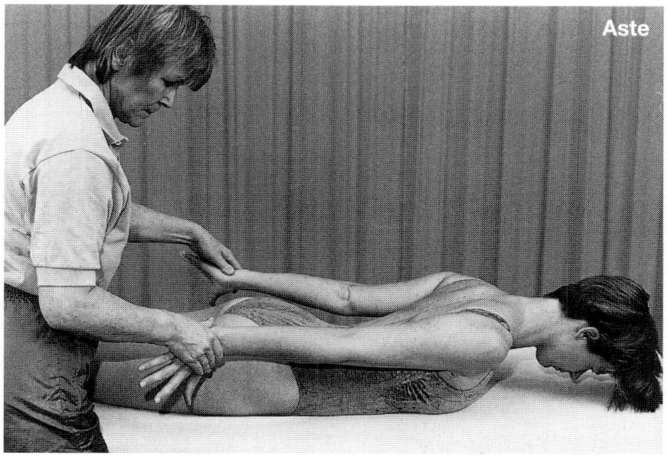

Ext. Abd. IR

Anmerkung:
Die Ellbogen können gestreckt bzw. gebeugt sein bzw. gestreckt oder gebeugt werden.

Bilateral reziprok symmetrische Muster

Zweite Diagonale (D2)

Flexion – Extension

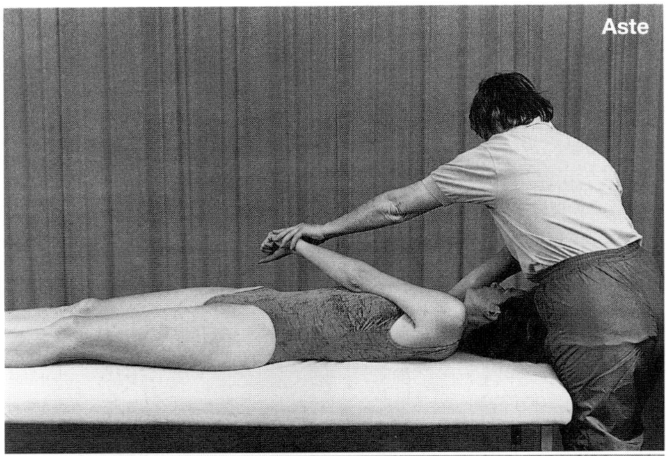

Ext. Add. IR
bzw. Flex. Abd. AR

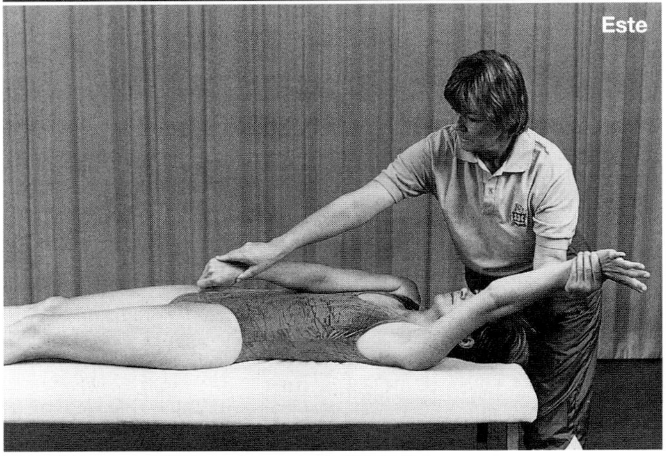

Bilateral reziprok symmetrische Muster

Erste Diagonale (D1)

Flexion – Extension

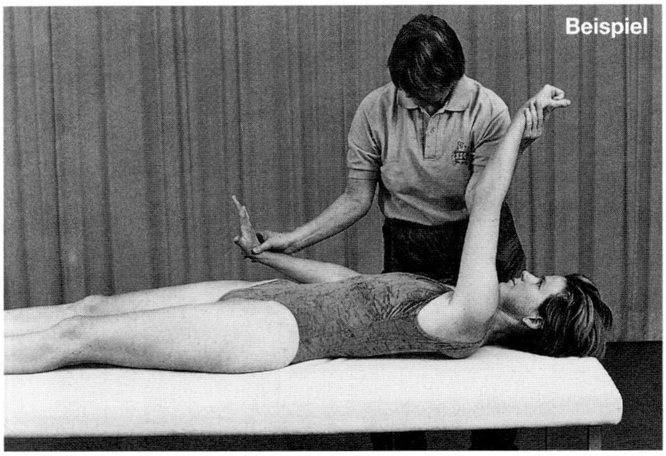

Ext. Abd. IR
bzw. Flex. Add. AR

Bilateral symmetrische Muster

Stoß- und Zugbewegungen

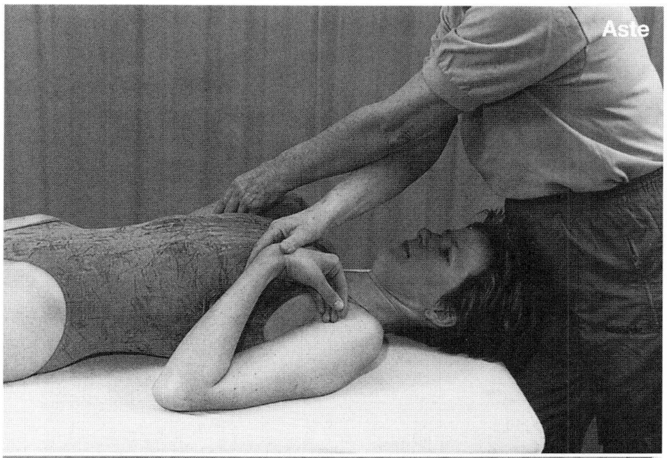

Ulnarer Stoß

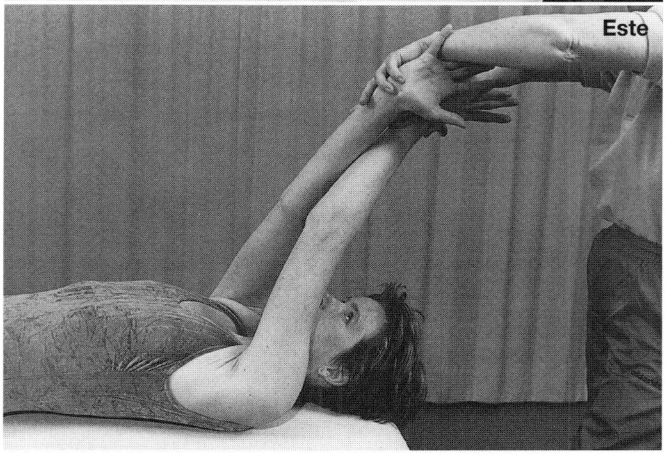

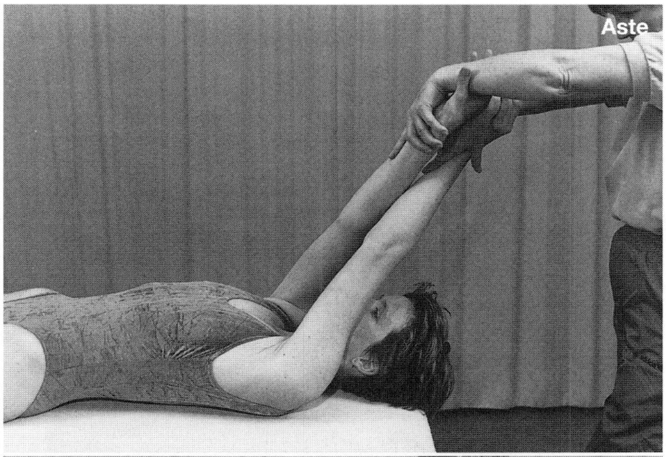

Zugbewegung

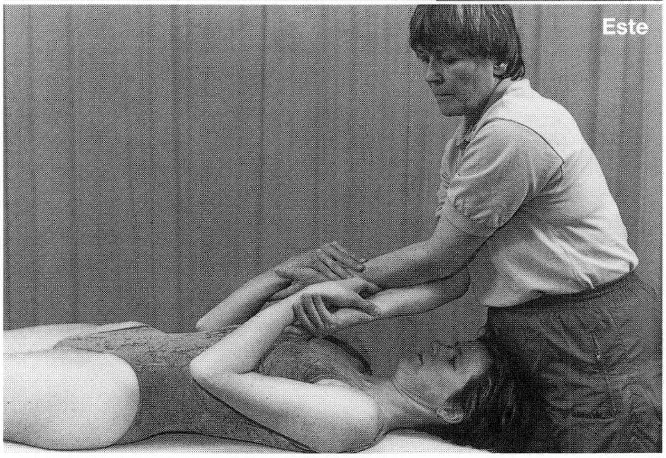

Anmerkung:
Die Zugbewegung eignet sich besonders gut für ein Training des Biceps brachii, da er proximal genug Länge bekommt und somit nicht aktiv insuffizient werden kann.

Bilateral symmetrische Muster

Stoß- und Zugbewegungen

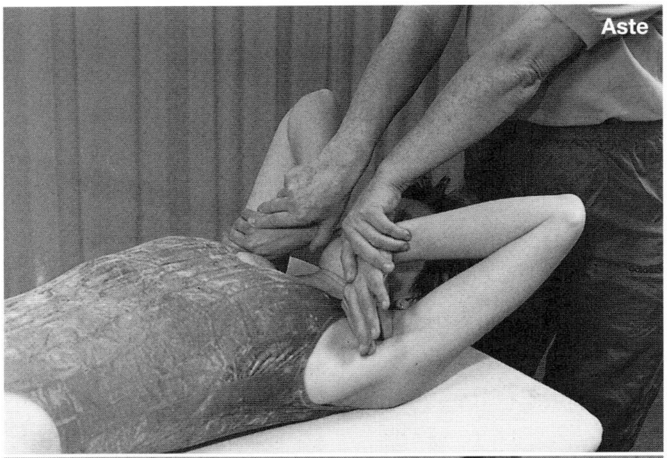

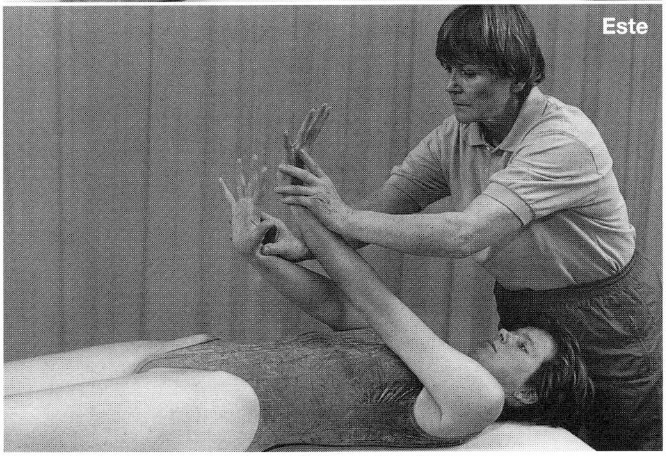

Radialer Stoß

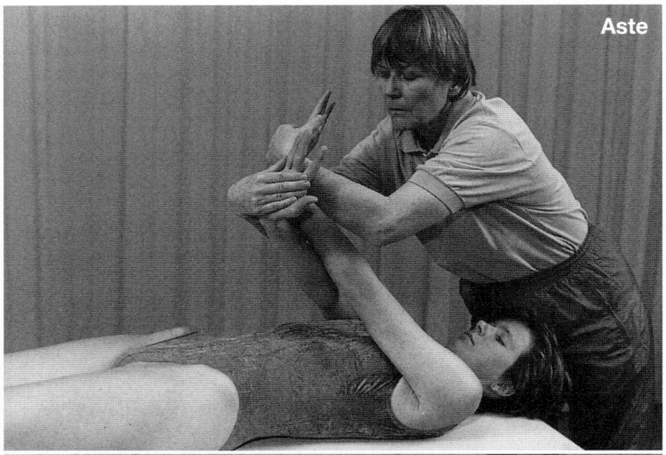

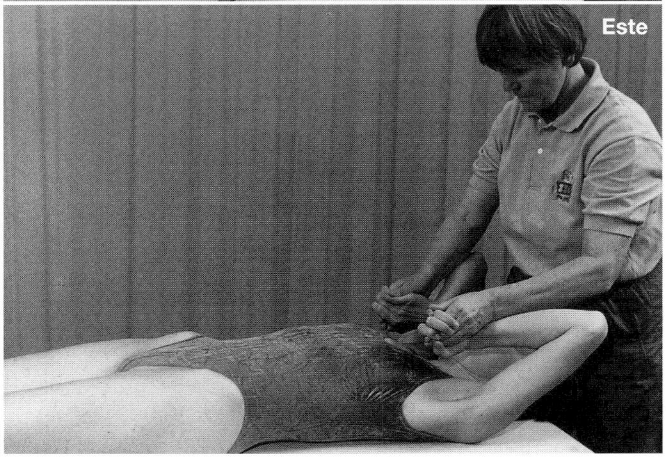

Umkehrbewegung des radialen Stoßes

Bilateral reziprok symmetrische Muster

Stoß- und Zugbewegungen

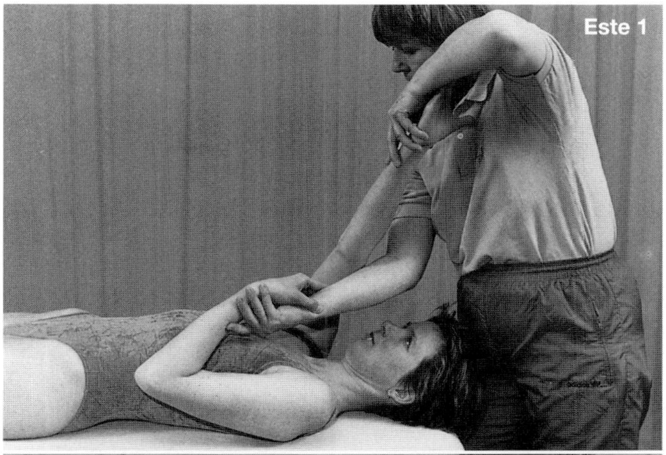

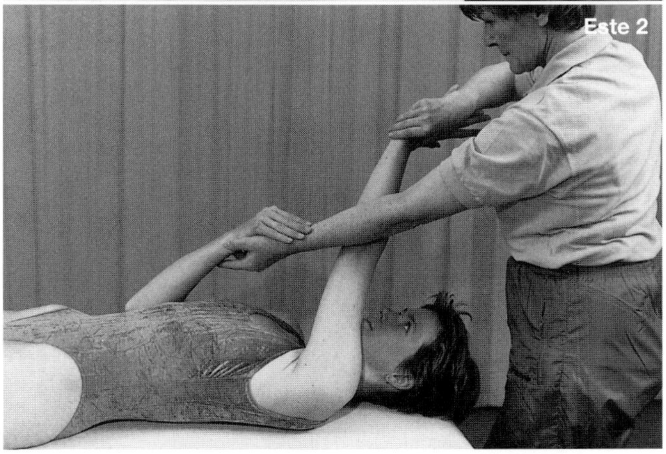

Ulnarer Stoß

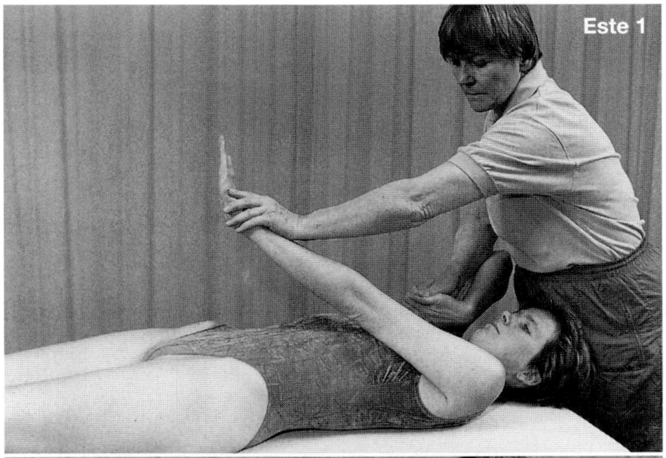

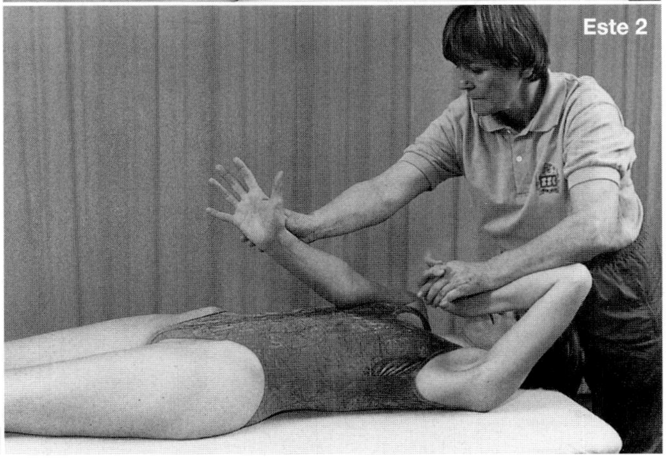

Radialer Stoß

Bilateral asymmetrische Muster

Erste und zweite Diagonale

Extension

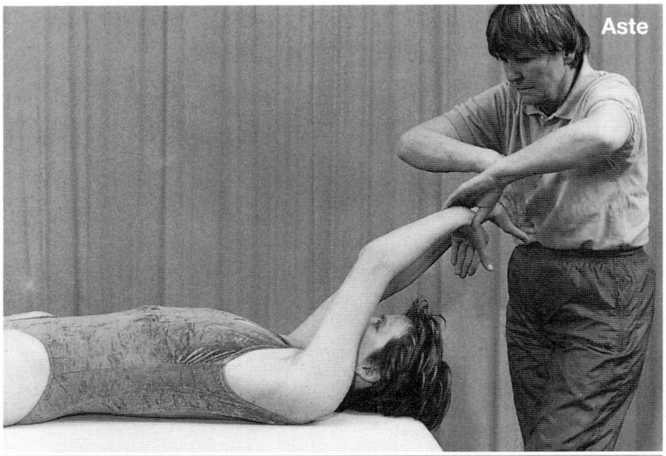

Rechts: Ext. Add. IR
Links: Ext. Abd. IR

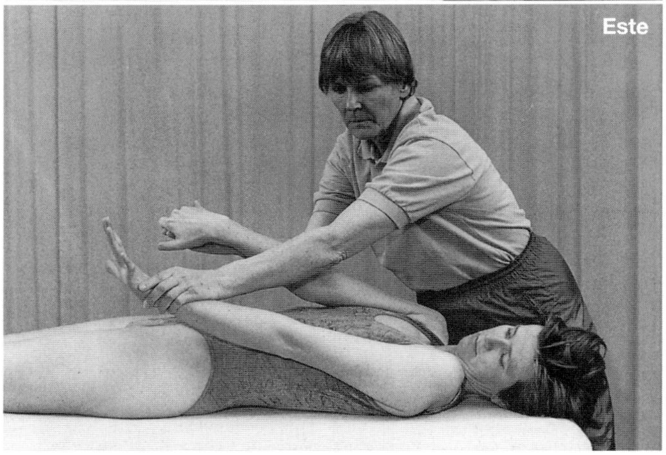

Bilateral reziprok asymmetrische Muster

Erste und zweite Diagonale

Flexion – Extension

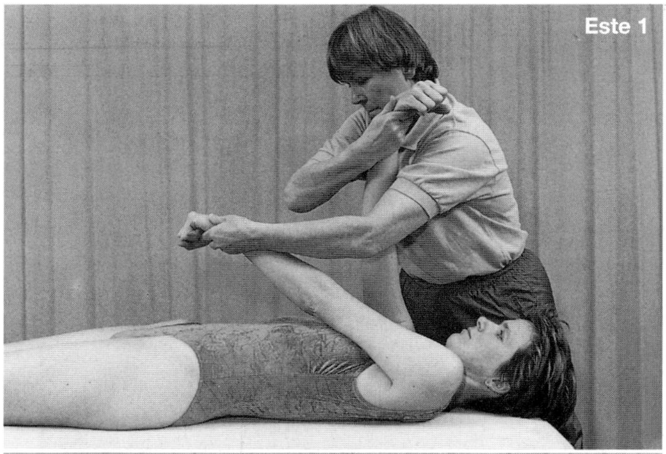

Rechts: Flex. Add.AR
Links: Ext. Add. IR

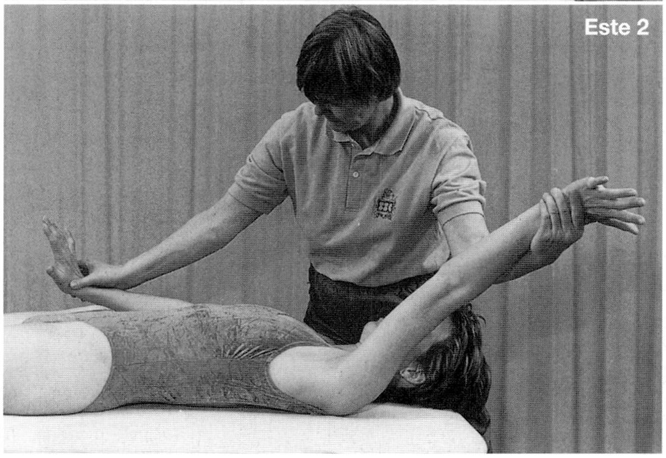

Rechts: Ext Abd. IR
Links: Flex. Abd. AR

Anmerkung:
Die Ellbogen können gestreckt bzw. gebeugt sein bzw. gestreckt oder gebeugt werden.

Bilateral symmetrische Muster

Erste Diagonale (D1)

Flexion

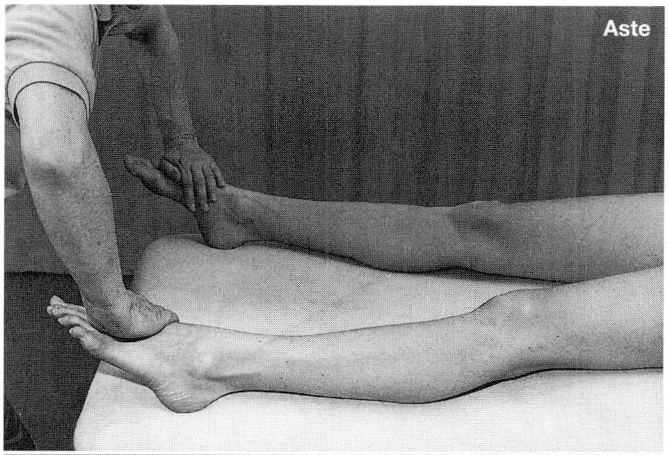

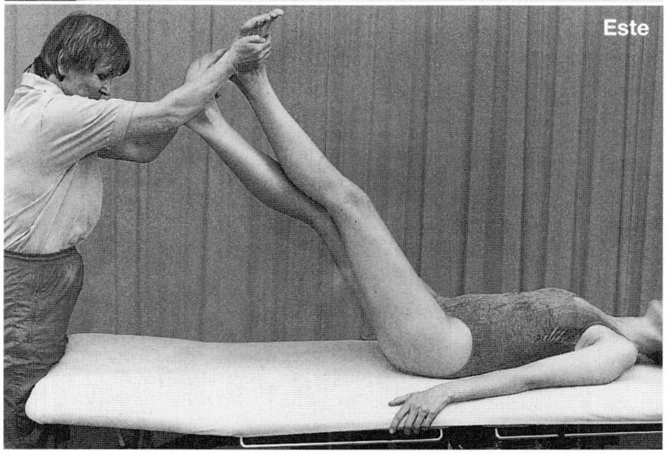

Flex. Add. AR

Bilateral symmetrische Muster

Erste Diagonale (D1)

Extension

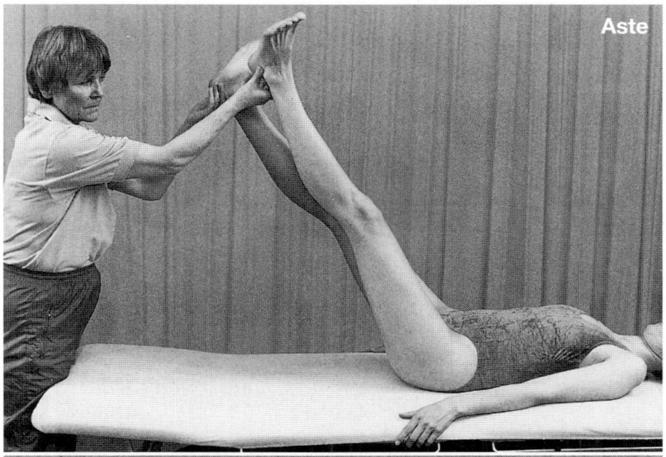

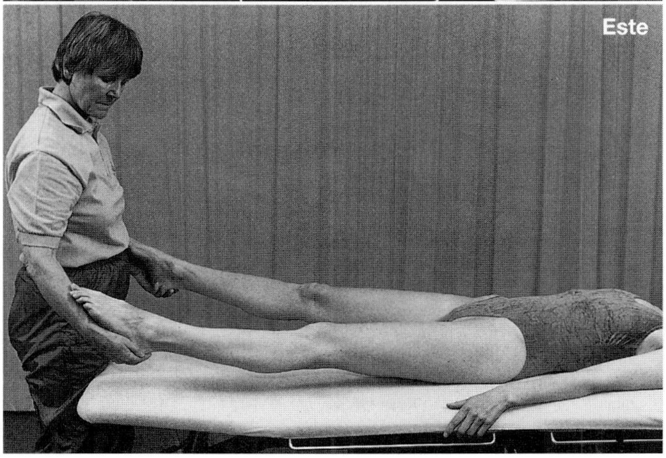

Ext. Abd. IR

Anmerkung:
Die Kniegelenke können gestreckt bzw. gebeugt sein bzw. gebeugt oder gestreckt werden.

Bilateral symmetrische Muster

Zweite Diagonale (D2)

Flexion

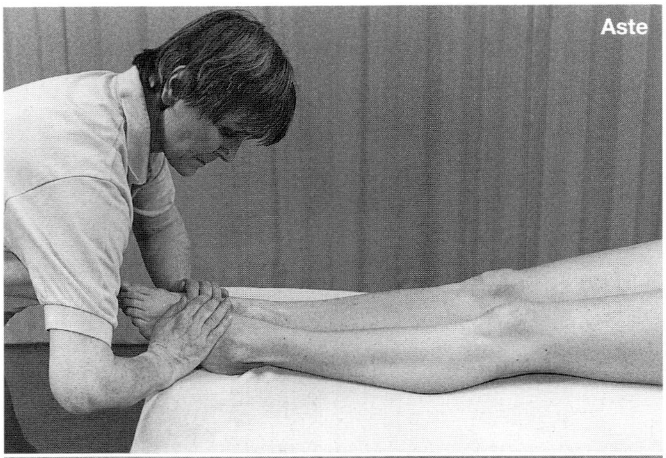

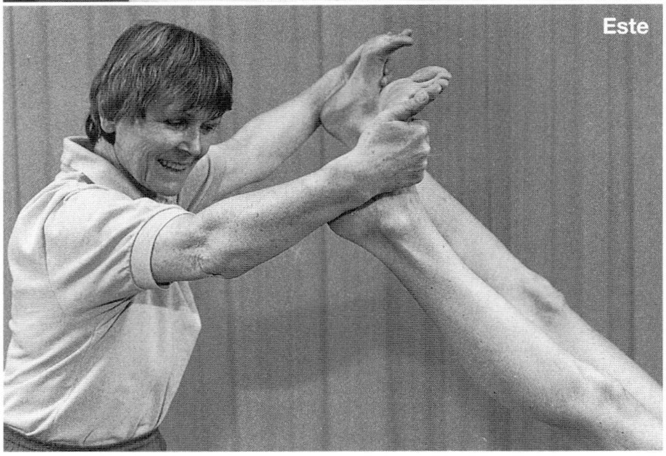

Flex. Abd. IR

Bilateral symmetrische Muster

Zweite Diagonale (D2)

Extension

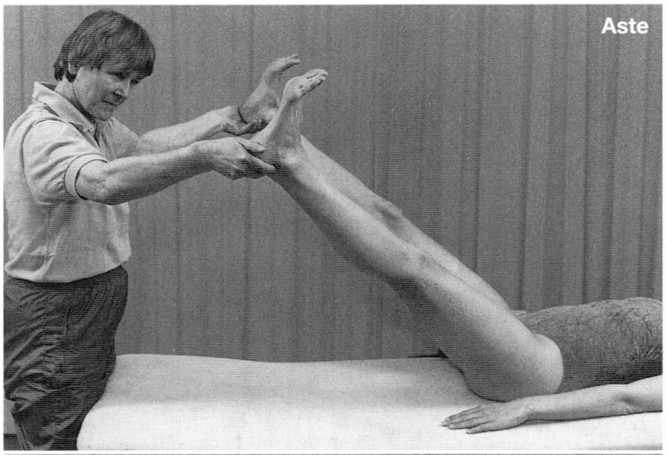

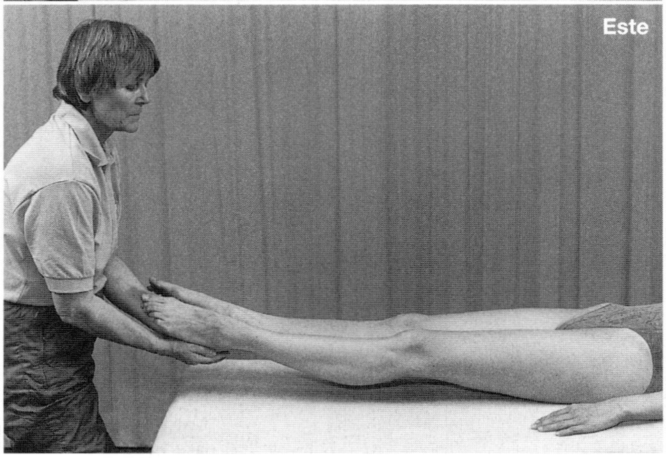

Ext. Add. AR

Anmerkung:
Bei bilateral symmetrischen Mustern heben sich die Rotationskomponenten gegenseitig auf.
Der Rumpf bleibt in der Mitte.

Bilateral reziprok symmetrische Muster

Erste Diagonale (D1)

Flexion – Extension

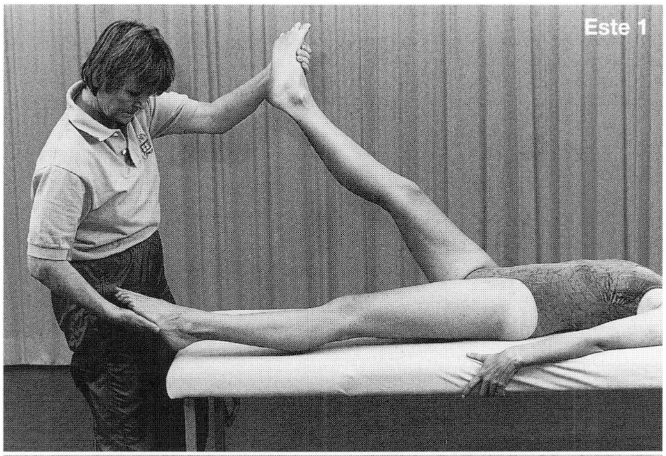

Flex. Add. AR
Ext. Abd. IR

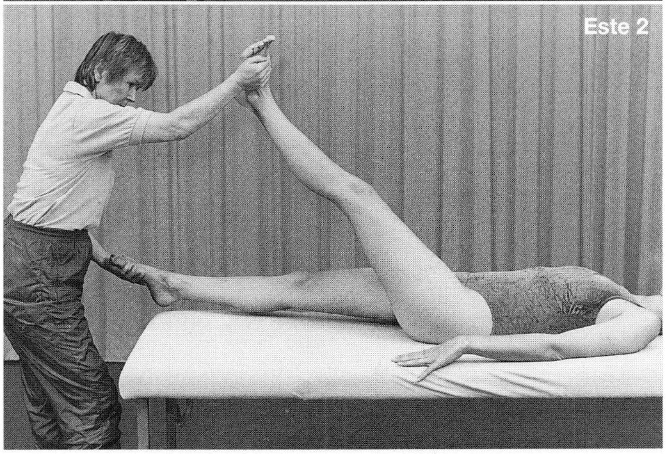

Bilateral reziprok symmetrische Muster

Zweite Diagonale (D2)

Flexion – Extension

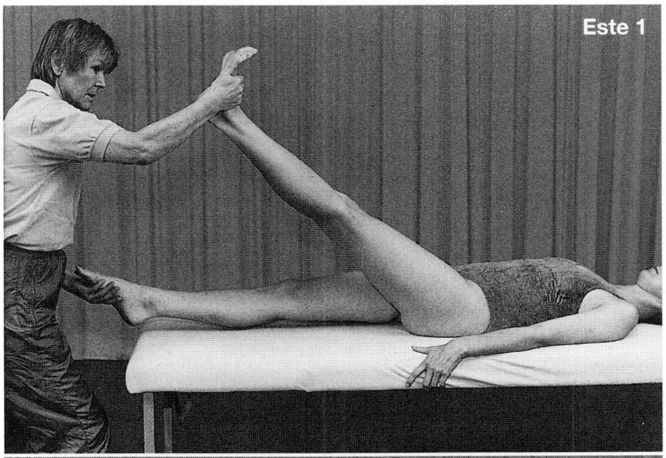

Flex. Abd. IR
Ext. Add. AR

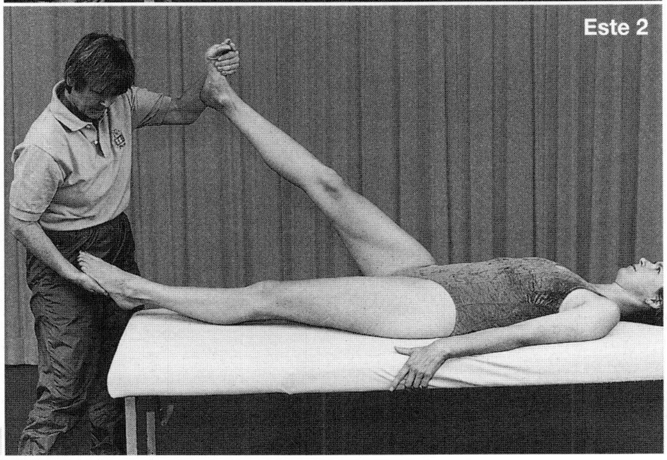

Anmerkung:
Bei bilateral reziprok symmetrischen Mustern kommt der Rumpf ins Rotieren.

Bilateral reziprok symmetrische Muster

Erste Diagonale

Flexion – Extension

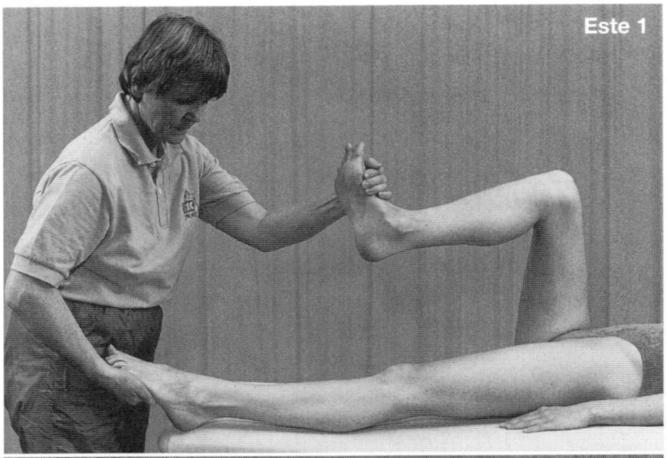

Rechts: Flex. Add. AR mit Knieflexion
Links: Ext. Abd IR mit Knieextension

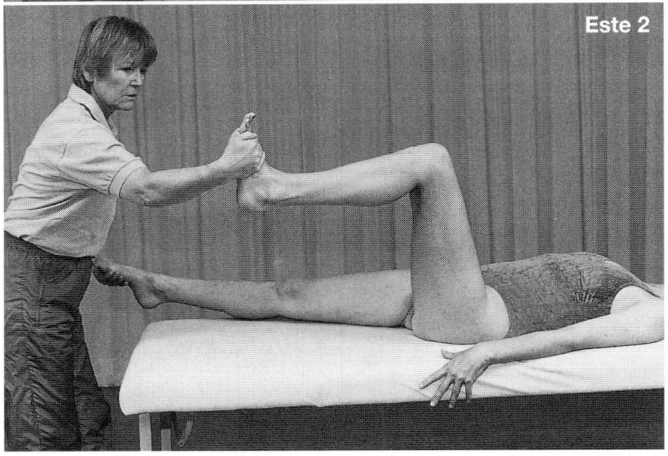

Rückweg

Bilateral reziprok symmetrische Muster

Zweite Diagonale

Flexion – Extension

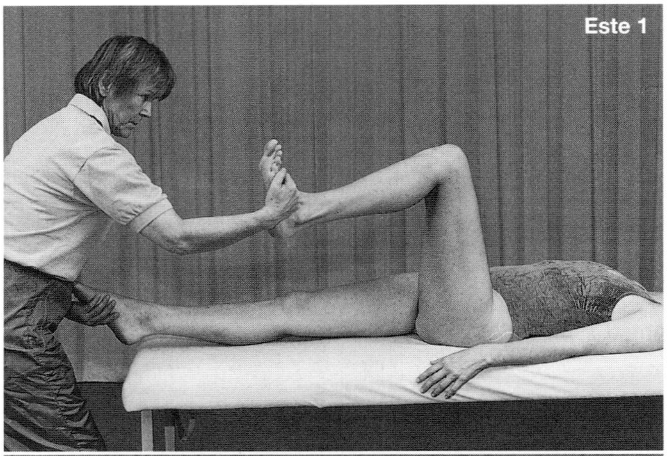

Links: Flex. Abd. IR mit Knieflexion
Rechts: Ext. Add. AR mit Knieextension

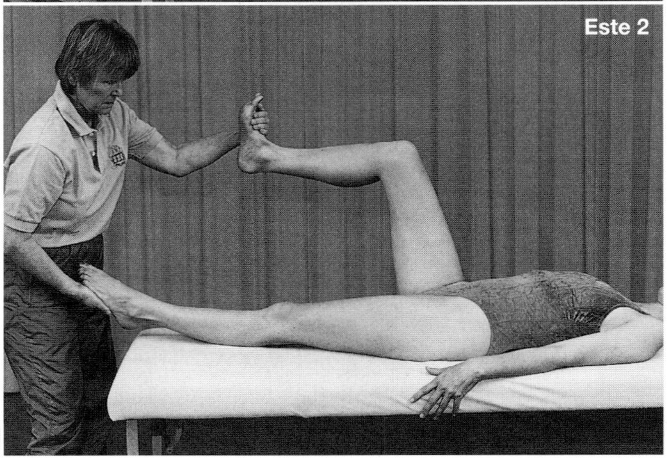

Rückweg

Anmerkung:
Diese Muster dienen als Vorbereitung für gangtypische Bewegungsabläufe.

Bilateral asymmetrische Muster

Erste und zweite Diagonale

Flexion

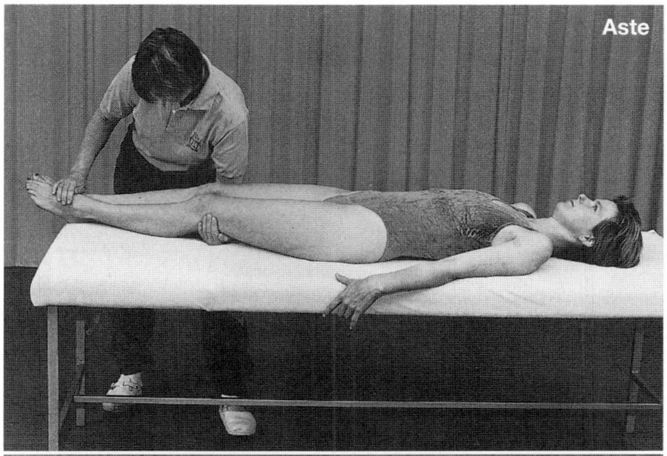

Rechts: Flex. Add. AR
Links: Flex. Abd. IR
mit gestreckten Knien

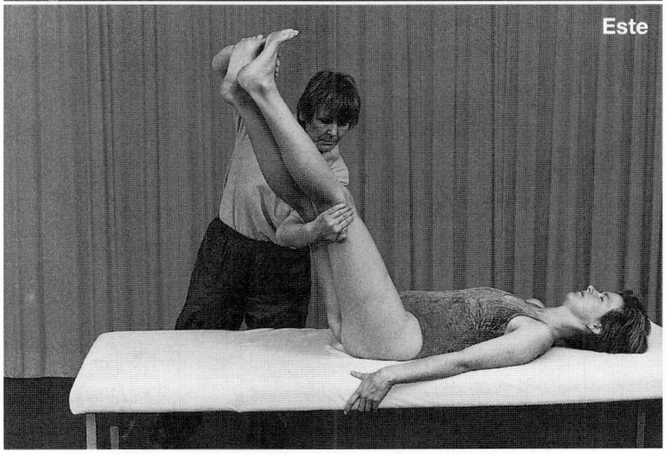

Bilateral asymmetrische Muster

Erste und zweite Diagonale

Extension

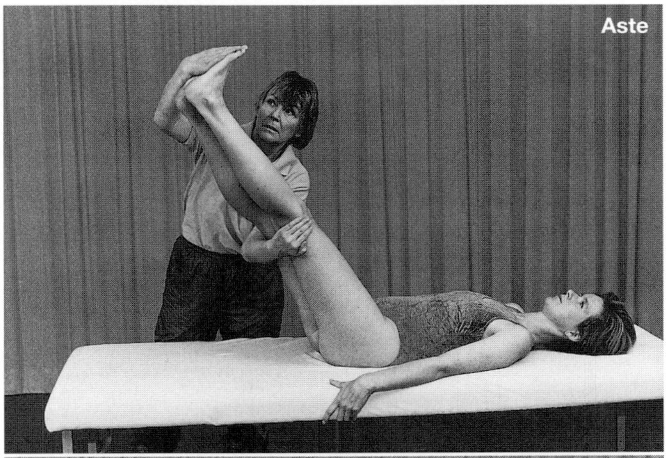

Rechts: Ext. Abd. IR
Links: Ext. Add. AR
mit gestreckten Knien

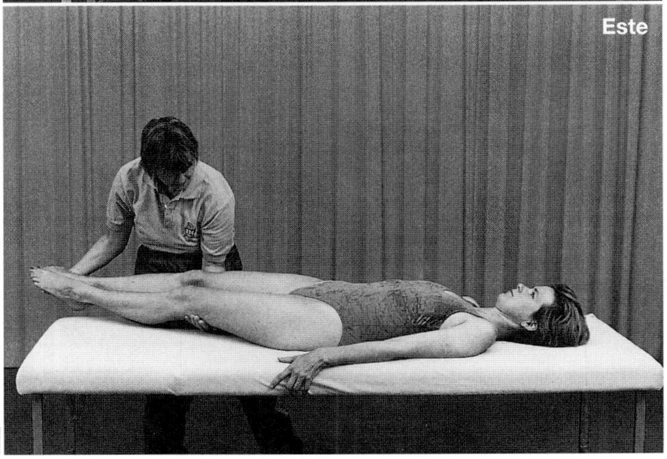

Anmerkung:
Bilaterale asymmetrische Bein- und Armmuster sind zugleich Rumpfmuster. Beim Flexionsmuster viel Traktion geben, da der Hebel sehr lang ist.

Bilateral reziprok asymmetrische Muster

Erste und zweite Diagonale

Flexion – Extension

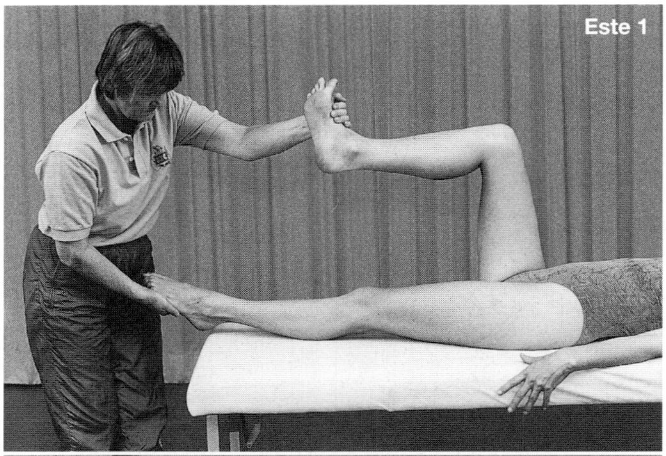

Rechts: Flex. Add. AR
Links: Ext. Add. AR

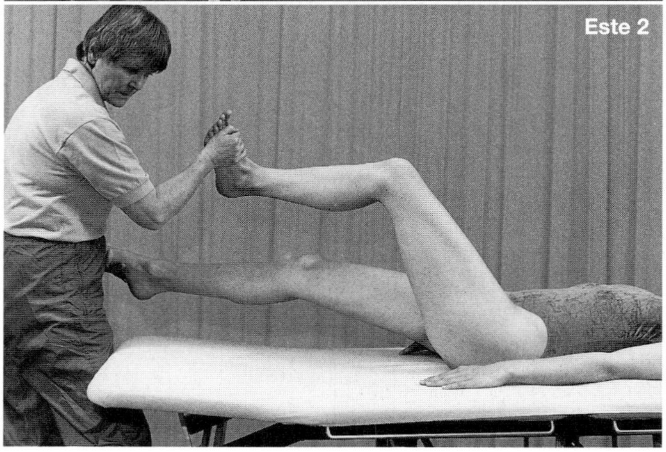

Rückweg:

Rechts: Ext. Abd. IR
Links: Flex. Abd. IR

Anmerkung:
Auch diese Variation kann als Vorbereitung zum Gehen dienen bzw. dem Schulen von reziproker Innervation.

Bilateral symmetrische bzw. bilateral reziproke Muster

Erste Diagonale (D1)

Anwendungsbeispiele z.B. Drehpunktbetonung

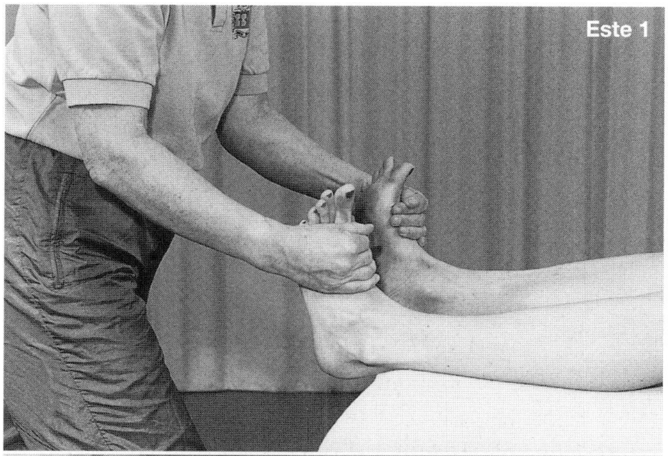

Flex. Add. AR
Ext. Abd. IR

Drehpunkt Fuß

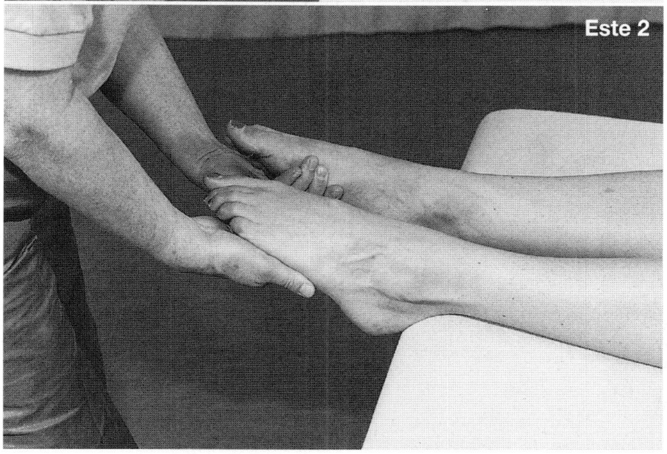

Technik:
Stretchreflex
Combination of isotonics
Dynamische Umkehr
für den schwachen Drehpunkt

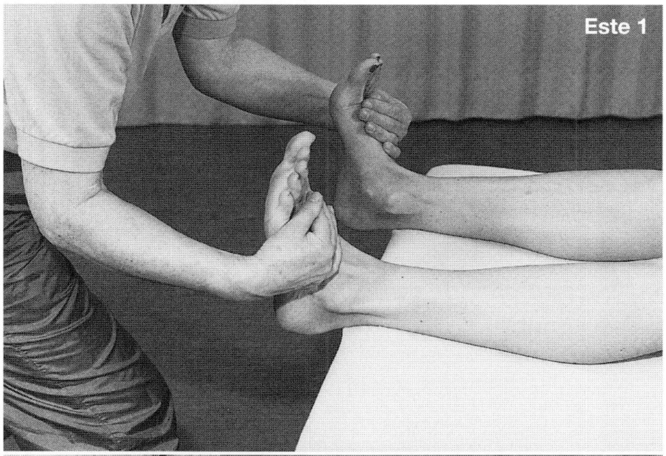

Flex. Abd. IR
Ext. Add. AR

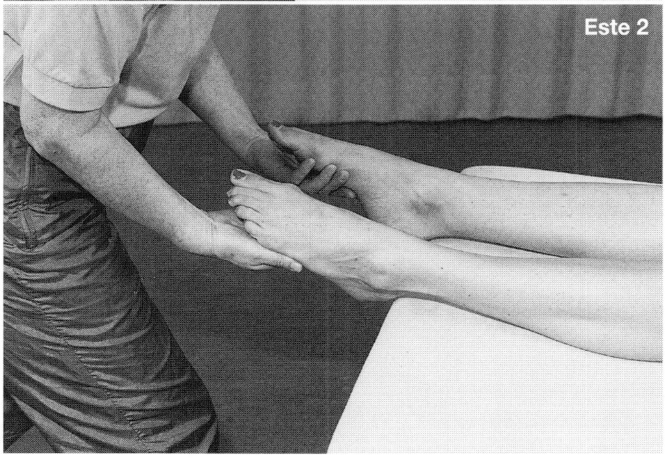

Anmerkung:
Der stärkere Fuß kann durch isometrischen Halt zur Verstärkung für den schwächeren Fuß eingesetzt werden.

Bilateral symmetrische Muster

Erste Diagonale (D1)

Anwendungsbeispiele z.B. Drehpunktbetonung

Varianten in der Ausgangsstellung Sitz

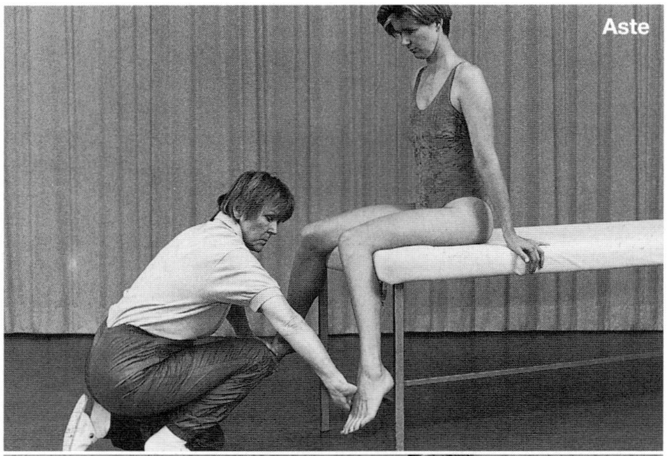

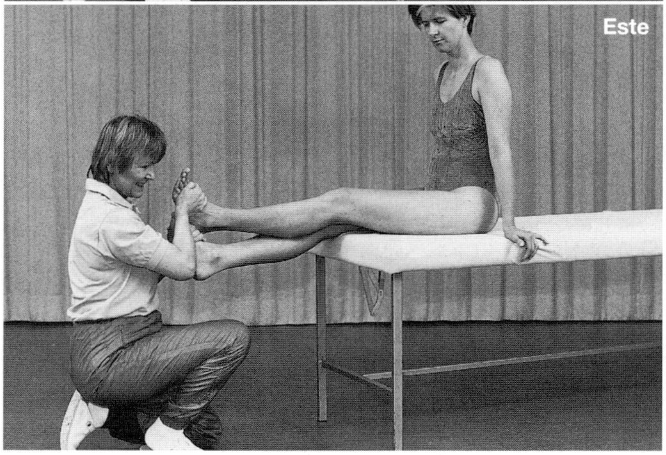

Flex. Add. AR
mit Kniestreckung

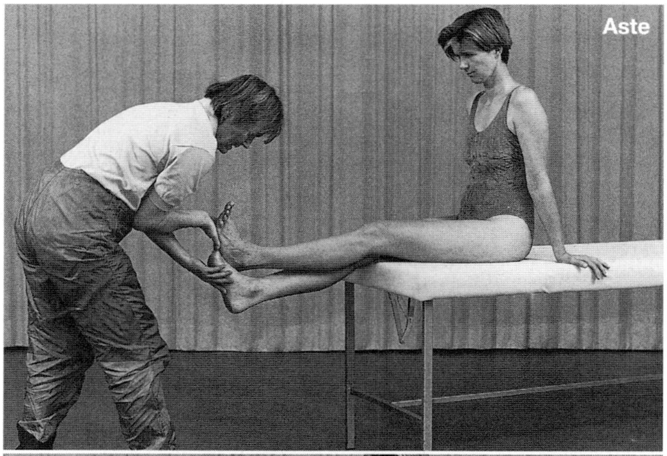

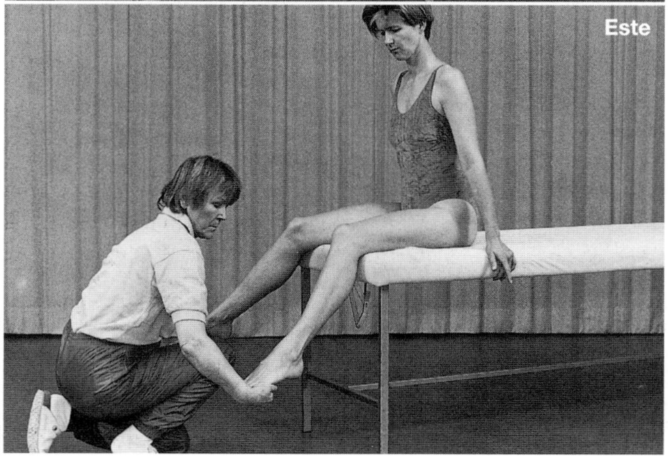

Ext. Abd. IR
mit Knieflexion
Drehpunkt Knie

Anmerkung:
Bilaterale Muster im Sitzen mit Drehpunkt Knie sind zum gezielten Auftrainieren der Muskulatur bei Knieverletzungen angezeigt. Die Betonung kann dabei sowohl auf der Streckmuskulatur als auch auf der Beugemuskulatur liegen.

Bilateral reziprok symmetrische Muster

Erste Diagonale (D1)

Anwendungsbeispiele z.B. Drehpunktbetonung

Varianten in der Ausgangsstellung Sitz

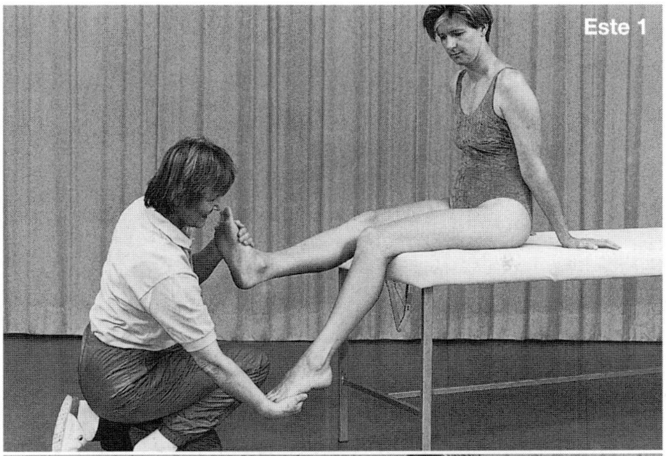

Rechts: Flex. Add. AR
Links: Ext. Abd. IR
Drehpunkt Knie

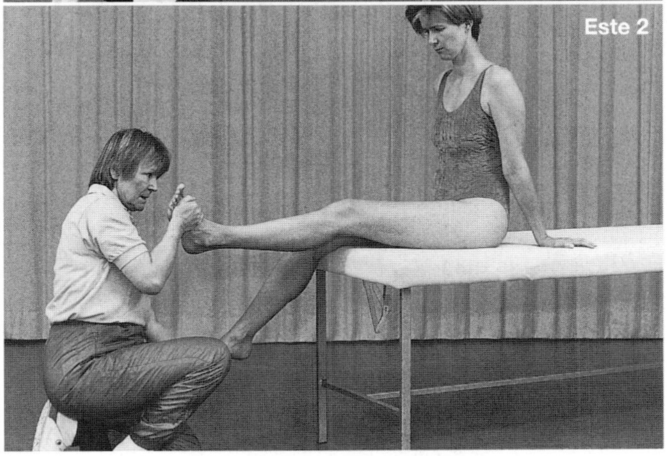

Bilateral reziprok asymmetrische Muster

Erste und zweite Diagonale

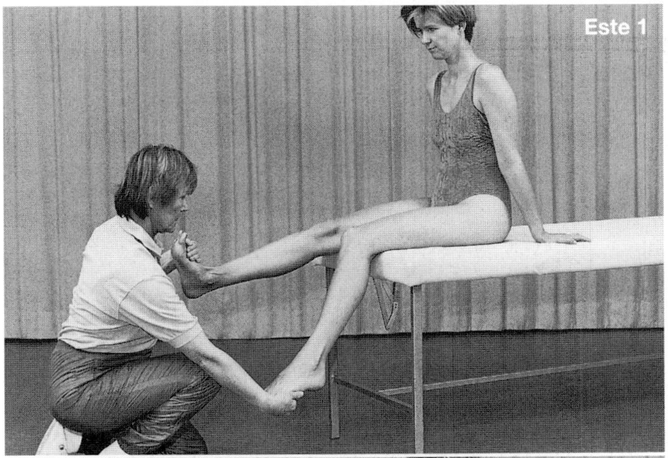

Rechts: Flex. Abd. IR
Links: Ext. Abd. IR

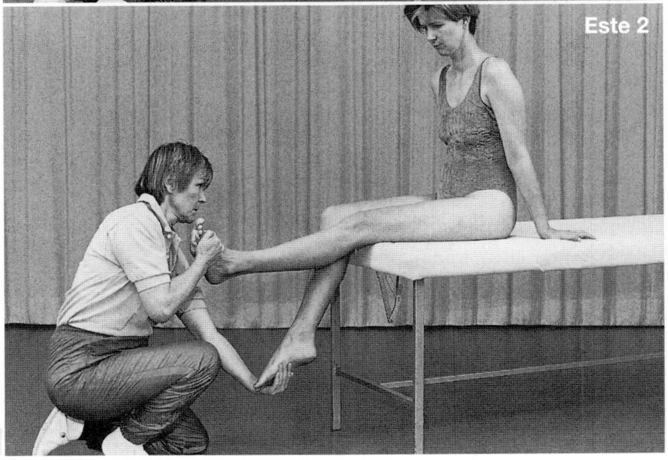

Anmerkung:
Diese Muster können als Vorbereitung zum Gehen dienen bzw. zur Fazilitation reziproker Innervation.

Motorische Entwicklung

Die Entwicklung motorischen Verhaltens drückt sich in Bewegungsmustern aus.

- Fötale Bewegungen sind reflexbedingt und erfolgen als Massenbewegungen.
- Sie können beim Menschen als primitiv bezeichnet werden, sind jedoch Vorläufer sinnvoller Bewegungen.
- Die motorische Entwicklung verläuft in Sequenzen.
- Diejenigen, die früh erscheinen, überlappen die später entwickelten und wirken mit.

Eine Bewegung bereitet den Weg für die nächste.

- Das Rollen ist ein Teil der menschlichen Stellreaktion mit dem Ziel der aufrechten Haltung.
- Schließlich kommt es zu koordinierten ausgewählten und geschickten funktionellen Bewegungen.

Die Entwicklung motorischer Funktion ist richtungsgebunden.

Sie erfolgt: kranio-kaudal

von proximal nach distal

Bei koordinierten ausgereiften Bewegungen verläuft die Sequenz innerhalb der Extremitäten von distal nach proximal,
obwohl die motorische Entwicklung von proximal nach distal abläuft.

Gegenspieler in der Richtung

Richtung	Gesamtbewegungsmuster	anatomische Ebenen
vertikal	vorwärts/rückwärts (hinauf/hinunter)	Flexion/Extension
horizontal	seitwärts li./re.	Abduktion/Adduktion
kreisförmig	mit dem Uhrzeigersinn entgegen dem Uhrzeigersinn	Außen/Innenrotation
schräg/diagonal	vorwärts nach li./re. rückwärts nach li./re.	diagonale Flexion li./re. diagonale Extension re./li.

Wechselwirkung von Segmenten

Kombinierte Bewegungen von Extremitätenpaaren

Symmetrisch:	gleiche Diagonalen benutzen
Asymmetrisch:	gleichzeitig Bewegungen zu einer Seite durchführen
Reziprok:	Bewegungen gleichzeitig in entgegengesetzte Richtung durchführen

Kombinierte Bewegungen der oberen und unteren Extremitäten

Ipsilateral:	Extremitäten der gleichen Seite gleichzeitig in die gleiche Richtung bewegen
Kontralateral:	Extremitäten der entgegengesetzten Seiten gleichzeitig in die gleiche Richtung bewegen
Diagonal reziprok:	Kontralaterale Extremitäten gleichzeitig in die gleiche Richtung bewegen, während die entgegengesetzten kontralateralen Extremitäten sich in die entgegengesetzte Richtung bewegen

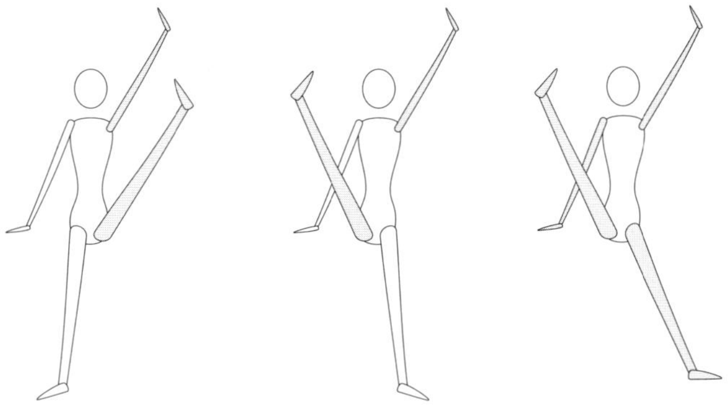

ipsilateral kontralateral diagonal reziprok

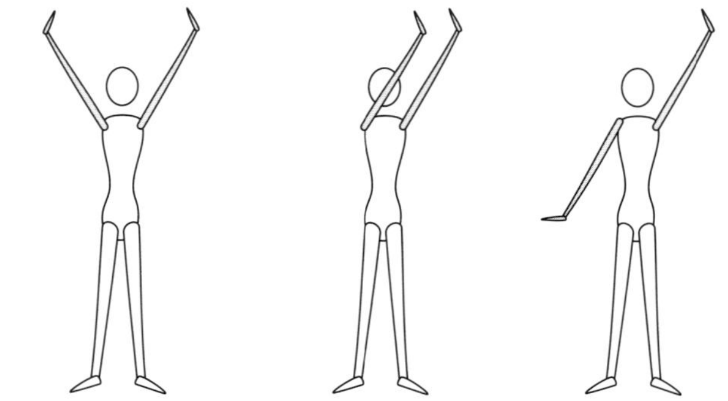

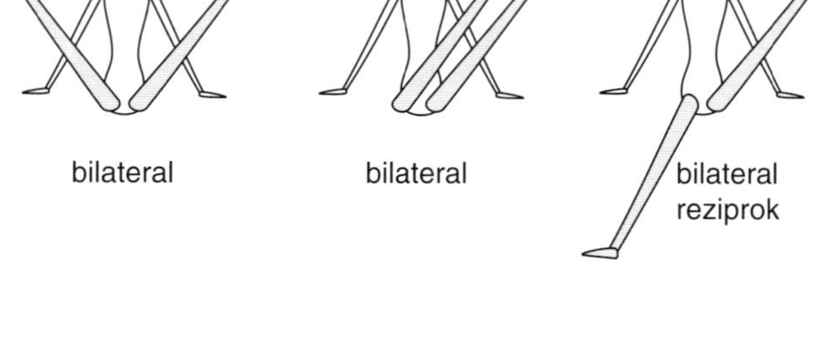

bilateral bilateral bilateral reziprok

Entwicklung

Tonische Nackenreflexe (TNR)

Sie werden durch die Propriozeptoren des proximalen Nackens ausgelöst.

Symmetrisch tonischer Nackenreflex (STNR)

Flexion des Kopfes erhöht den Flexorentonus der oberen Extremitäten und den Extensorentonus der unteren Extremitäten.

Extension des Kopfes erhöht den Extensorentonus der oberen Extremitäten und den Flexorentonus der unteren Extremitäten.

Asymmetrisch tonischer Nackenreflex (ATNR)

Durch Rotation des Kopfes werden Tonusveränderungen der Extremitätenmuskulatur hervorgerufen.

Der Extensorentonus der gesichtsseitigen Extremitäten nimmt zu.

Auf der Hinterhauptseite nimmt der Flexorentonus zu.

Symmetrisch tonischer Labyrinthreflex (STLR)

Er wird durch den Vestibularapparat gesteuert.

In Rückenlage nimmt der gesamte Extensorentonus zu, wenn der Kopf in Extension gehalten wird.

Bei Flexion des Kopfes in Bauchlage vermindert sich der Extensorentonus oder der Flexorentonus nimmt zu.

Entwicklung

Stellreaktionen

Orientierende Bewegungen von Kopf, Hals und Körper, um den Kopf vertikal und den Körper im richtigen Verhältnis zum Kopf zu halten.

Der Reiz kann optisch, vestibulär oder taktil erfolgen.

Gleichgewichtsreaktionen

Ausgleichsbewegungen, die den Körperschwerpunkt innerhalb der Unterstützungsfläche halten.

Sie werden ausgelöst durch Veränderungen der Labyrinthe und propriozeptive Reaktionen durch weiter peripher liegende Propriozeptoren.

Schutzreaktionen

Gegen das Fallen.

Wenn der Körperschwerpunkt außerhalb der Unterstützungsfläche gerät, erfolgen Extremitätenbewegungen, die die Unterstützungsfläche verändern.

Entwicklung

In der Bewegungsentwicklung des Kindes lassen sich 4 Phasen unterscheiden:

1. Reflexbewegungen ohne Kortex (subkortikale Bewegungen)

2. Symmetrische Bewegungen mit Einfluß des Kortex, z.B. werden beide Arme gleichzeitig nach dem Greifmuster nach vorn geführt.

3. Gewollte, motivierte Bewegungen mit Hilfe des Kortex

4. Automatisierte Bewegungen, die sich aus ständigen Wiederholungen entwickeln, z.B. Radfahren

   Die Bewegungen werden automatisiert, so daß das Kind nicht darüber nachdenken muß und den Kopf frei behält für neue Bewegungsabläufe.

Die koordinierte Bewegung setzt ein feines Zusammenspiel von Sinnes- und Muskelaktivität voraus. Die Bewegung soll unbeschwert und angemessen gelingen.

Koordination ist nicht angeboren, sondern bildet sich mit zunehmender Reifung des ZNS aus. Sie wird unterstützt durch die Qualitäten der Tiefensensibilität sowie Sehen durch Erfahrung.

Koordination ist gleichbedeutend mit der Automatisierung ganz bestimmter Bewegungsabläufe. Nur ihre korrekte Wiederholung ermöglicht eine koordinierte Bewegung.

Jede neue Bewegung muß gelernt werden und solange wiederholt werden, bis sie mühelos gelingt.

Je mehr Bewegungen schon beherrscht werden, desto leichter können neue Bewegungen ähnlicher Art eingeübt werden.

Anwendungsbereiche

- Es können sowohl Übungen für Mobilität als auch Stabilität ausgeführt werden.

- Die Variationsbreite der Ausgangsstellungen ist groß.

- Es kann die motorische Entwicklung des Menschen in einzelnen Schritten nachgeholt werden.

- Bei der Behandlung von Kindern wird der Behandlungsaufbau an das Entwicklungsniveau des Kindes angepaßt.

- Bei Erwachsenen können auch höhere motorische Aktivitäten mit Basisaktivitäten kombiniert werden.

- In jedem Fall müssen die ausgewählten Mattenaktivitäten dem Vermögen bzw. Entwicklungsstadium des Patienten angepaßt sein.

Basisprinzipien

Die **Basisprinzipien** des PNF werden auch auf der Matte angewandt.

Approximation	fördert Stabilität
Traktion und Stretch	fördern die Möglichkeit zu bewegen
Widerstand	wirkt als starke Fazilitation Er steigert den Lernprozeß Er fördert die Irradiation von stärkeren zu schwächeren Muskelkomponenenten

Alle PNF-Techniken lassen sich auf der Matte anwenden.

Der Therapeut sollte auf gute eigene Körperposition achten.

Anmerkung:
Aufgrund der Vielzahl der Möglichkeiten werden nachfolgend nur einige grundlegende Möglichkeiten dargestellt.

Rollen von der Rückenlage auf die Seite

Skapula und Pelvis

Technik
- Stretchreflex
- Combination of isotonics

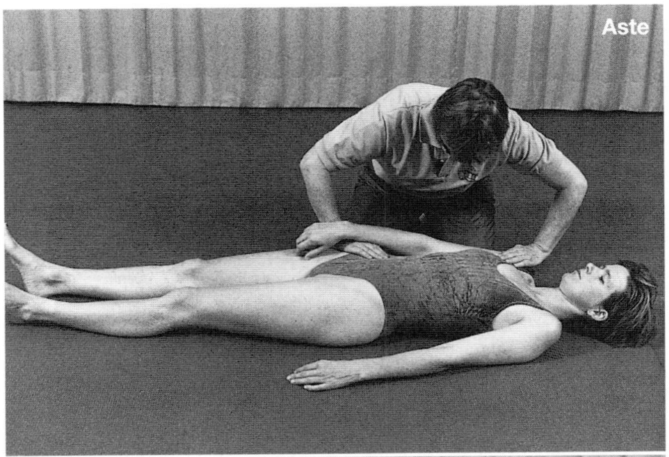

Skapula anteriore Depression
Pelvis anteriore Elevation

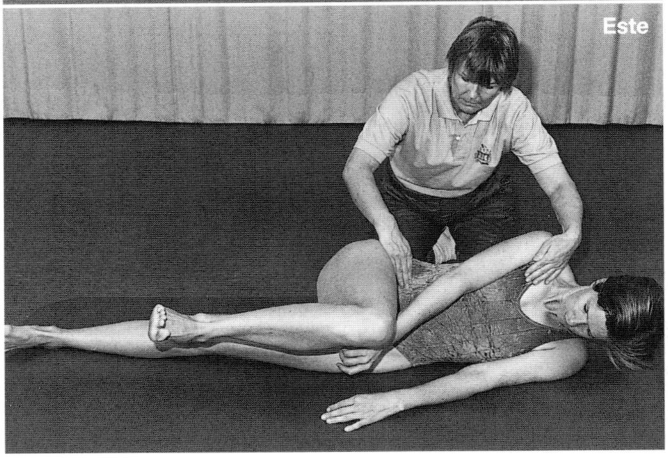

Anmerkung:
Die Bewegungen von Arm und Bein sollten vom Pat. als freie aktive Bewegung durchgeführt werden.

Rollen von der Rückenlage auf die Seite

Ipsilaterale bzw. ipsilateral reziproke Muster von Arm und Bein derselben Seite

Erste Diagonale (D1) des Armes

Flexion

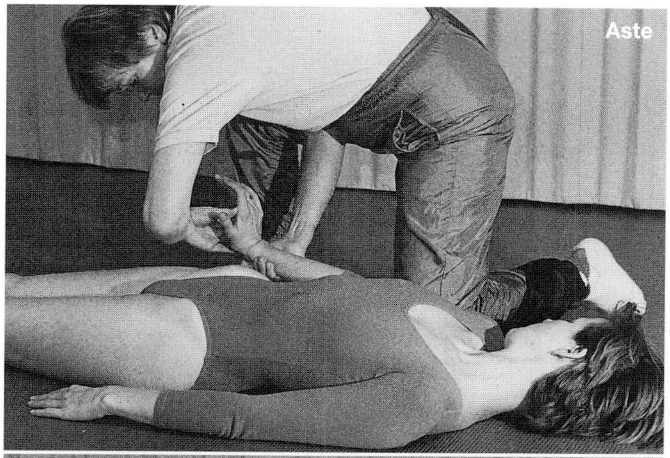

Führendes Muster
Flex. Add. AR
des Armes

Freie aktive Bewegung:
Flex. Add. AR
des Beines
symmetrische Muster

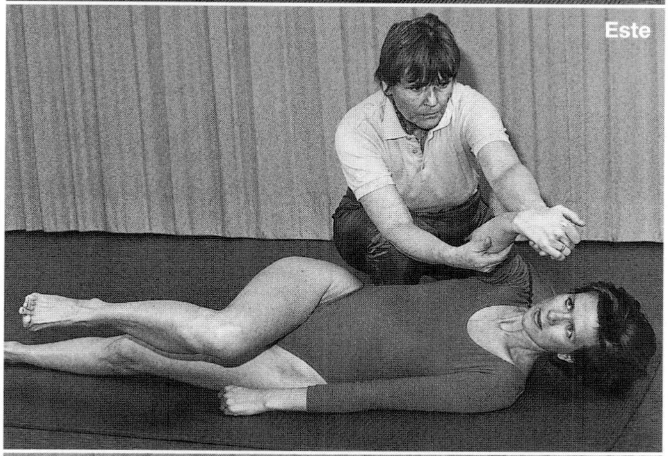

Zweite Diagonale (D2) des Armes

Extension

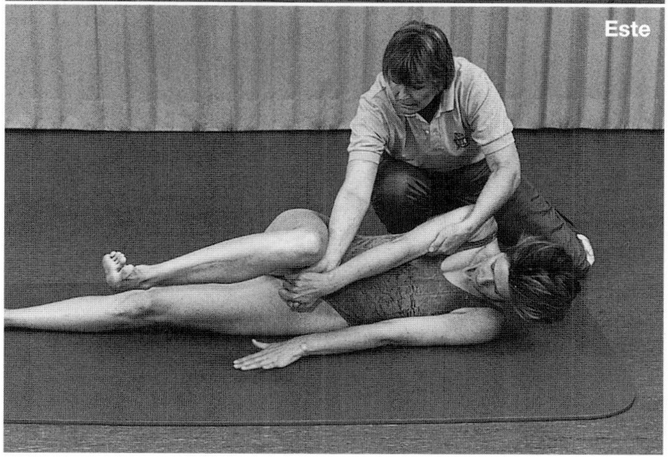

Führendes Muster
Ext. Add. IR
des Armes

Freie aktive Bewegung:
Flex. Add. AR
des Beines
asymmetrische Muster

Anmerkung:
Darauf achten, daß der Kopf mit angehoben wird.
Ggf. plaziert der Ther. eine Hand am Kinn des Pat.
Vorsicht: nicht zu viel Widerstand.
Das Bein wird vom Patienten frei bewegt.

Rollen von der Rückenlage in die Seitenlage

Obere Rumpfmuster

Umkehrbewegung des Lifting

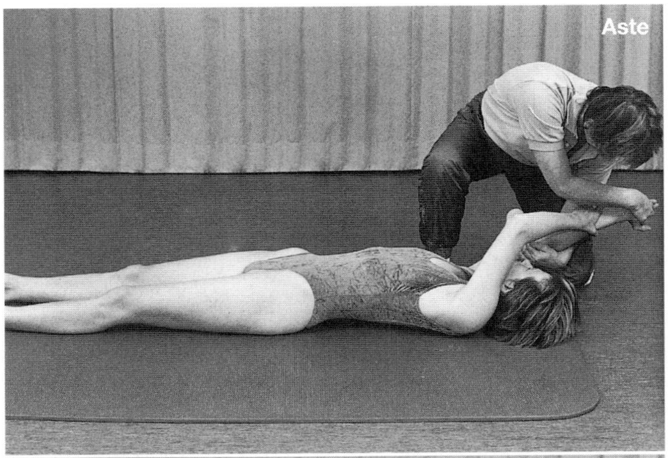

Rechts: Ext. Add. IR
Links: Ext. Abd. IR

Freie aktive Bewegung:
Flex. Add. AR
des Beines

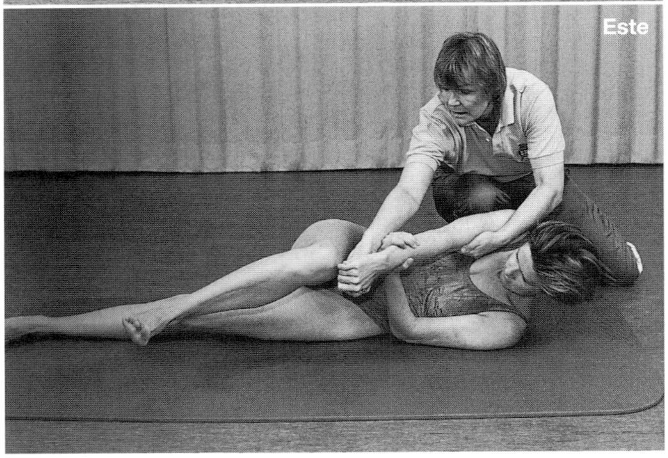

Umkehrbewegung des Chopping

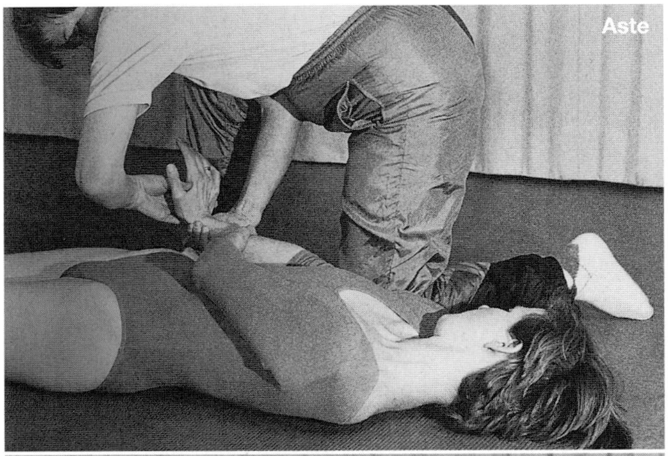

Rechts: Flex. Add. AR
Links: Flex. Abd. AR

Freie aktive Bewegung:
Flex. Add. AR
des Beines

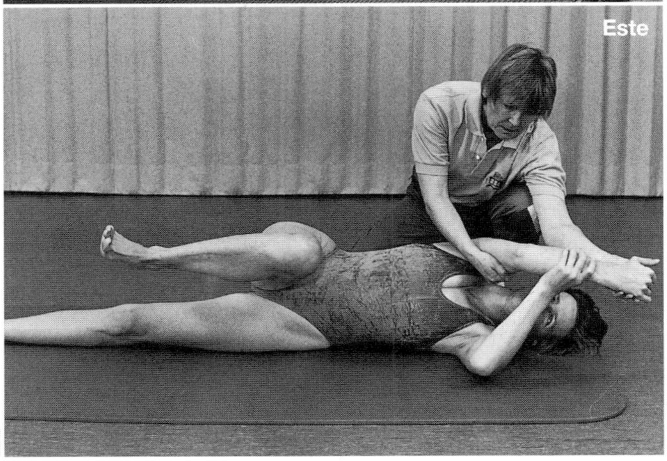

Anmerkung:
Die Bewegung des Beines erfolgt als freie aktive Bewegung.
Am Ende der Bewegung kann Approximation die Rollbewegung fazilitieren.
Kopf muß in Flexion und Rotation bewegen.

Rollen von der Rückenlage auf die Seite

Ipsilaterale bzw. kontralaterale Muster von Arm und Bein

Erste Diagonale (D1) des Beines

Flexion

Technik
- Initialer Stretchreflex
- Repeated Stretchreflex

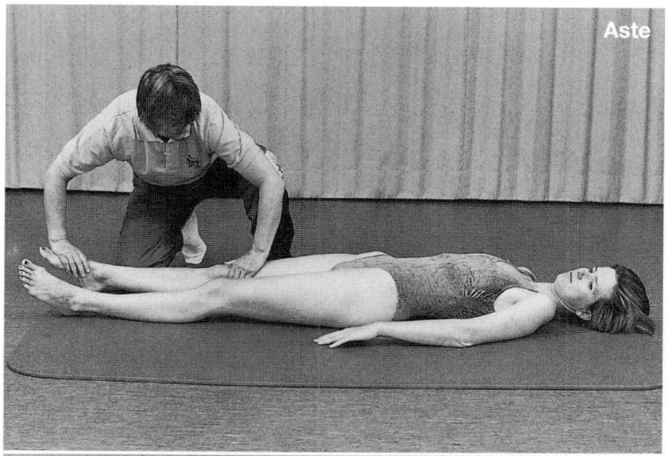

Beinmuster:
Flex. Add. AR mit Knieflex

Freie aktive Bewegung:
Flex. Add. AR
des Armes
symmetrische Muster

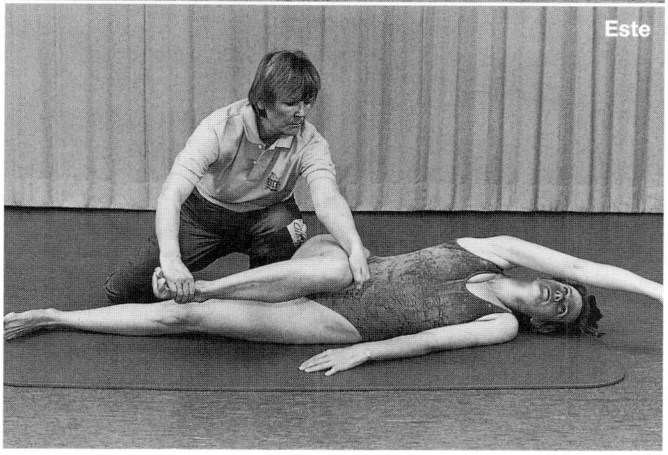

Kontralaterale Muster

Zweite Diagonale (D2) des Beines

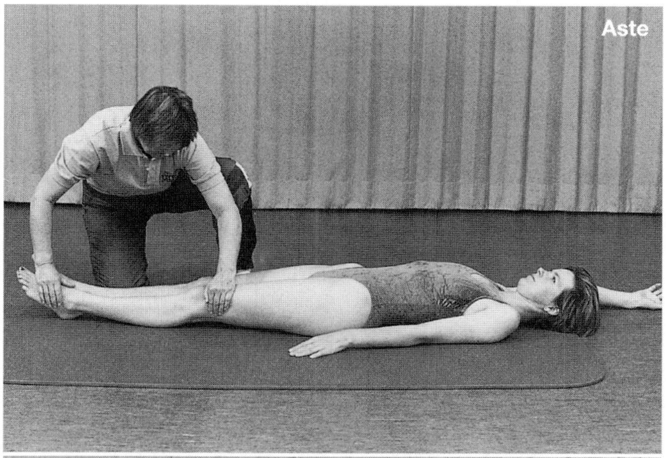

Beinmuster: Flex. Abd. IR mit Knieflex.

Freie aktive Bewegung:
Ext. Add. IR
des Armes

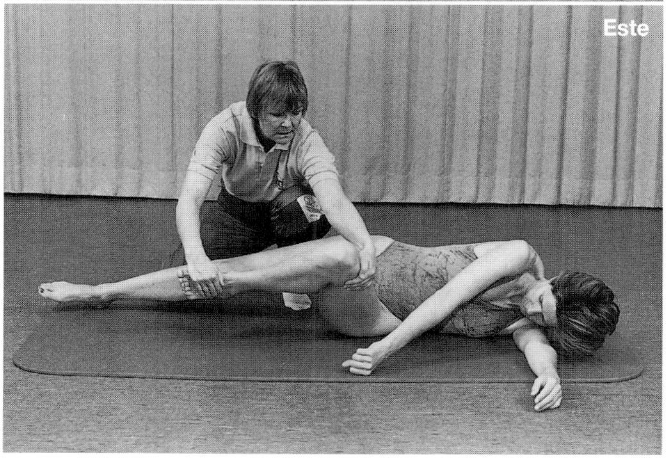

Anmerkung:
Mögliche Armmuster:
Flex.. Add. AR
bzw. Ext. Add. IR
Sie erfolgen als freie aktive Bewegungen.

Es kann auch mit bilateral asymmetrischen Beinmustern das Rollen fazilitiert werden

Rollen von der Seitenlage in die Rückenlage Skapula und Pelvis

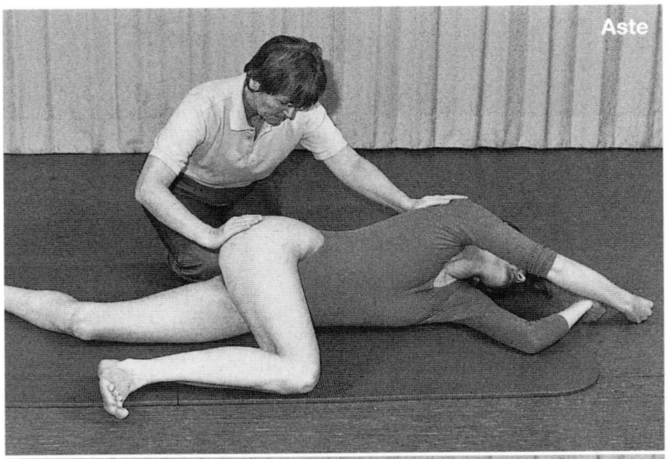

Skapula post. Depression
Pelvis post. Depression

Symmetrische Muster

Techniken
- Initialer Stretchreflex
- Restretch bzw. Combination of isotonics
- Dynamische Umkehr

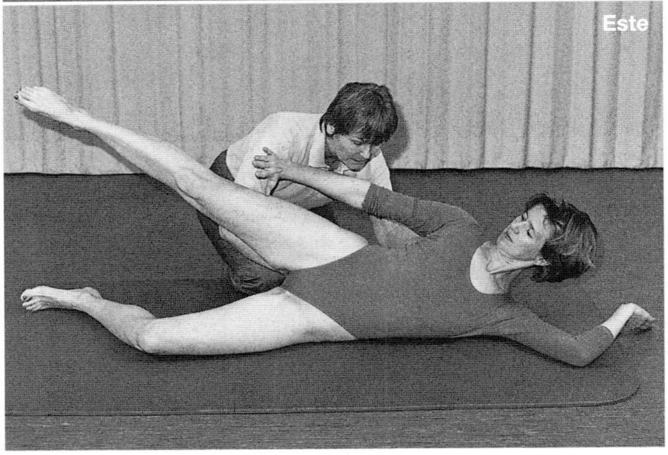

Anmerkung:
Der Widerstand an Schulter und Becken muß deutlich sein, da der Pat.mit der Schwerkraft arbeitet.
Arm und Bein bewegen frei.
Augen blicken in die Bewegungsrichtung.

Rollen von der Seiten- in die Rückenlage Ipsilaterale Muster von Arm und Bein

Erste Diagonale des Armes (D1)

Extension

Technik:
- Initialer Stretchreflex
- Combination of isotonics
- Dynamische Umkehr

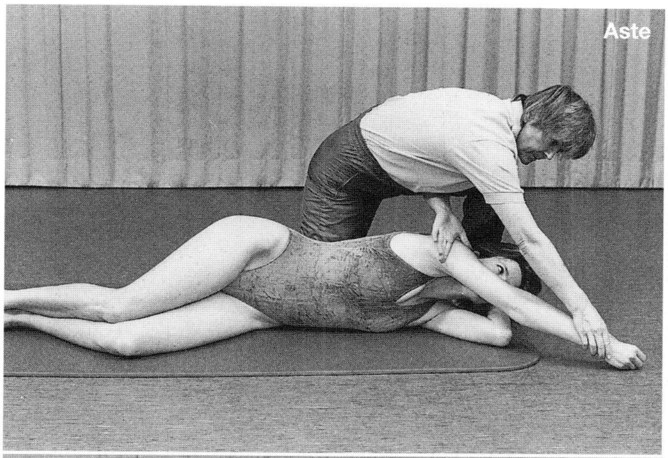

Führendes Muster
Ext. Abd. IR
des Armes

Freie aktive Bewegung:
Ext. Abd. IR
des Beines

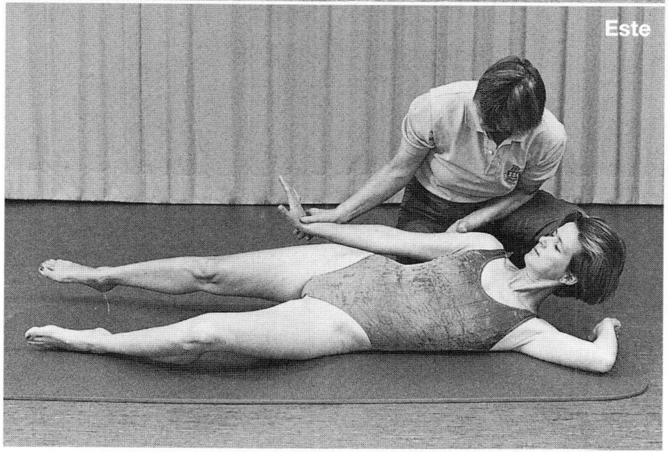

Erste Diagonale des Beines (D1)

Flexion

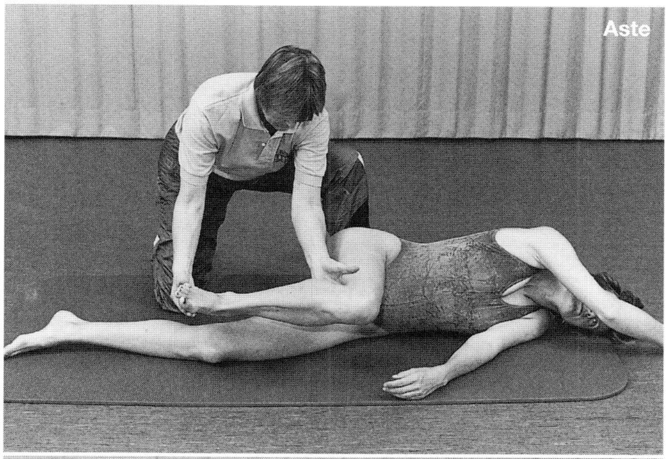

Führendes Muster:
Ext. Abd. IR
des Beines

Freie aktive Bewegung:
Ext. Abd. IR
des Armes

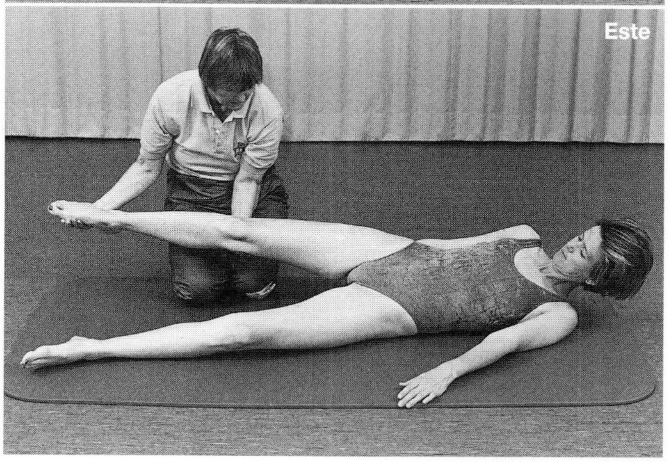

Anmerkung:
Ggf. kann eine Hand des Pat. zum besseren Leiten und Führen am Hinterkopf angesetzt werden.

Drehen von der Rückenlage auf die Seite mit Hüftextension

Erste Diagonale (D1) des Beines

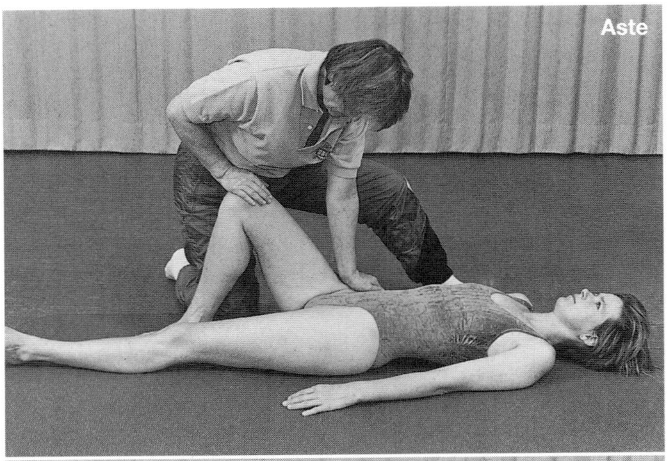

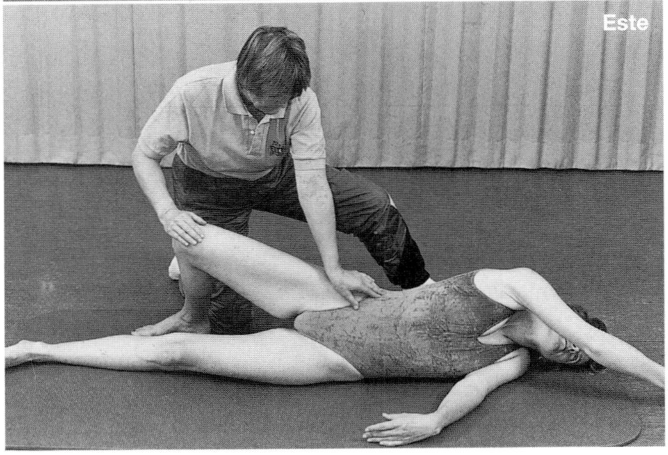

Muster: Ext. Abd. IR
bei aufgestelltem Fuß

Flex. Add. AR des Armes
als freie aktive Bewegung

Ther. gibt Kontakt am Becken
Vordehnung für Depression
Ggf. stabilisiert er durch
Approximation am Unterschenkel.

Anmerkung:
Der Pat. wird aufgefordert, sich kräftig von der Fußsohle aus abzustoßen und sich in der Hüfte zu strecken. Dieses Muster ist z.B. günstig bei Hemiplegie. Die Arme können die Umkehrbewegung des Chopping ausführen.

Üben der Stadien der motorischen Kontrolle in Seitenlage

Stabilität

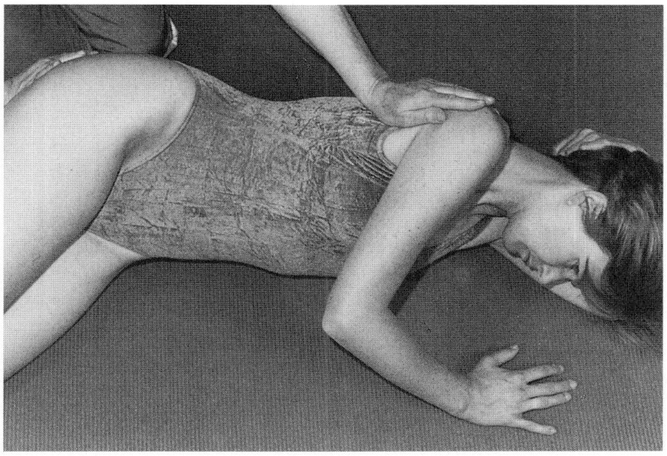

Muster
Skapula post. Depression
Pelvis post. Depr.

Skapula ant. Elev.
Pelvis ant. Elev.

Technik
- Stabilisierende Umkehr
- Rhythmische Stabilisation

Kontrollierte Mobilität

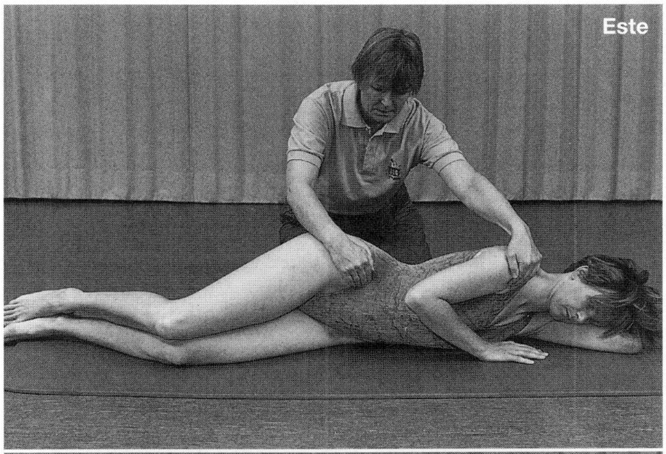

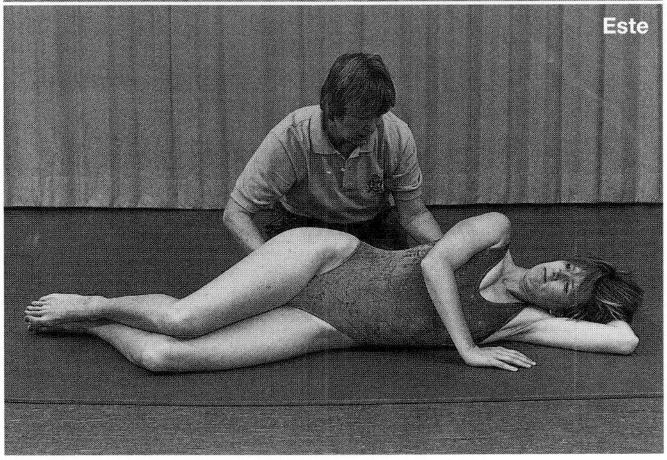

Muster
Skapula ant. Elev.
Pelvis ant. Elev.

Skapula post. Depression
Pelvis post. Depr.

Es erfolgt Rotation um die Längsachse des Körpers.

Technik
- Dynamische Umkehr
- Combination of isotonics

Anmerkung:
Mobilität bedeutet, daß der Pat. die Ausgangsstellung überhaupt erreichen kann. Stabilität und kontrollierte Mobilität bedeuten, daß der Pat. die Stellung halten bzw. an jedem Punkt der Bewegung anhalten oder umkehren kann.

Stadien der motorischen Kontrolle in Seitenlage

Statisch-dynamische Kontrolle

Oberes Segment über Skapula

Technik
- Dynamische Umkehr
- Combination of isotonics

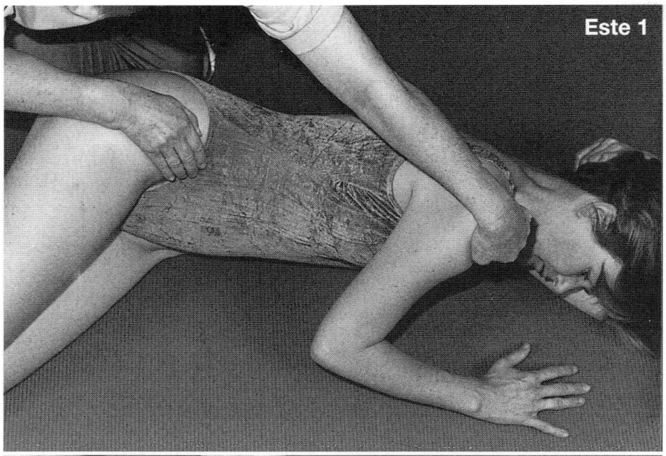

Pelvis wird stabilisiert.
Oberkörper soll nach vorne oder zurückdrehen über das Muster:
Skapula ant. Elev. post Depr.

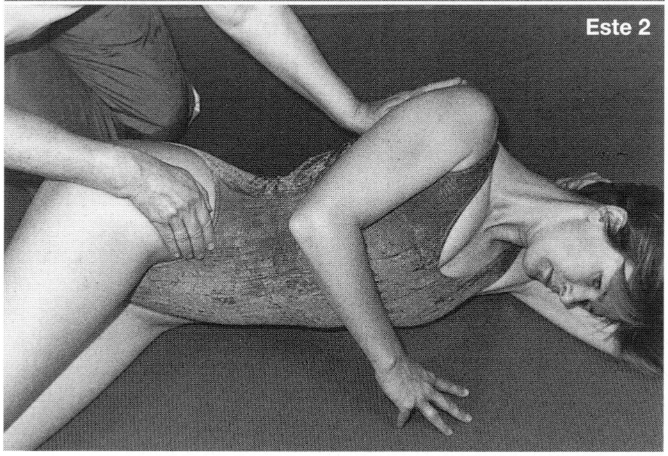

Unteres Segment über Pelvis

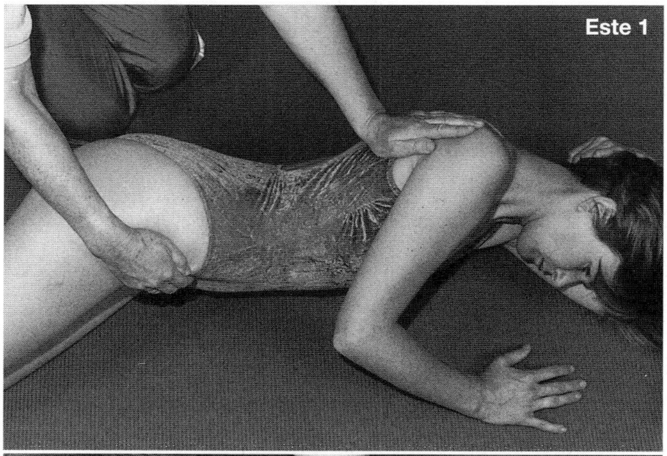

Skapula wird stabilisiert.
Becken soll vor- und zurückdrehen über das Muster:
Pelvis ant. Elev. post. Depr.

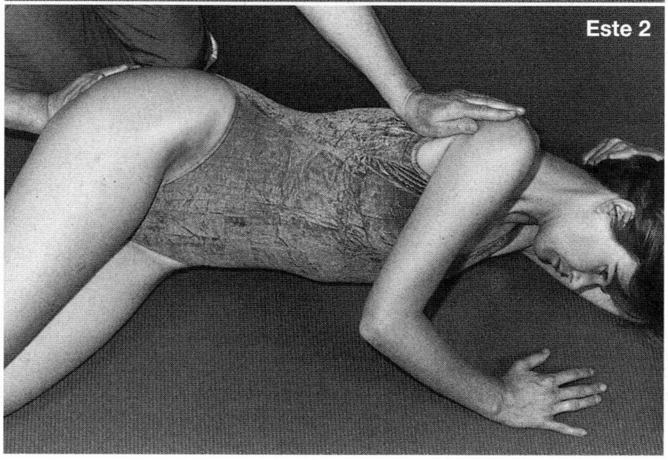

Anmerkung:
Wichtig ist, daß der Pat. ein Segment stabil halten kann, während das andere bewegt.

Stadien der motorischen Kontrolle in Seitenlage

Geschicklichkeit

Ipsilateral
reziproke Muster

Über Becken und Skapula

Technik
- Dynamische Umkehr

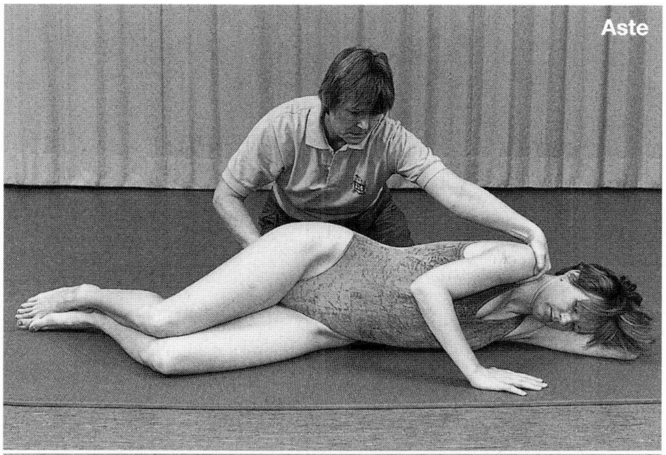

Skapula ant. Elev. post.
Depr.
Pelvis post. Depr. ant. Elev.

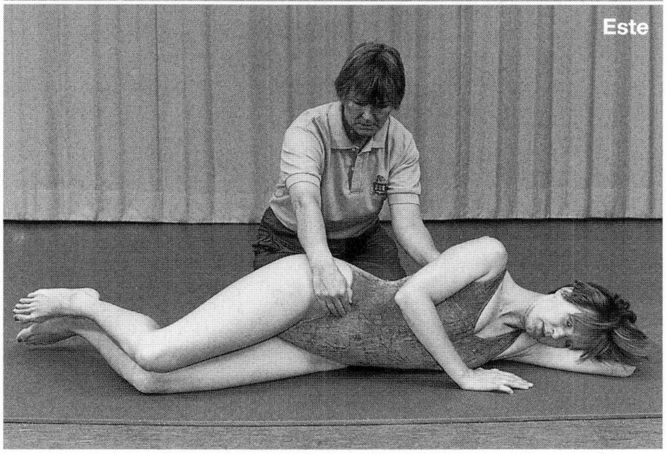

Über reziproke Arm- und Beinmuster

Symmetrische Muster

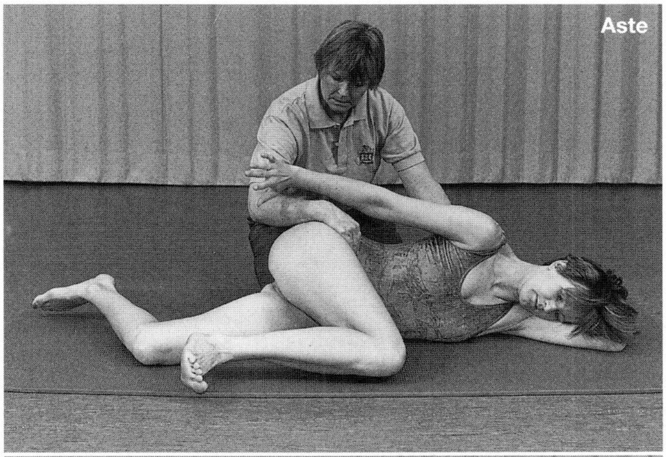

Armmuster: Flex. Add. AR
Ext. Abd. IR

Beinmuster: Ext. Abd. IR
Flex. Add. AR mit Knieflex.

Ther. gibt Widerstand an:
Skapula und Pelvis
Ant. Elevation – post.
Depression

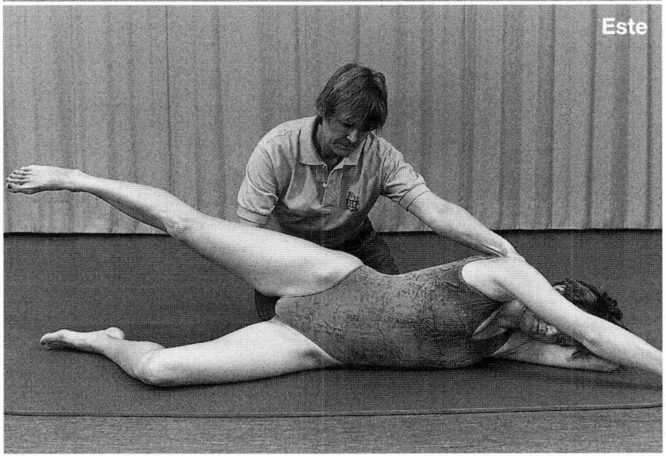

Anmerkung:
Der Pat. muß den Rumpf gut stabilisieren können, um Arm und Bein frei bewegen zu können.
Diese Variante ist gangtypisch.

Rollen von der Seitenlage auf den Bauch

Ipsilaterale Muster

Beinmuster

Extension

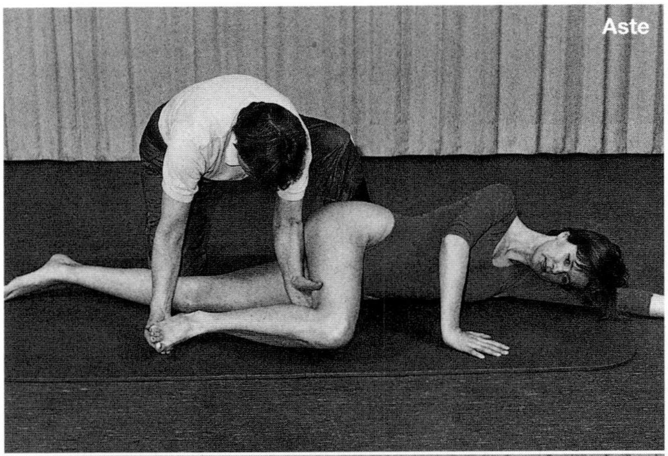

Führendes Muster
Ext. Abd. IR
des rechten Beines

Freie aktive Bewegung
Flex. Add. AR.
des rechten Armes

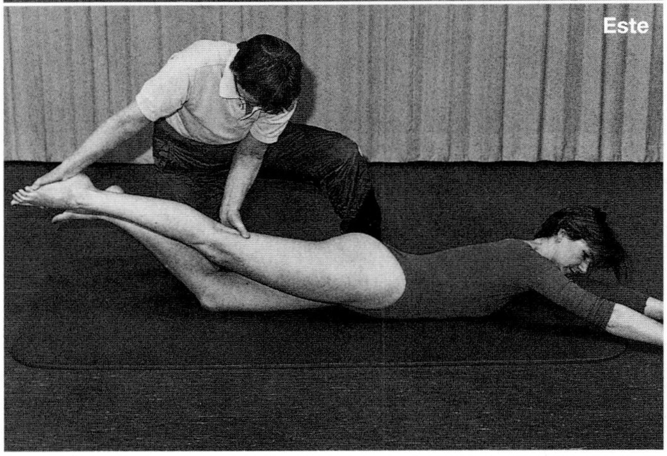

Anmerkung:
Der Pat. wird aufgefordert, sich kräftig gegen den Widerstand des Therapeuten abzustoßen und auf den Bauch zu drehen.
Linker Arm und linkes Bein passen sich der Bewegung an.
Auch möglich:
Pelvis ant. Depr.
Beinmuster ist dann:
Ext. Add. AR.

Aus der Bauchlage zum Unterarmstütz

Bilateral symmetrische Extensionsmuster der Arme mit Ellbogenflexion

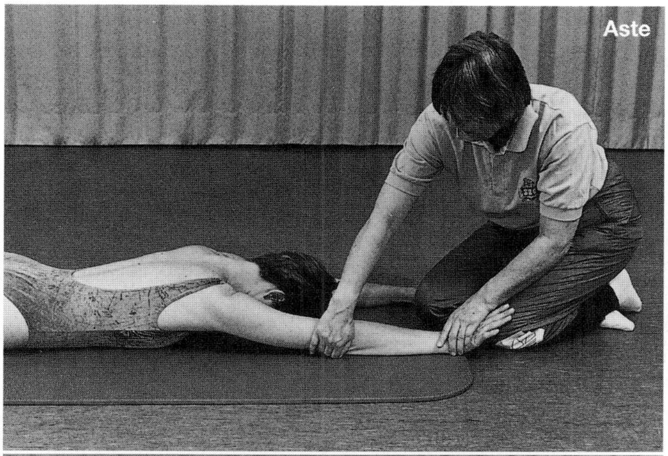

Ext. Abd. IR mit Ellbogenfl. bilateral symmetrisch

Zunächst Ellbogen unter die Schulter ziehen.

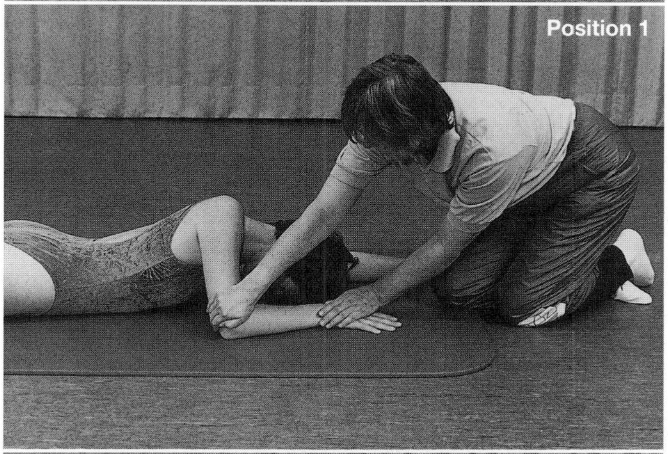

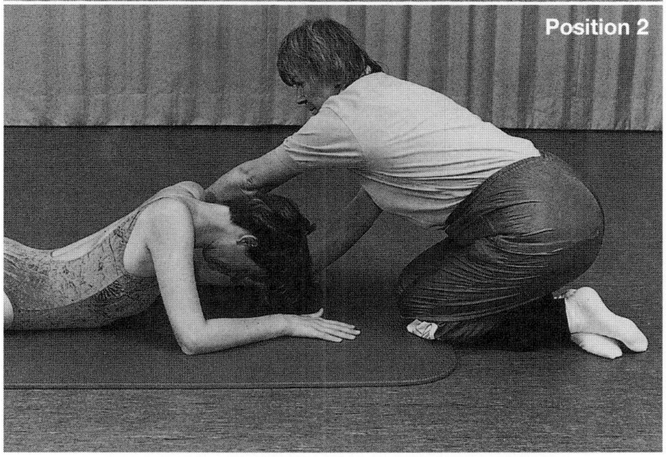

Ther. gibt Kontakt an den Skapulae.
Kopf muß in Extension zur Verbesserung der Stützreaktion (STNR)

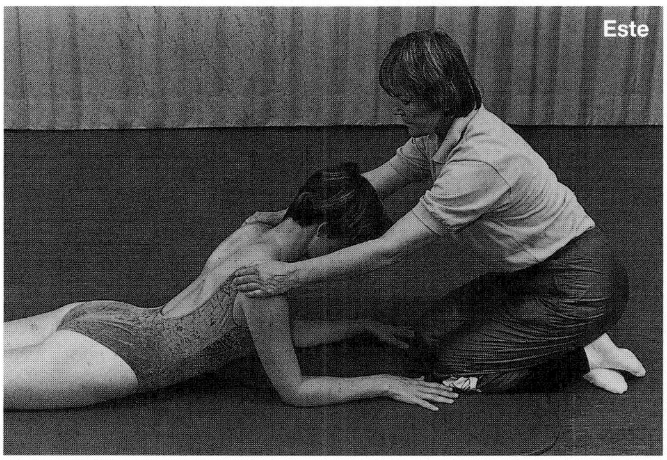

Anmerkung:
Unterarmstütz ist bes. gut geeignet, um Stabilität von Kopf, Nacken und Schultern zu fördern.

Unterarmstütz Stadien der motorischen Kontrolle

Stabilität

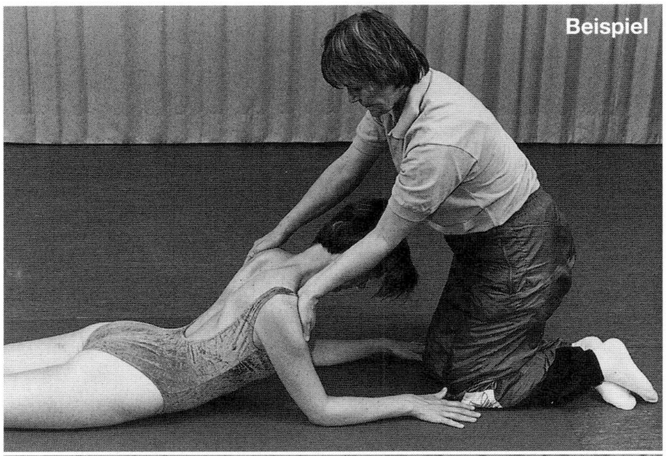

Ther. gibt Widerstand an Skapula.

Skapula: ant. Elev. bzw. post. Depr.

Technik
- Stabilisierende Umkehr

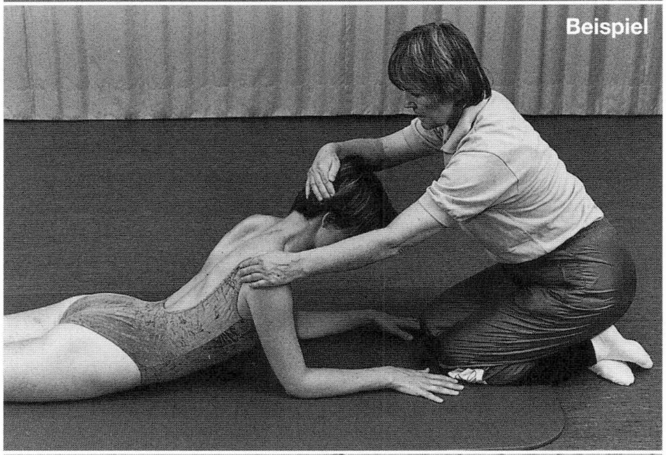

Ther. gibt Widerstand an Skapula und Kopf.

Kontrollierte Mobilität

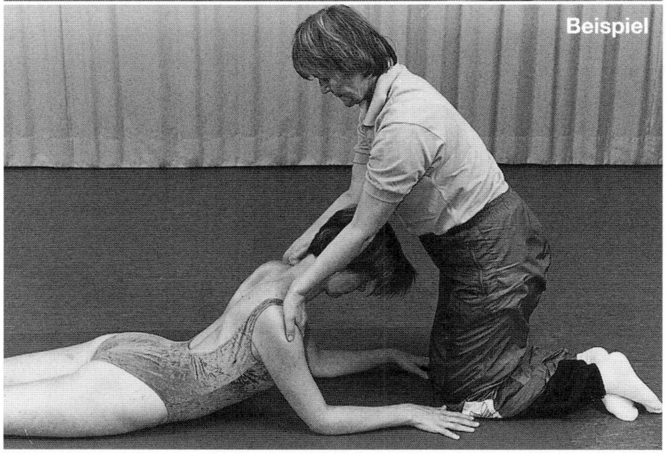

Gewichtsverlagerung von re. n. li. und umgekehrt bzw. vor und zurück.

Technik
- Dynamische Umkehr
- Combination of isotonics

Unterarmstütz

Stadien der motorischen Kontrolle

Statisch dynamische Kontrolle

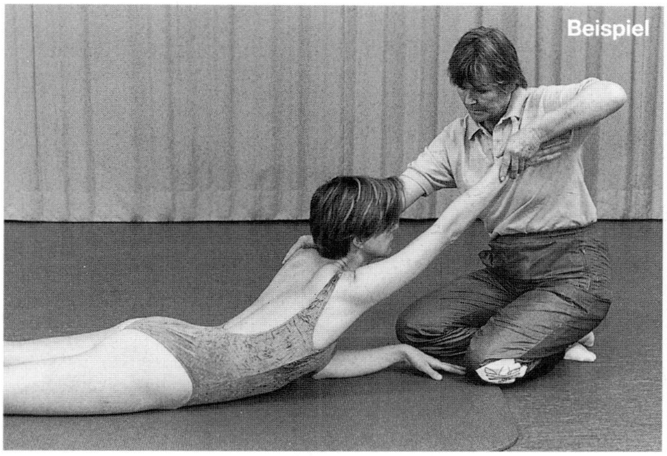

Beispiel:
Pat. verlagert Gewicht auf einen Arm.
Mit dem anderen Arm erfolgt eine freie aktive Bewegung oder gegen Widerstand z.B ulnarer Stoß.

Anmerkung:
Ther. gibt Approximation am Stützarm zur Verbesserung der Stabilität.
Kopf bleibt erhoben wegen positiver Stützreaktion.

Aus der Bauchlage zum Vierfüßlerstand

Bilateral symmetrische Muster von Armen und Beinen

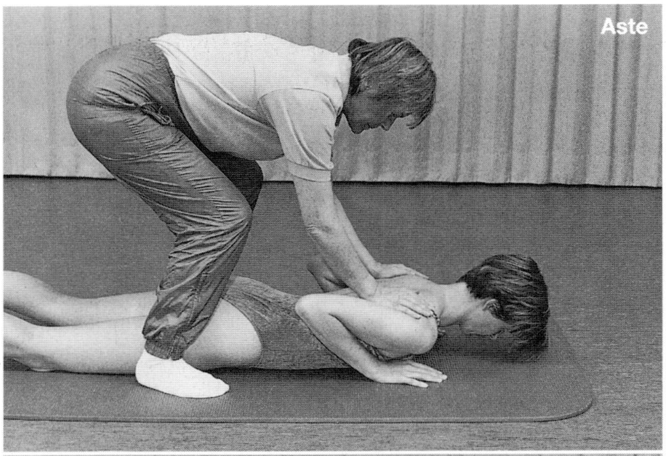

Beide Hände unter die Schulter ziehen.
Ther. gibt Widerstand an beiden Scapulae.
Kopf anheben – hochstützen

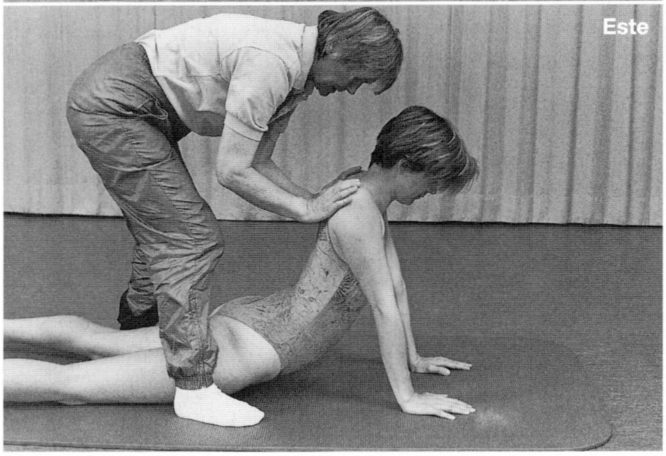

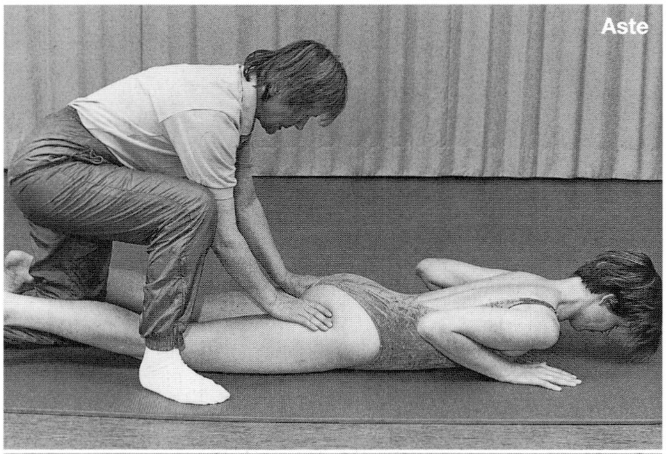

Widerstand geben an den Tubera ossis ischii.

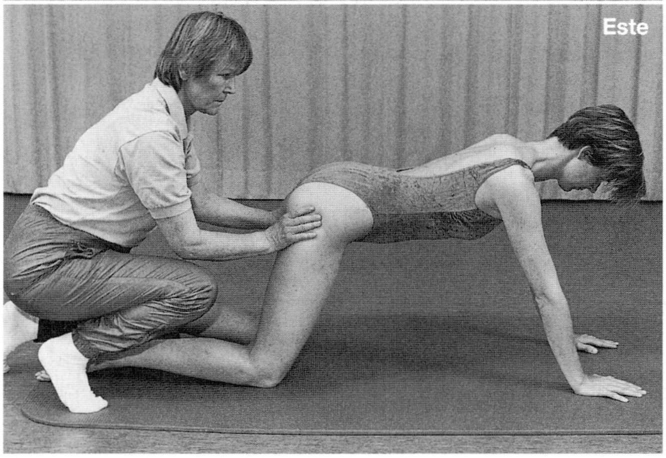

Hochkommen auf die Knie

Anmerkung:
Ausnutzen des symmetrisch tonischen Nackenreflexes (STNR) durch Anheben und Hochhalten des Kopfes. Dadurch wird ein Extensionsimpuls auf die Arme erreicht.

Stadien der motorischen Kontrolle im Vierfüßlerstand

Stabilität

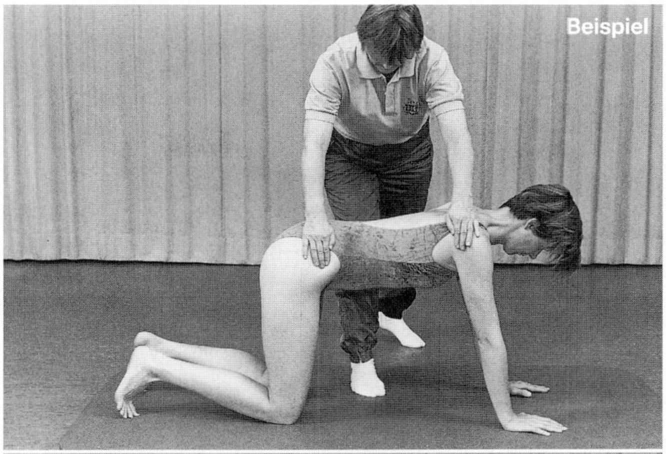

Widerstand an Skapula und Becken

Technik
- Stabilisierende Umkehr

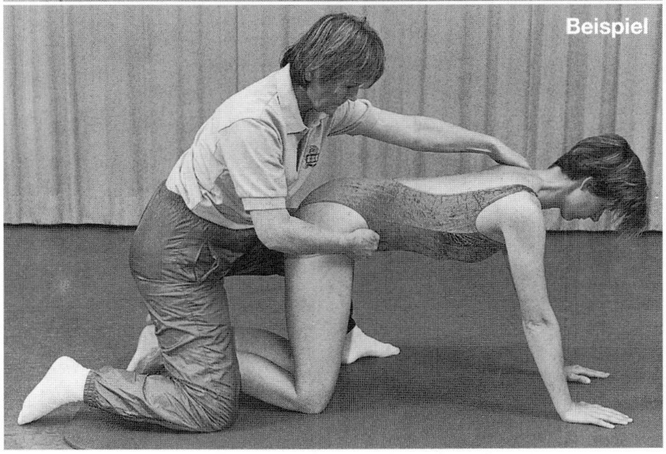

Kontrollierte Mobilität

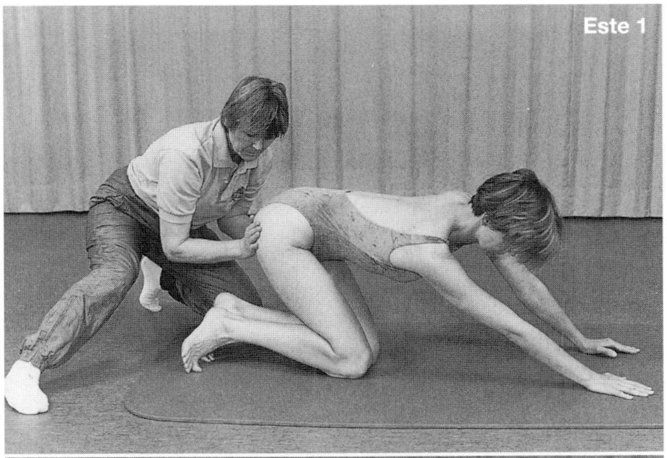

Vorwärts- und Rückwärtsschaukeln

Technik
- Dynamische Umkehr
- Combination of isotonics

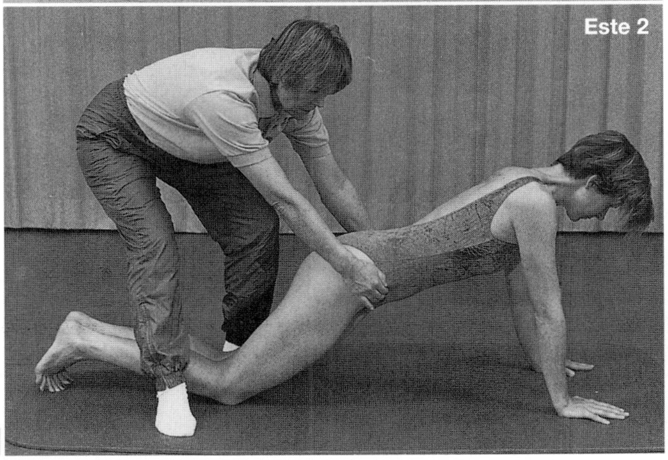

Anmerkung:
Die Gewichtsverlagerung kann auch von rechts nach links und umgekehrt erfolgen.

Stadien der motorischen Kontrolle im Vierfüßlerstand

Geschicklichkeit (Skill)

Kontralateral reziproke Arm- und Beinbewegungen

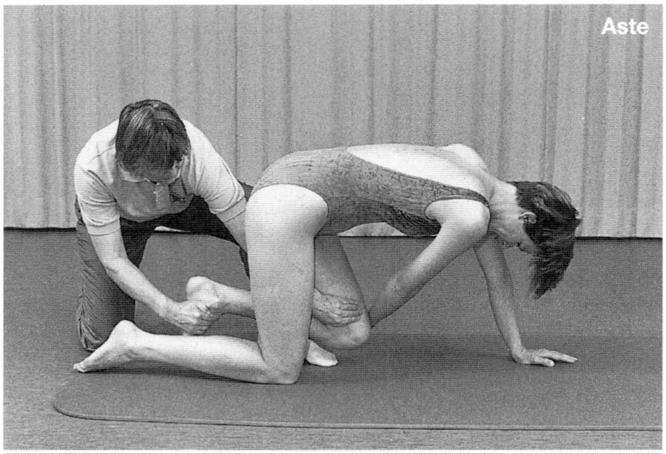

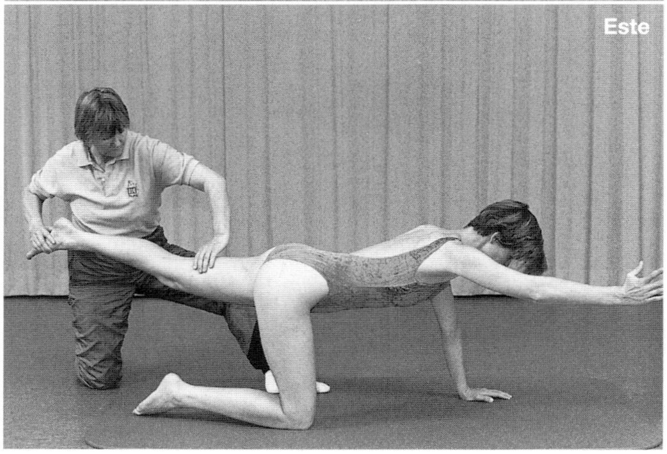

Armmuster:
Flex. Abd. AR
Ext. Add. IR

Beinmuster:
Flex. Add. AR mit Kniebeugung
Ext. Abd. IR mit Kniestreckung

Anmerkung:
Aus dem Vierfüßlerstand erfolgt auch Kriechen gegen Widerstand an Skapula und/oder Becken.

Aus dem Vierfüßlerstand zum Fersensitz

Mit bilateralen Armmustern

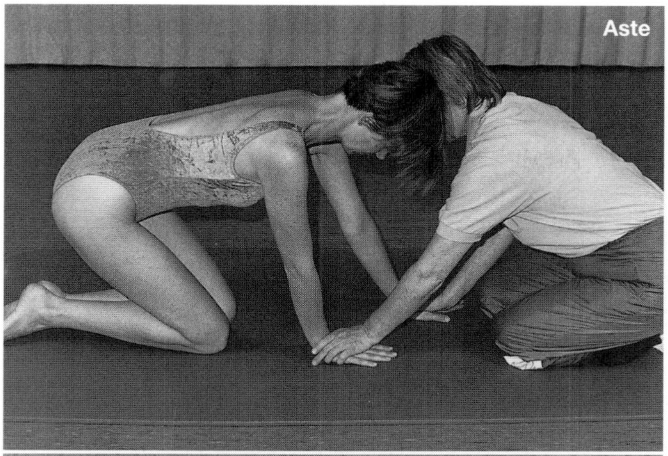

Der Pat. bewegt sich „schrittweise" mit den Armen zurück, bis das Gesäß die Fersen erreicht.

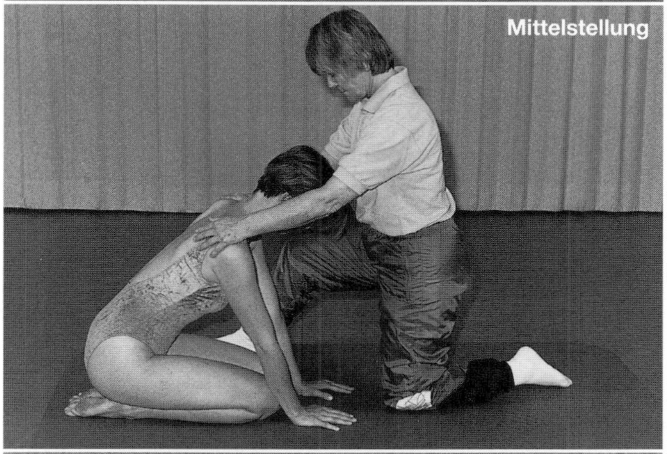

Ther. gibt Widerstand an den Scapulae.
Pat. löst die Hände vom Boden.

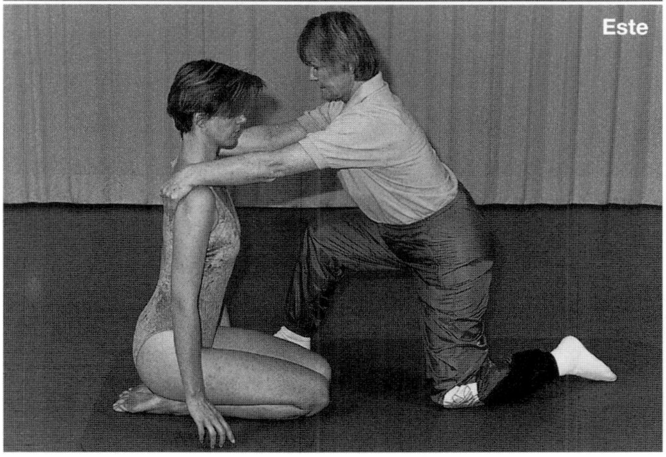

Pat. richtet sich auf mit angepaßtem Widerstand.

Anmerkung:
Jede neue Ausgangsstellung wird sofort stabilisiert und dann mit kontrollierter Mobilität geübt.

Fersensitz

Stabilität

über Skapula und Becken

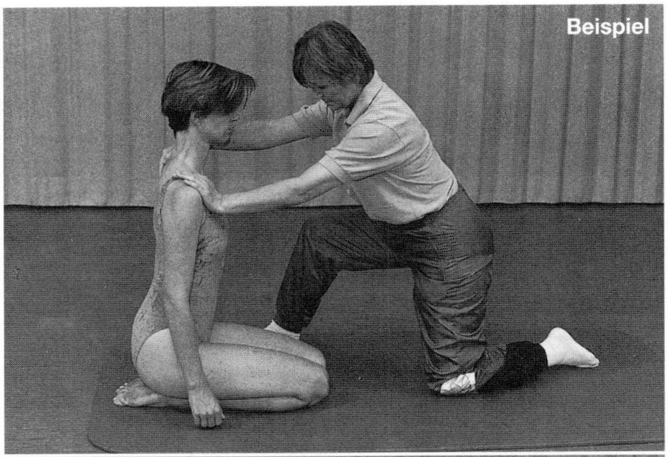

Bilateral reziprok
symmetrisch
Skapula ant. Elev. re.
post. Depr. li.

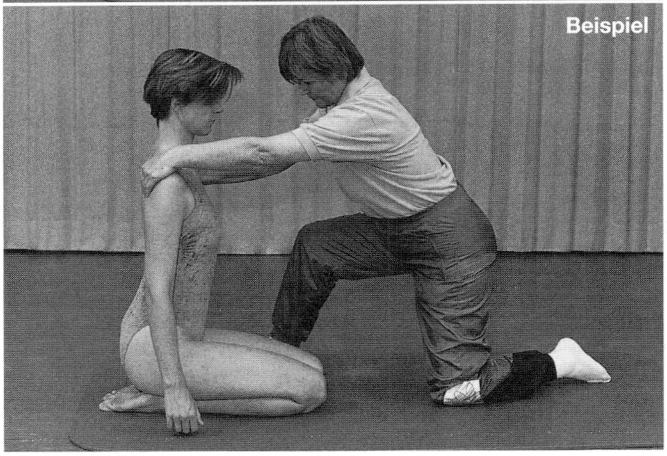

Bilateral reziprok
symmetrisch
Skapula post. Depr. re.
ant. Elev. li.

Kontrollierte Mobilität

Vor- und Rückverlagern

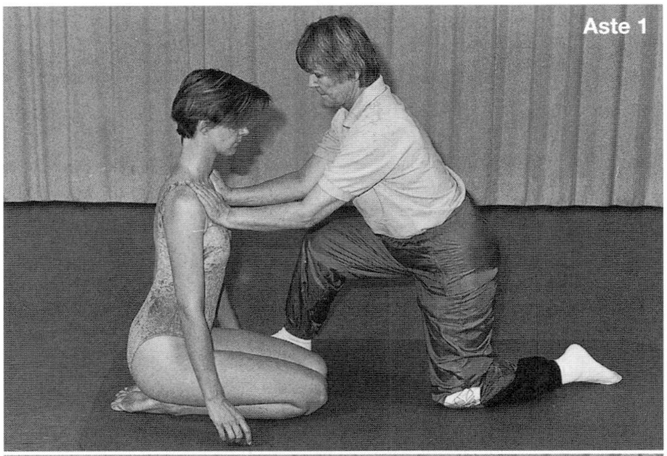

Bilateral symmetrisch
Skapula ant Elev.

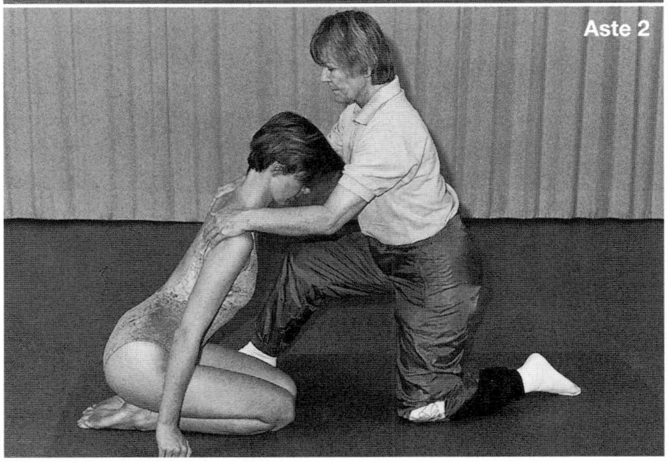

Bilateral symmetrisch
Skalula post. Depr.

Vom Fersensitz zum Kniestand

über Pelvis oder Skapula

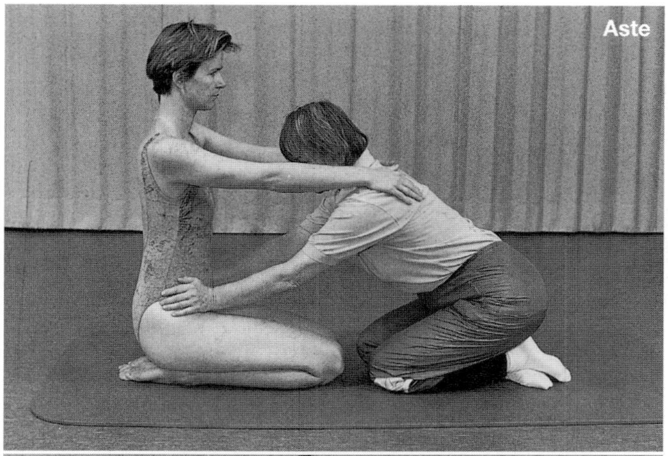

Widerstand erfolgt am Becken

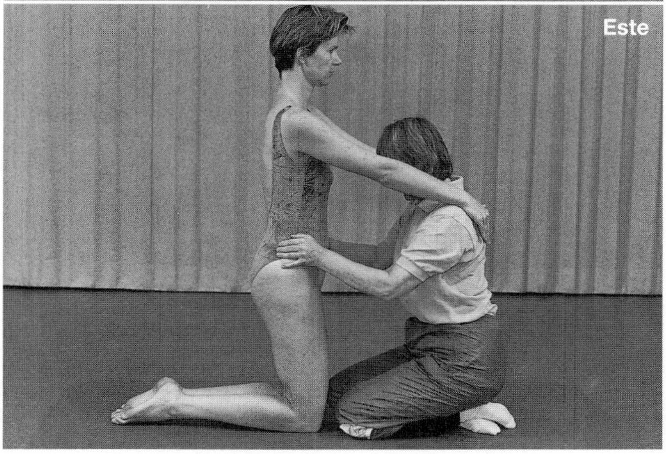

Approximation

Anmerkung:
1. Phase: Oberkörper nach vorne – Gesäß abheben
2. Phase: Oberkörper zurück – Hüfte strecken

Anschließend Stabilisation

über Pelvis
bzw. Skapula und Pelvis
oder Arme

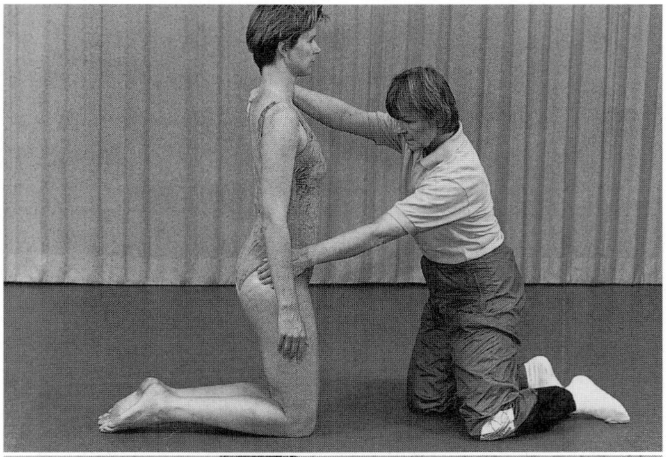

Stabilisation
durch Widerstände an Becken und Schultern

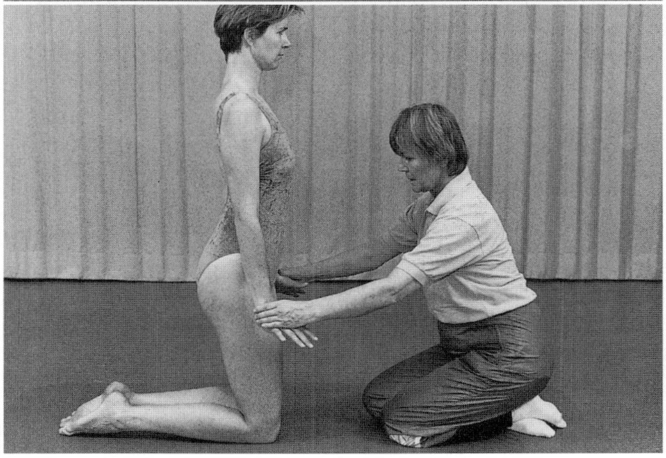

Erschwernis durch
Widerstand an den Armen

Anmerkung:
Im Kniestand können gut Rumpf und Hüftgelenke geübt werden.
Sofort nach Erreichen des Kniestandes gibt man Approximation zur Fazilitation der Stabilität.

Vom Fersensitz zum Kniestand

Über Chopping und Lifting

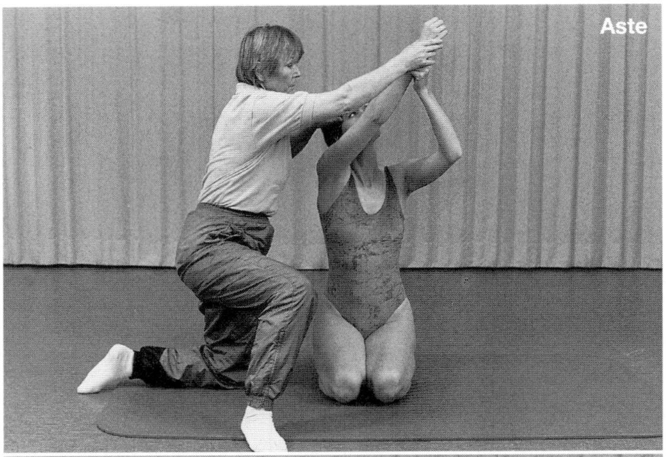

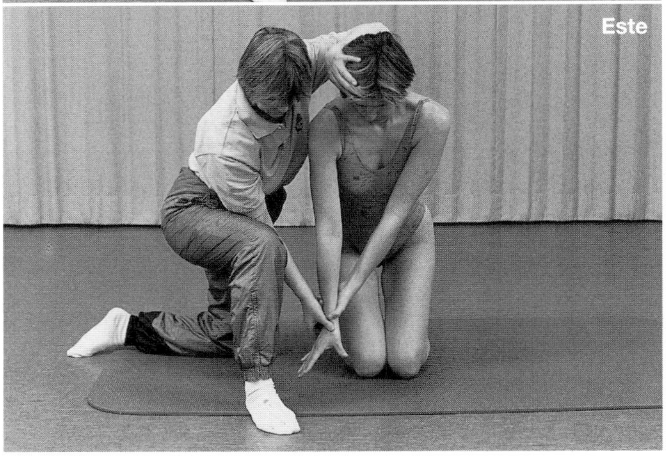

Phase 1:
Lösen des Gesäßes von den Fersen

Chopping nach rechts

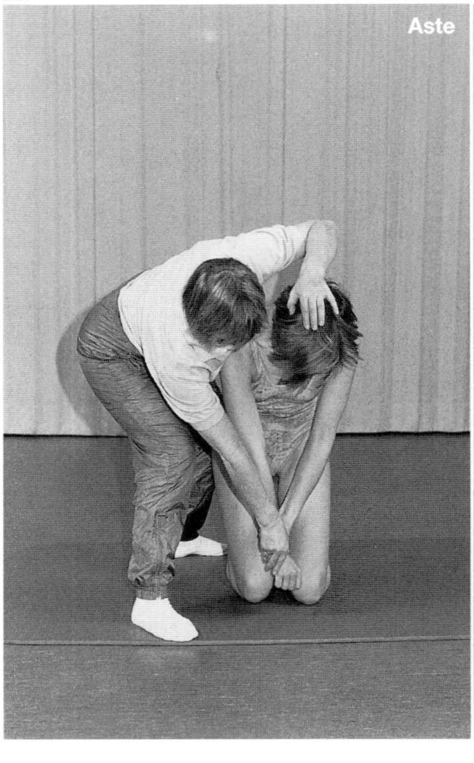

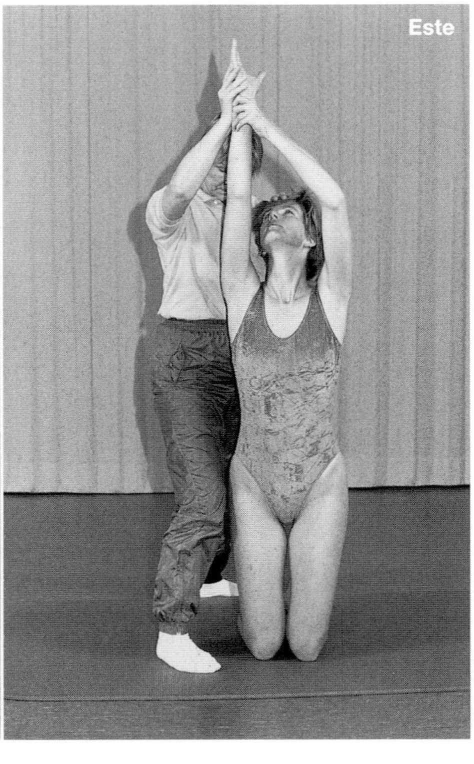

Phase 2:
Lifting zum Strecken und Aufrichten des Rumpfes

Lifting nach rechts

Anmerkung:
Obere Rumpfmuster können benutzt werden, wenn die oberen Extremitäten kräftig sind und ein Overflow auf Rumpf und Beine erreicht werden kann.

Kniestand an der Sprossenwand

Stabilität

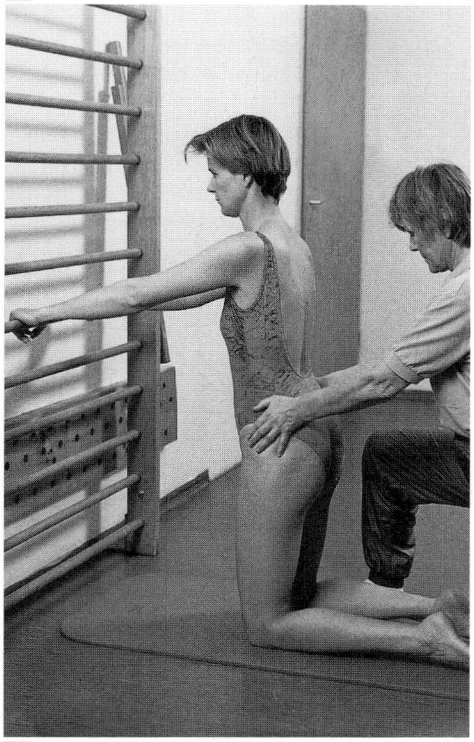

Pat. hält sich an der Sprossenwand.
Ther. kniet hinter dem Pat.

Approximation über Becken

Kontrollierte Mobilität

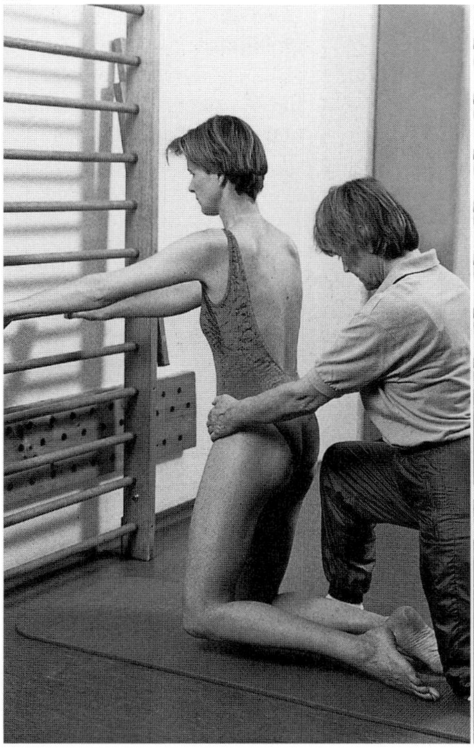

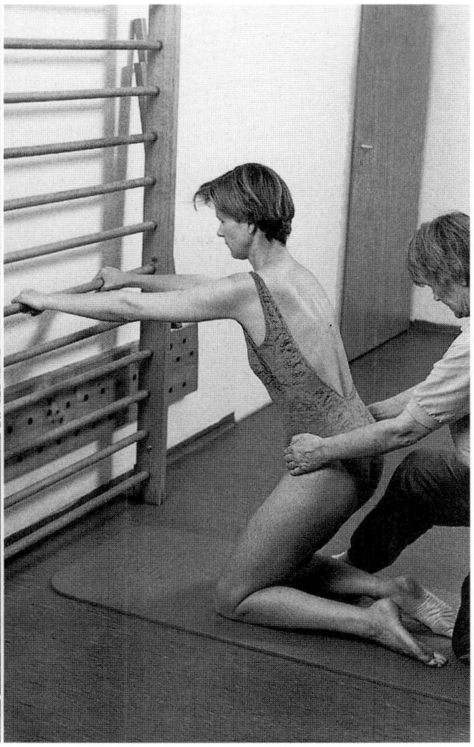

Gewicht verlagern

Technik:
- Combination of isotonics

oder
- Dynamische Umkehr

Anmerkung:
Die kontrollierte Mobilität im Kniestand ist die wichtigste Voraussetzung für das Aufstehen.

Vom Kniestand zum Einbeinkniestand

Voraussetzung ist die Gewichtsverlagerung auf **ein** Bein; d.h. kontrollierte Mobilität im Kniestand.

Über das Muster
Flex. Add. AR des Beines

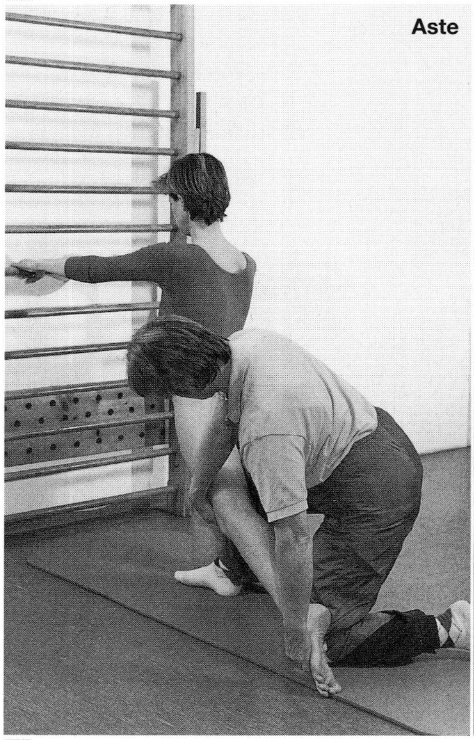

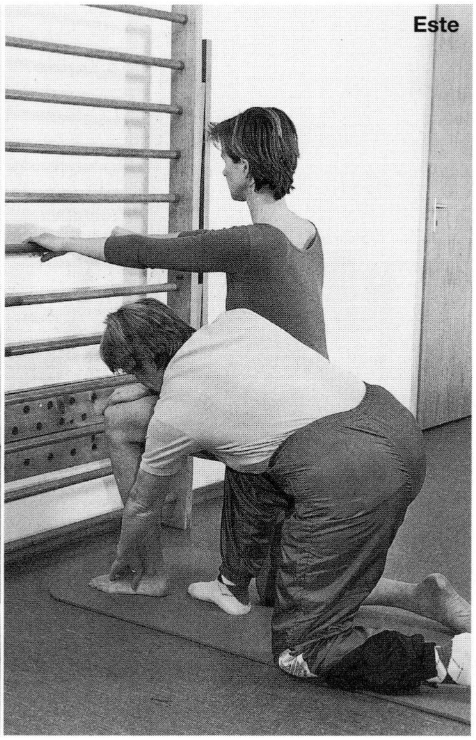

Pat. hält sich an der Sprossenwand.
Ther. kniet hinter dem Pat.

Fazilitation am Becken zum Vorsetzen des Beines oder Beinmuster Flex. Add. AR. Sofort stabilisieren.

Mehrmals wiederholen. Wechseln vom re. zum li. Bein.

Kontrollierte Mobilität

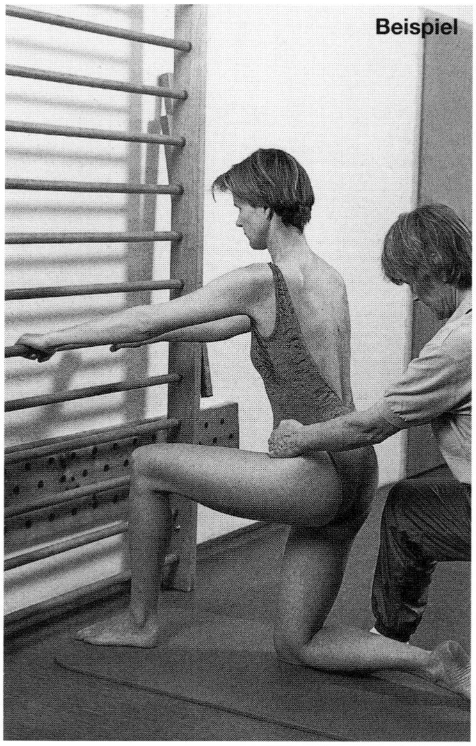

Üben der kontrollierten Mobilität

Becken zu den Fersen ziehen und wieder hochkommen

Technik:
- Combination of isotonics

Anmerkung:
Gewichtsverlagerung nach vorn verstärkt die Dorsalextension im vorgestellten Bein und die Hüftextension im hinteren Bein.

Vom Einbeinkniestand zum Stand

Pat. hält sich an der Sprossenwand.
Ther. ist hinter dem Pat.

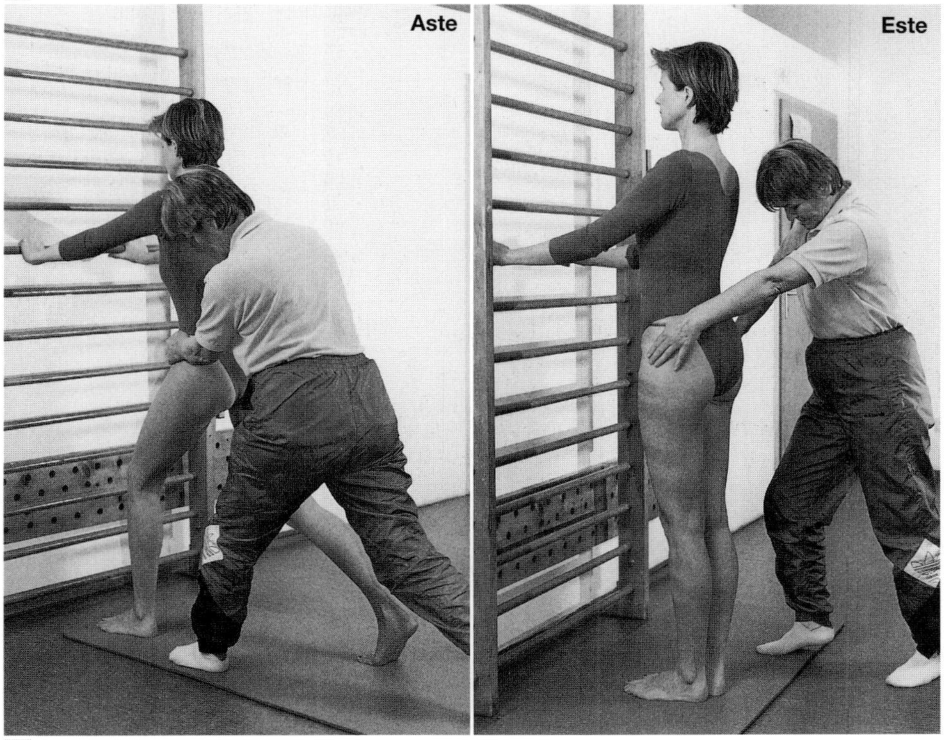

Ther. gibt Kontakt am Becken.

Im Stand sofort approximieren

Kniestand

Stadien der motorischen Kontrolle

Kontrollierte Mobilität über Pelvis

Technik:
- Combination of isotonics
- Dynamische Umkehr

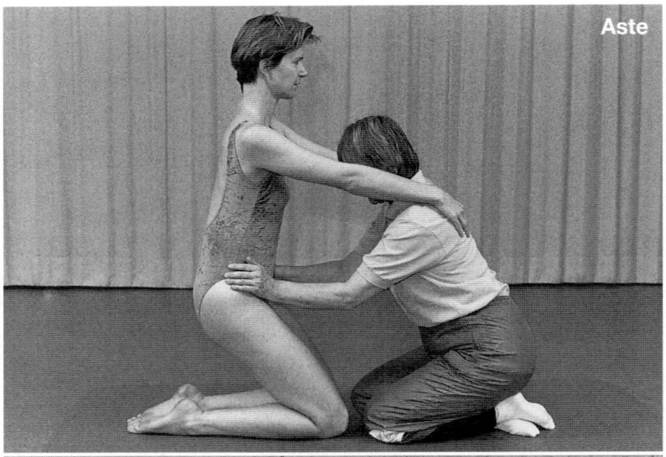

Langsam zurücksetzen und wieder hochkommen

Gewicht nach re. bzw. li. verlagern

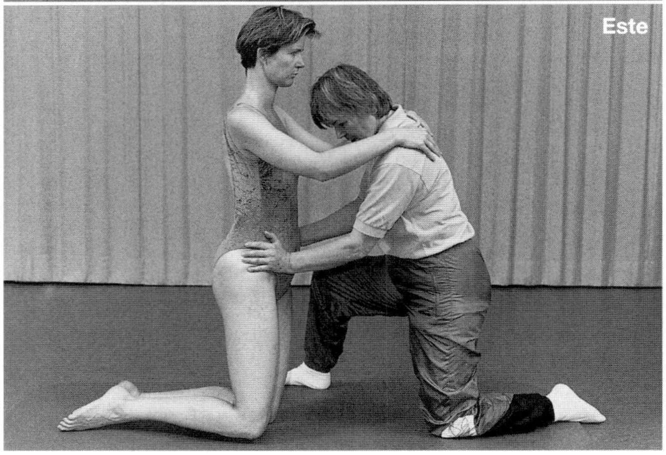

Anmerkung:
Der Kniestand ist Voraussetzung für das Aufstehen.
Kontrollierte Mobilität ist bes. wichtig.

Einbeinkniestand

Kontrollierte Mobilität

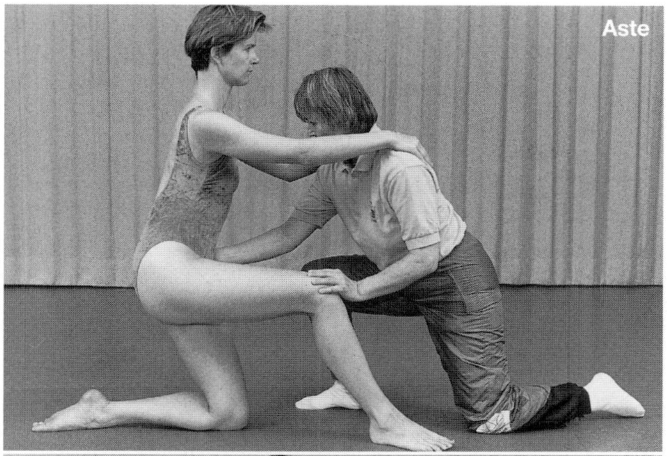

Pat. hat die Hände auf den Schultern des Ther.

Ther. gibt Kontakt am Becken li.und am Knie re.

Der Pat. setzt sich zurück auf die Ferse und kommt wieder hoch.

Technik
- Combination of isotonics

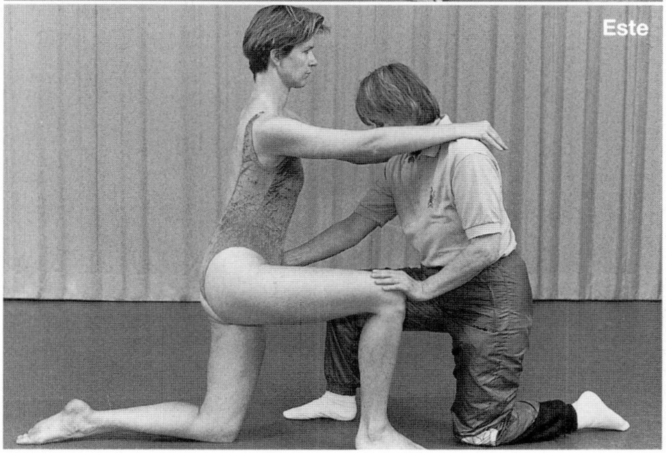

Anmerkung:
Damit der Pat. Gewicht auf ein Bein bringen kann, ist intensives Quadricepstraining nötig.

Vom Einbeinknie-stand zum Stand

Voraussetzung: Der Einbeinkniestand muß voll kontrolliert sein.
Im Quadriceps des belasteten Beines muß genügend Kraft sein.

Ther. ist vor dem Pat.
Kontakt am Becken und Knie
Am Knie erfolgt Approximation

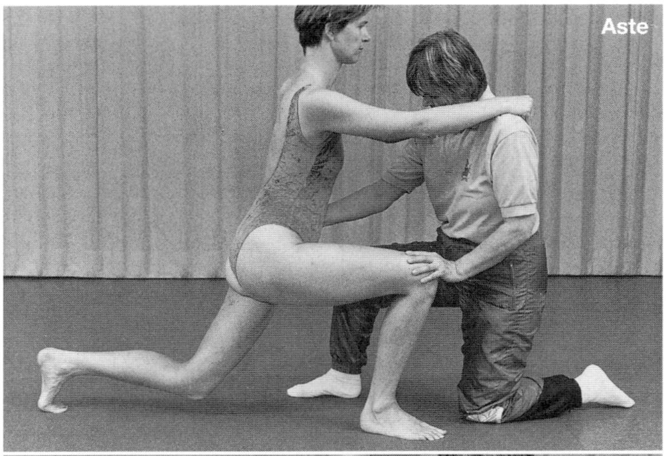

Technik
- Combination of isotonics

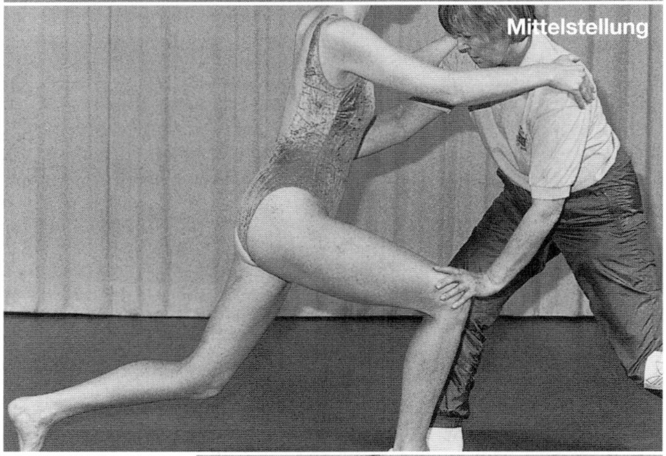

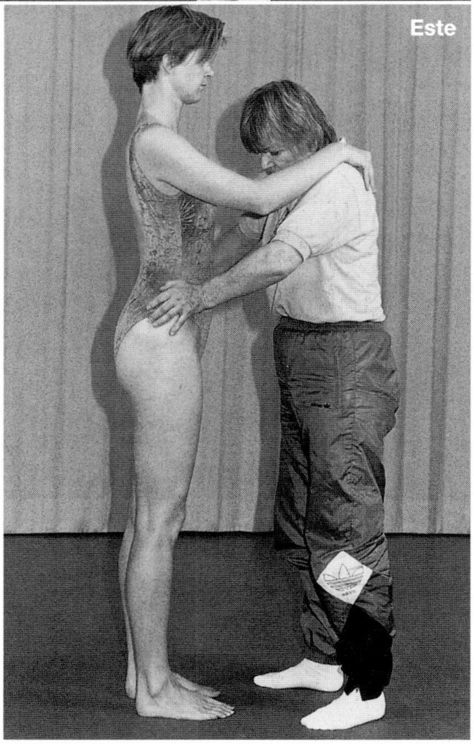

Anmerkung:
Da dies eine besonders wichtige Phase für das Aufstehen ist, wird sie in Einzelabschnitten intensiv geübt.

Vom Bärenstand zum Stand

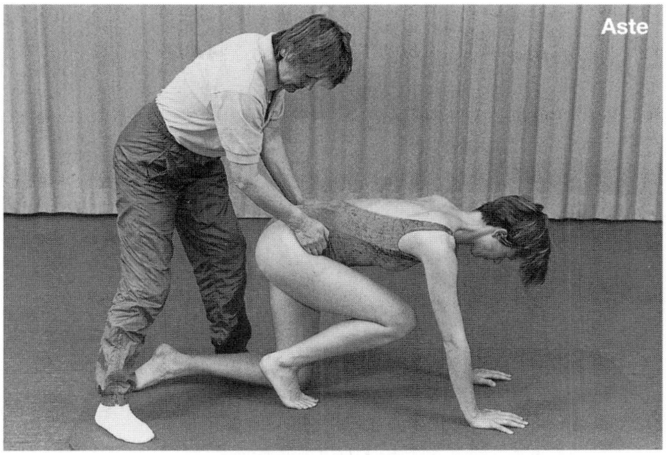

Im Vierfüßlerstand werden zunächst die Füße nacheinander aufgestellt.
Der Ther. fazilitiert das Beinflexionsmuster.

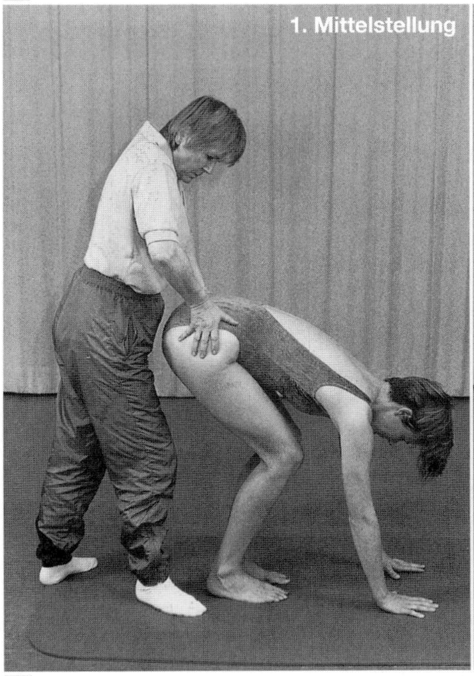

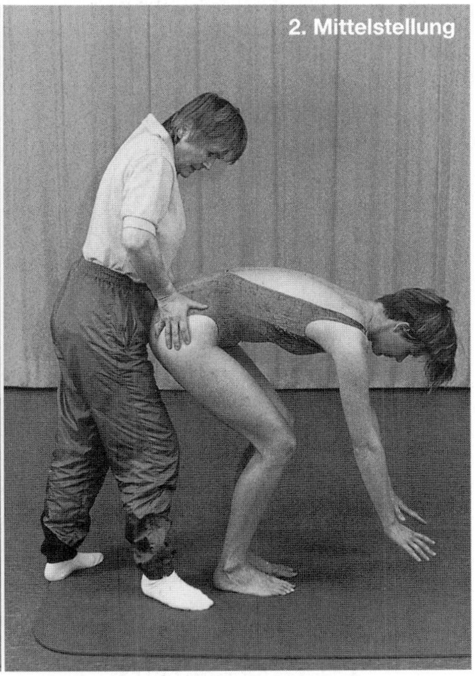

Pat. muß sich von den Händen aus hochstoßen, d.h. vom Boden abdrücken.

Ther. fazilitiert vom Becken aus durch Druck nach hinten/unten.

Beine bewegen in Extensionsmuster, Arme in Flexionsmuster.

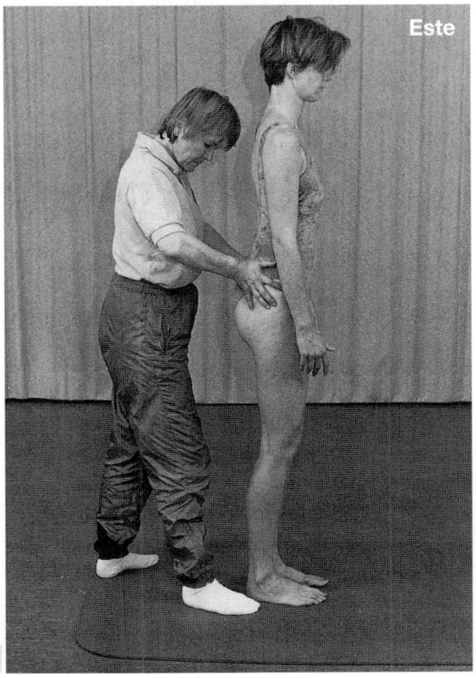

Sofort im Stand approximieren zur Fazilitation der Stabilität im Stand

Anmerkung:
Man sieht Kinder, aber auch ältere Leute, die sich auf diese Weise aufrichten. Wichtig sind diese Aktivitäten für alle Personen, die die Knie nicht beugen können z.B. Prothesenträger.

Modifizierter Bärenstand
Stadien der motorischen Kontrolle
Stabilität

Über Skapula und Pelvis

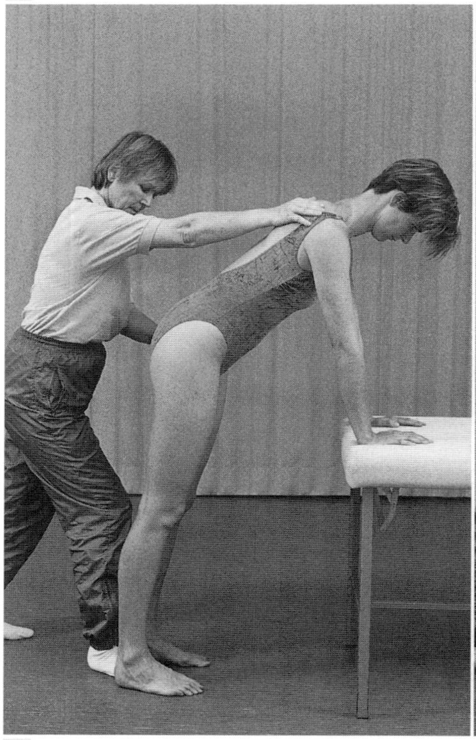

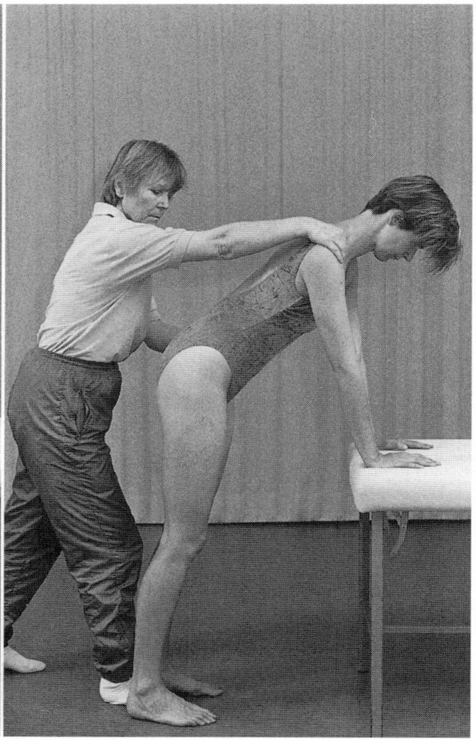

Muster:
Skapula post. Depr.
Pelvis post. Depr.

Skapula ant. Elev.
Pelvis ant. Elev.

Technik
- Stabilisierende Umkehr
- Rhythmische Stabilisation

Kontrollierte Mobilität
über Pelvis

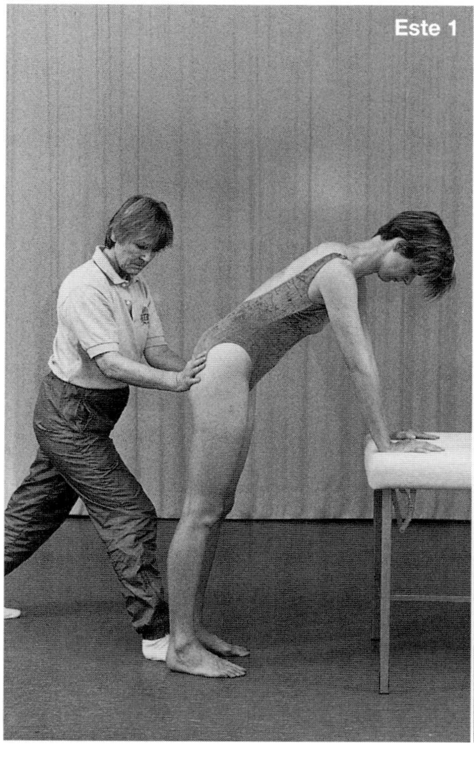

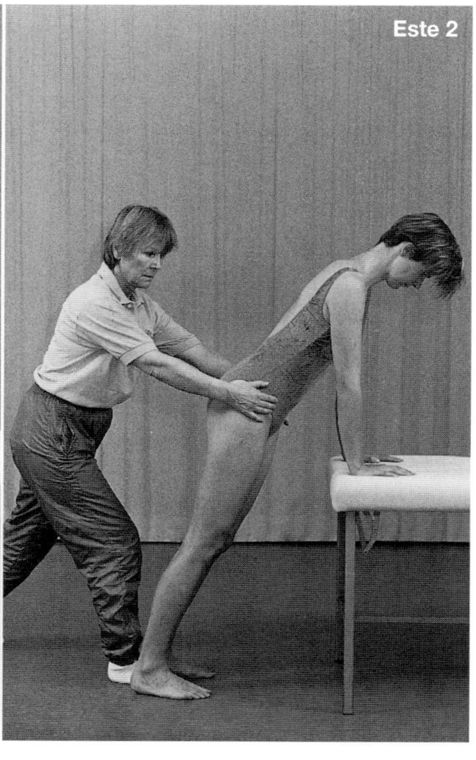

Muster: Bilateral asymm.
Becken- und Beinmuster

Technik
- Combination of isotonics
- Langsame Umkehr

Anmerkung:
Der modifizierte Bärenstand ist vielfältig anwendbar. Der Akzent kann auf den unteren Extremitäten liegen, z.B. um die Belastung auf ein Bein zu üben.
Ebenso ist es jedoch möglich, den Rumpf gegen die Arme zu bewegen und Belastung auf die Arme zu übertragen.

Modifizierter Bärenstand

Anwendungsbeispiele

Statisch-dynamische Kontrolle

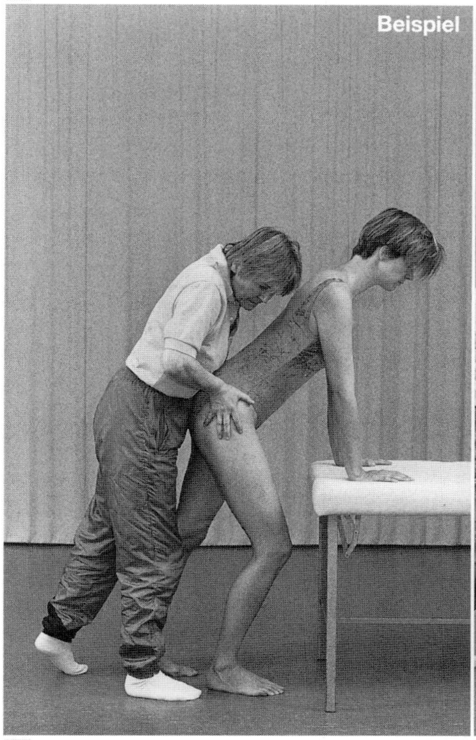

Gewichtübernahme auf ein Bein
Ther. gibt Kontakt am Becken
Approximation auf das Standbein.

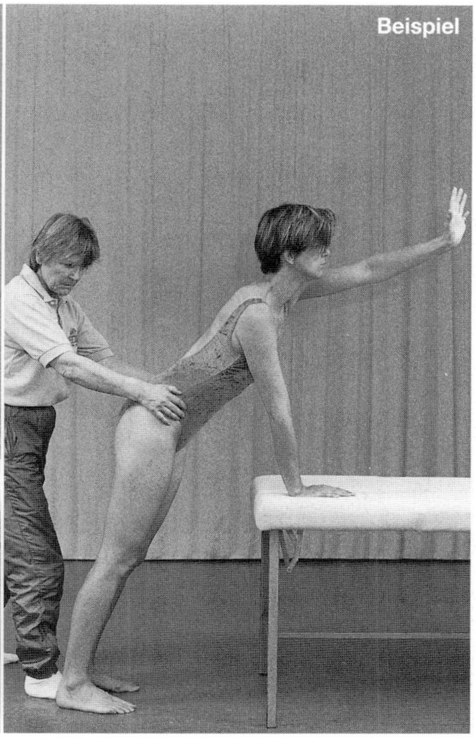

Kontrolle vom unteren Rumpf
Arm bewegt in ulnaren Stoß links
Ther. stabilisiert am Becken.

Aus der Bauchlage zum Langsitz

Sequenz einer normalen Bewegung

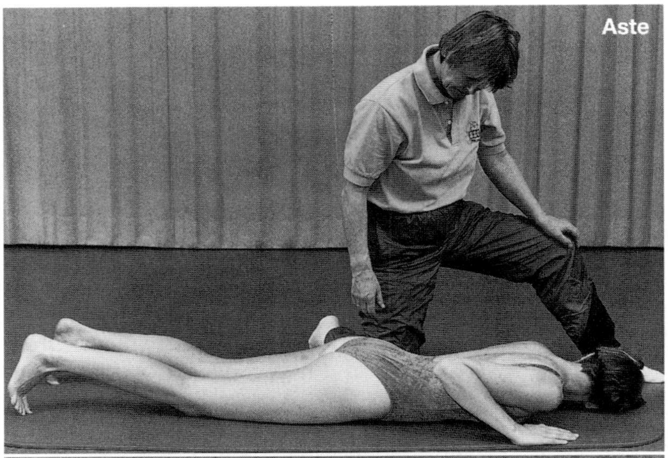

Hände unter die Schultern ziehen

Kopf drehen und sich vom Arm her hochdrücken
Ther. gibt angepaßten Widerstand.

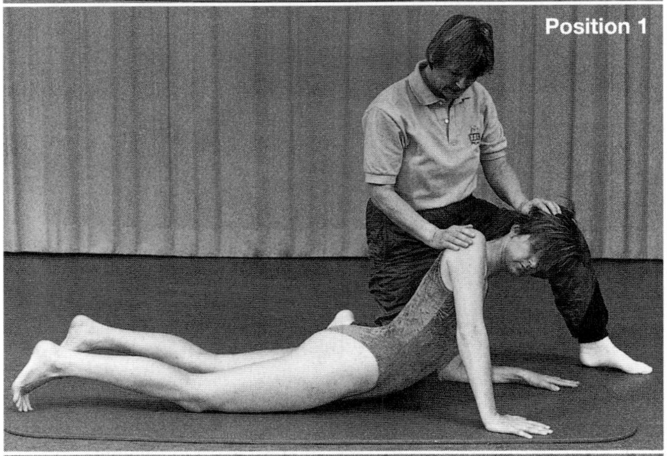

Bein vom Boden lösen
Muster: Ext. Abd. IR
Ther. gibt Kontakt am Tuber ossis ischii.
Stützarm wird approximiert.

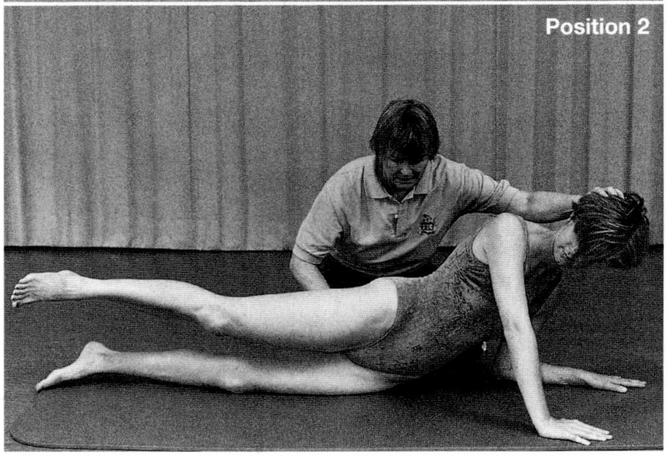

Anmerkung:
Die normale Bewegungssequenz wird in einzelnen Stationen nachvollzogen.
Ausnutzen des ATNR zur besseren Stützreaktion.

Aus der Bauchlage zum Langsitz

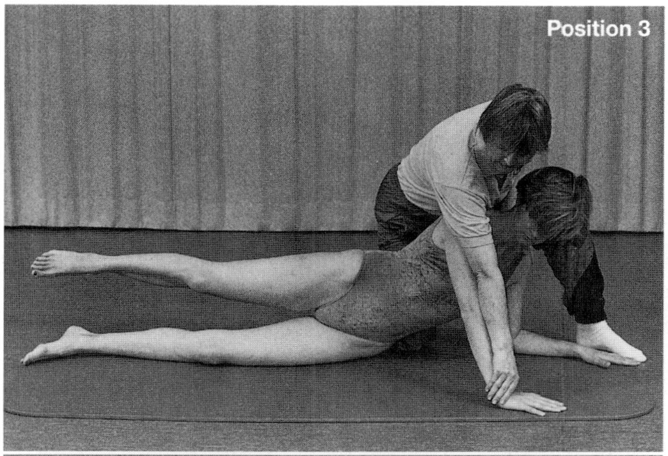

Ablösen der Hand vom Boden

Muster: Ext. Abd. IR
Ther. fazilitiert durch Traktion.
Pat. dreht

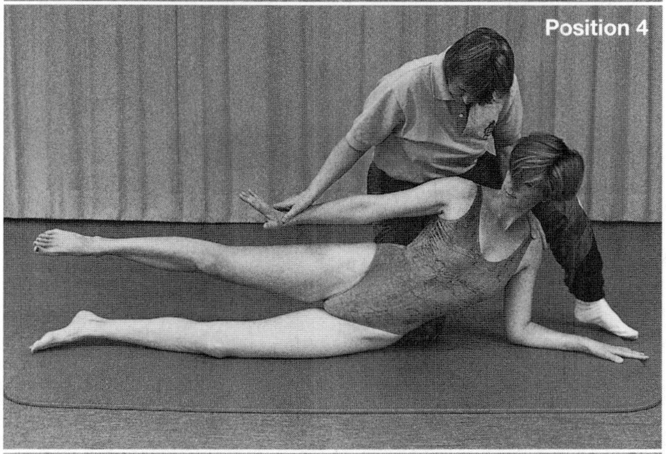

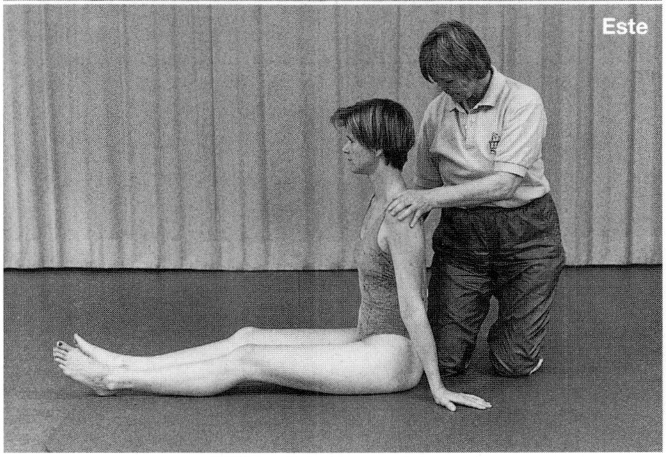

Endstellung Langsitz

Anmerkung:
Die einzelnen Stationen können je nach Bedarf geübt werden.
Die Streckphase des Armes kann zum Tricepstraining benutzt werden.

Übungen im Langsitz

Zielsetzung: Sitzbalance und Kräftigung der Rumpfmuskulatur

Lifting

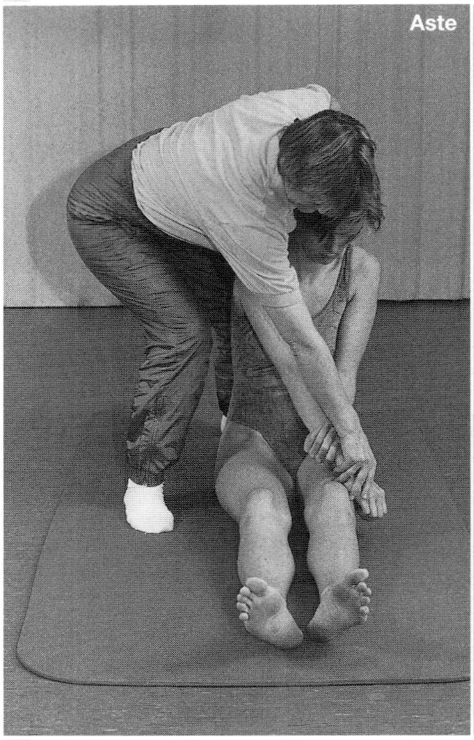

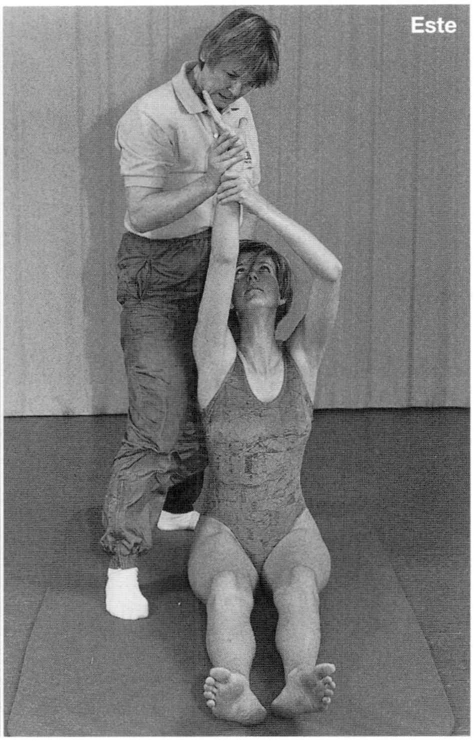

Lifting nach rechts

Aktivierung der dorsalen Rumpfmuskeln

Chopping

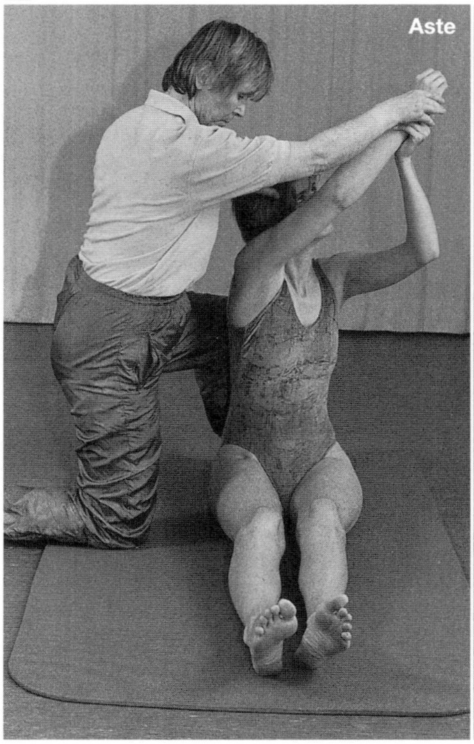

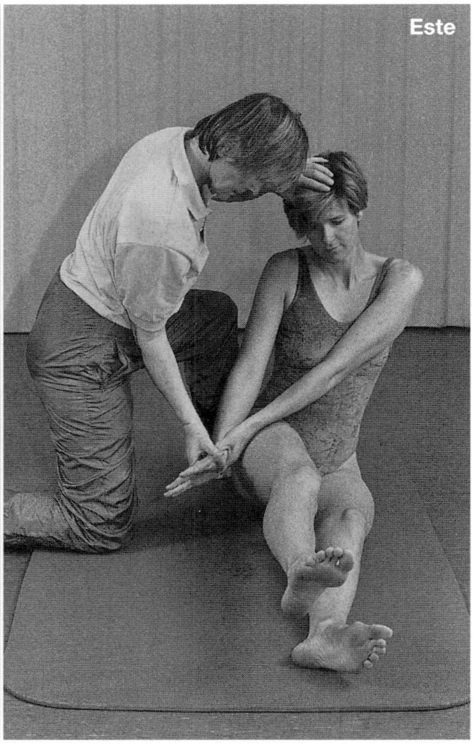

Chopping nach rechts

Aktivierung der ventralen Rumpfmuskeln

Anmerkung:
Durch Chopping hebt sich die ipsilaterale Beckenhälfte vom Boden ab.
Dies kann als Vorbereitung zum Vorwärtsbewegen im Sitz dienen (sog. „Schinkengehen" bei Hemiplegikern).

Übungen im Langsitz

Untere Rumpfmuster

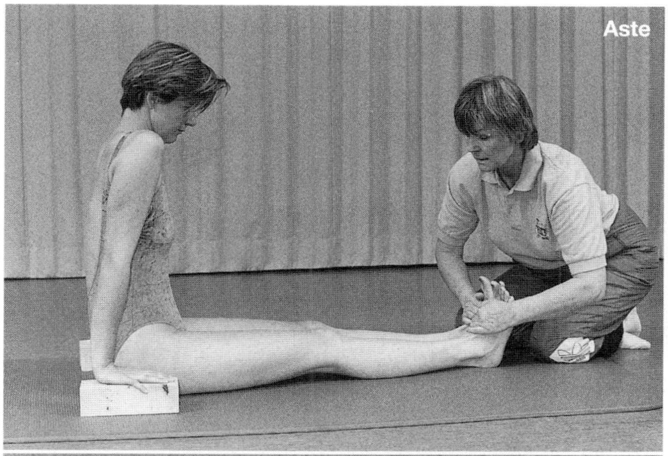

Flexion mit Seitn. und Rot. mit gestreckten Beinen n. re.

Üben von Stützaktivitäten mit Hochdrücken von den Holmen

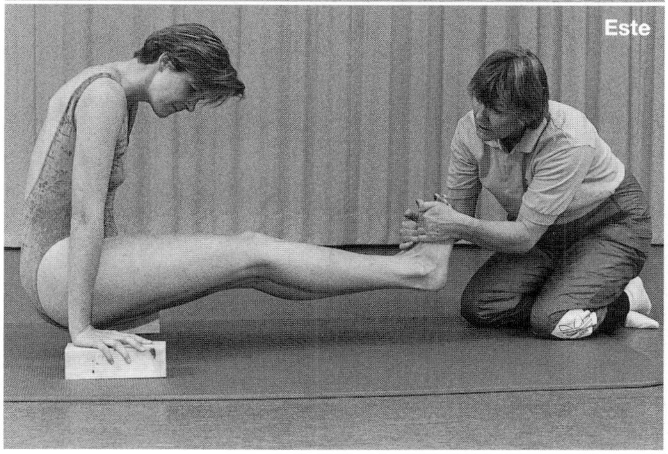

Anmerkung:
Diese Aktivitäten sind wichtig für alle Personen die sich selbständig im Bett bewegen sollen bzw. den Transfer zum Rollstuhl allein bewältigen müssen.

Aktivitäten in Rückenlage

Bridging

Es handelt sich um ein unteres Rumpfmuster.

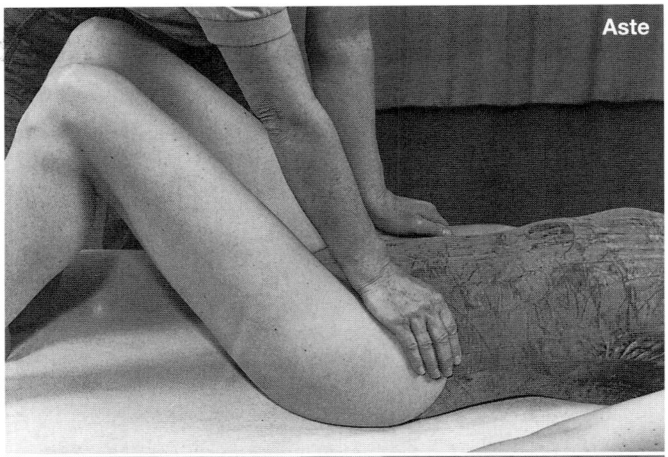

Der Ther. gibt Kontakt am Becken für Pelvis ant. Depression.

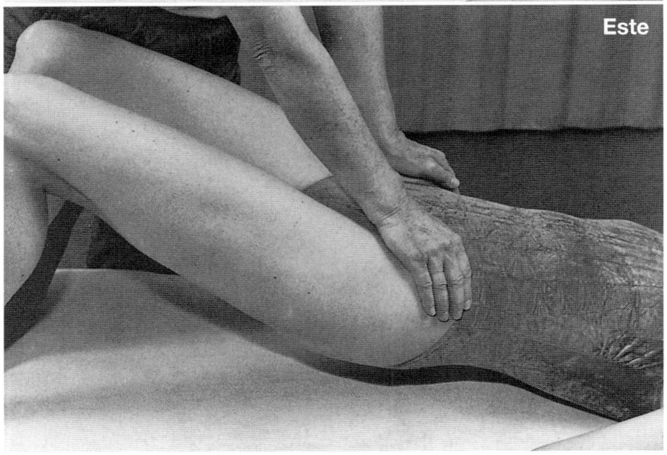

Kontrollierte Mobilität

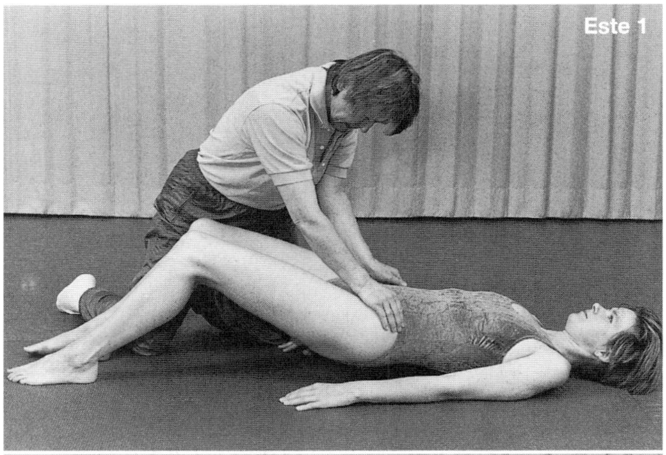

Technik
- Combination of isotonics

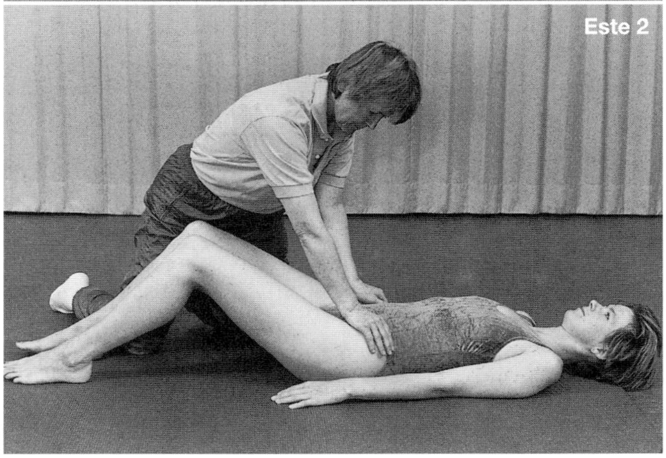

Anmerkung:
Bridging erfordert selektive Aktivität:
Hüftextension mit Knieflexion
Für Bettaktivitäten ist Bridging ein wichtiges Muster.
Es ist günstig für das Vorbereiten von ADL.
Die Beinbelastung kann aufgebaut werden ohne die Gefahr eines Sturzes.

Aktivitäten in Rückenlage

Bridging – Variationen

Stabilität

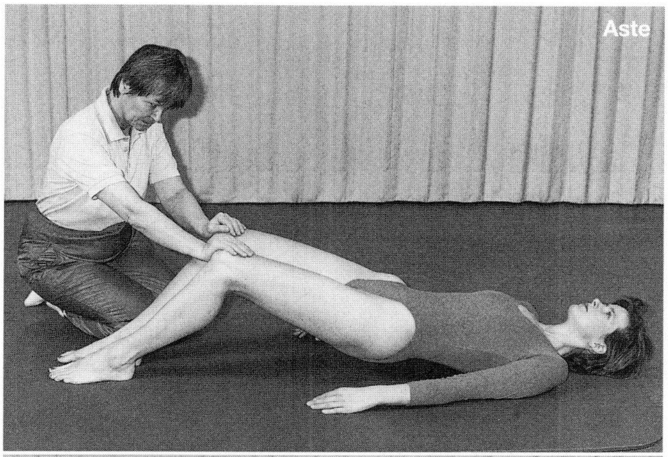

Veränderte Beinstellung

Knie in mehr Streckstellung als Vorbereitung zum aufrechten Stand

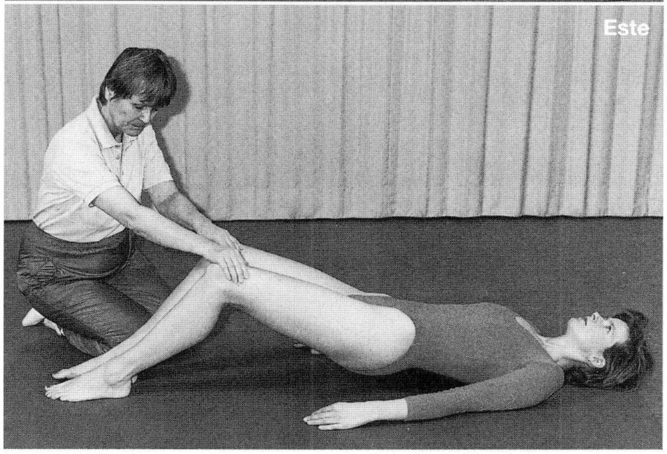

Statisch-dynamische Kontrolle

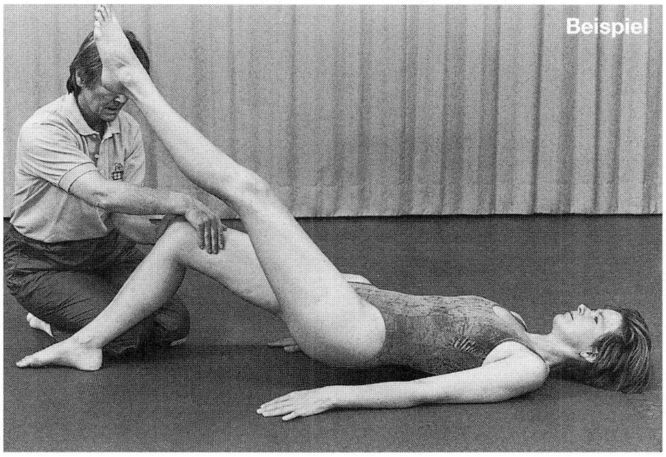

Abheben eines Beines, um die Belastung auf das Standbein zu erhöhen

Anmerkung:
Vermehrte Streckstellung der Beine entspricht eher der Situation im aufrechten Stand im geschlossenen System.

Aktivitäten in Rückenlage

Untere Rumpfrotation nach rechts bzw. links

Technik
- Dynamische Umkehr
- Combination of isotonics

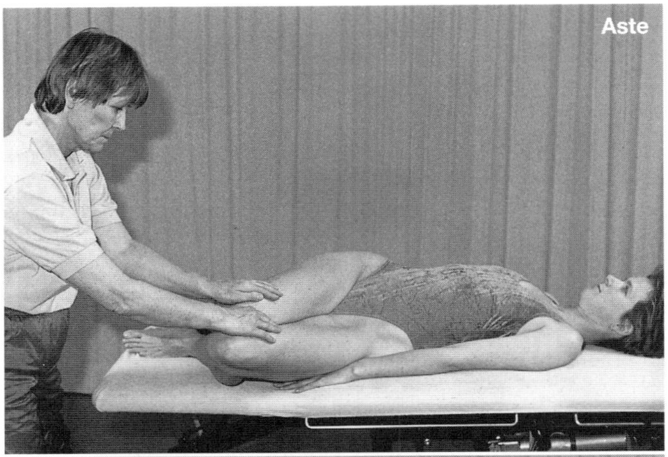

Die Knie werden von einer Seite zur anderen bewegt.

Die Bewegung bis zur Mittelstellung entspricht dem Flexionsmuster des Rumpfes.

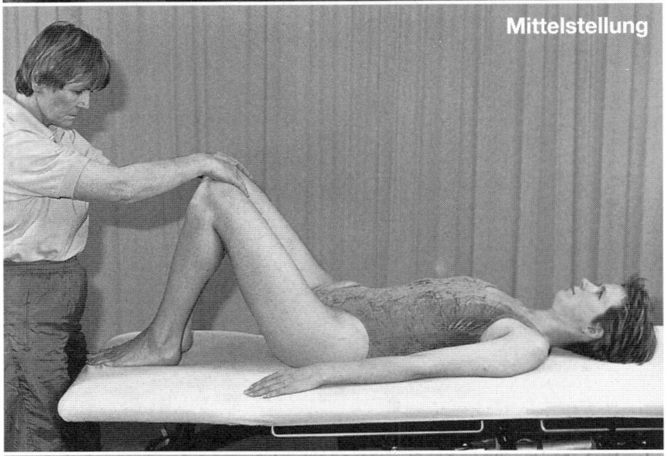

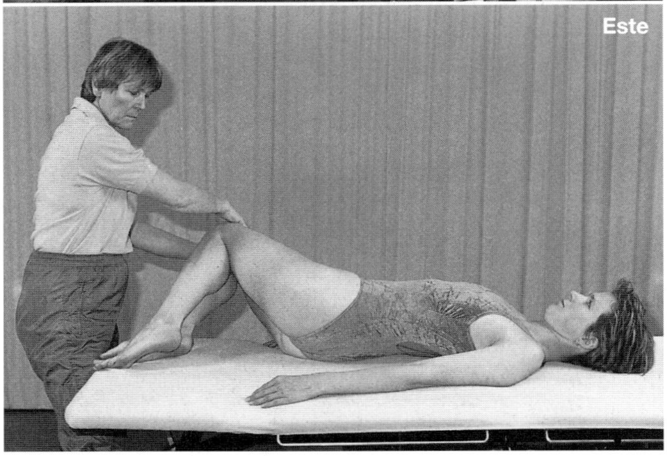

Die Bewegung ab der Mitte entspricht dem Extensionsmuster des Rumpfes.

Anmerkung:
Stabilisierende Umkehr in der Mittelstellung oder rhythmische Stabilisation ist gut anwendbar bei Pat. mit LWS-Problematik.

Kurzsitz d.h. Sitz am Bettrand

Kontrollierte Mobilität: mit oberen Rumpfmustern

Flexionsmuster

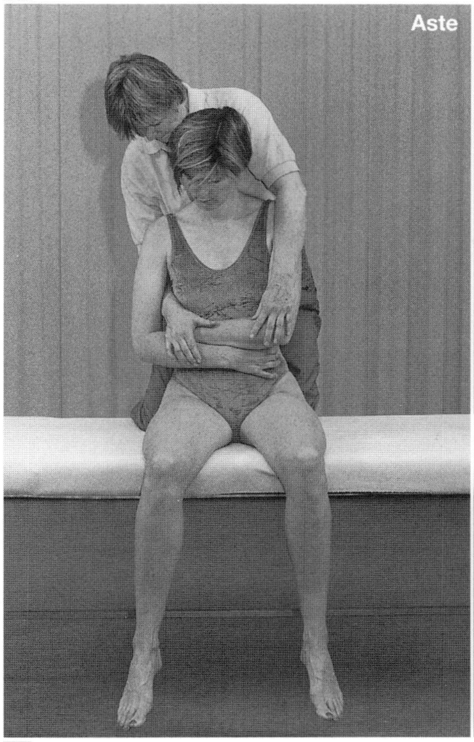

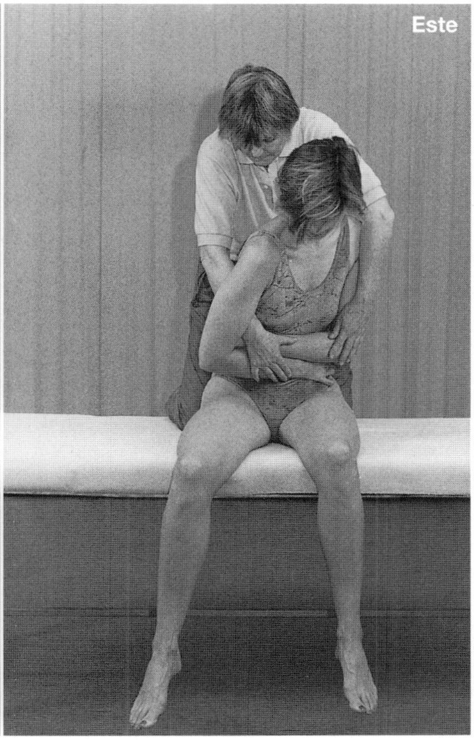

Flexion mit Rot. und Seitn. nach li.
Widerstand an Skapula bzw. Rumpf

Technik

- Combination of isotonics
- Dynamische Umkehr

Anmerkung:
Es ist größere Rumpfkontrolle nötig als im Langsitz, dafür sind die Ischiocruralen entspannt.

Extensionsmuster

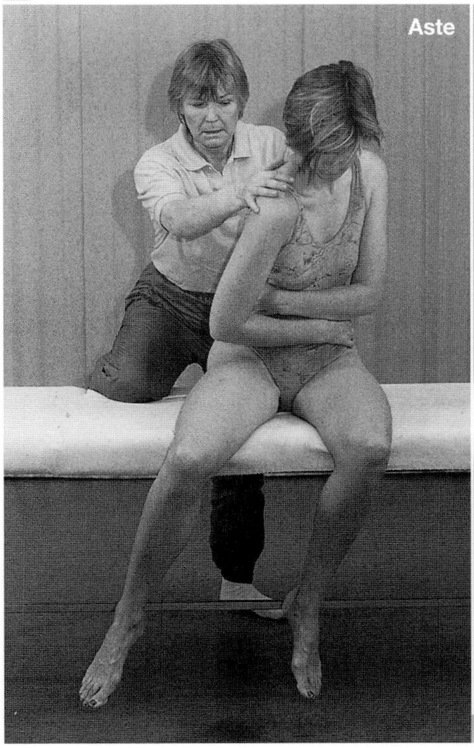

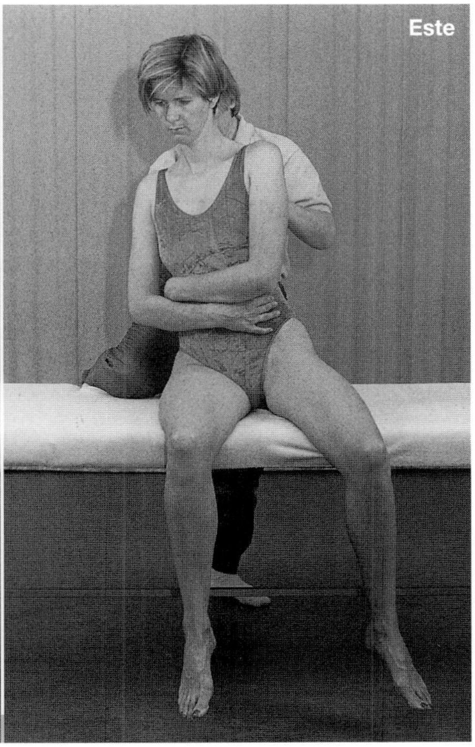

Extension mit Rot. und Seitn. nach rechts
Widerstand an den Scapulae

Anmerkung:
Rumpf- und Hüftstabilität werden durch statische Übungen gesteigert.
Rumpf- und Hüftmobilität werden durch dynamische Übungen gesteigert.

Aktivitäten im Sitzen

Kurzsitz d.h. Sitz am Bankrand

Chopping zur Aktivierung der ventralen Rumpfmuskulatur

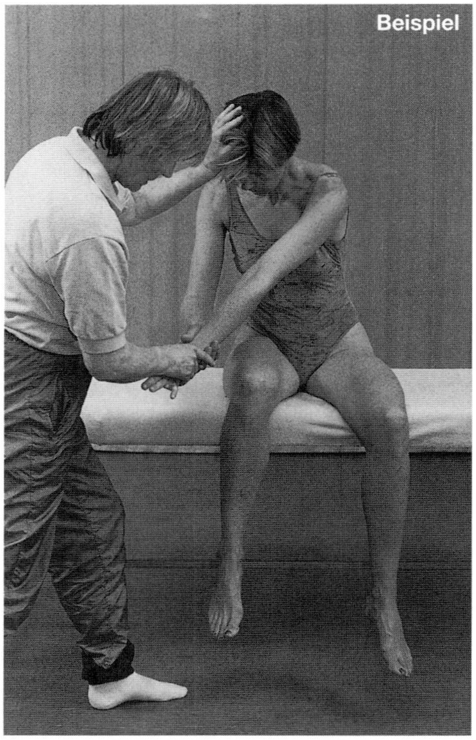

Beispiel

Chopping nach rechts
Ther. steht vor dem Pat.

Hockersitz

Stabilität

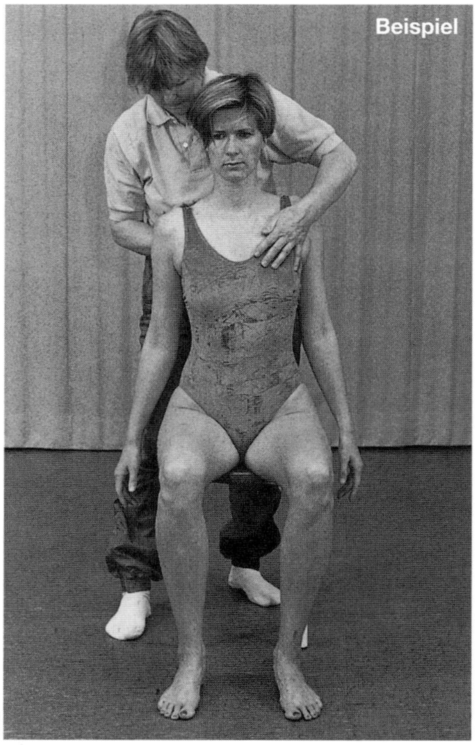

Beispiel

Stabilisierung der WS
Kontakt an den Scapulae

Aktivitäten im Sitzen

Hockersitz

Bilaterale symmetrische Muster

Erste Armdiagonale (D1)

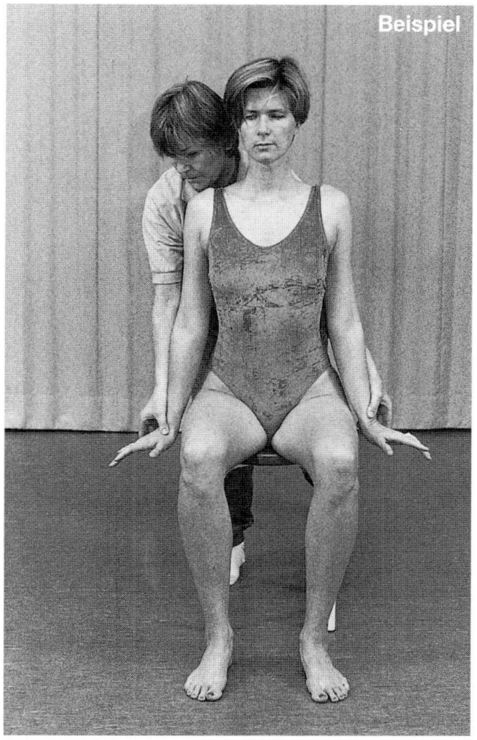

Ext. Abd. IR der Arme

Bilaterale symmetrische Muster

Zweite Armdiagonale (D2)

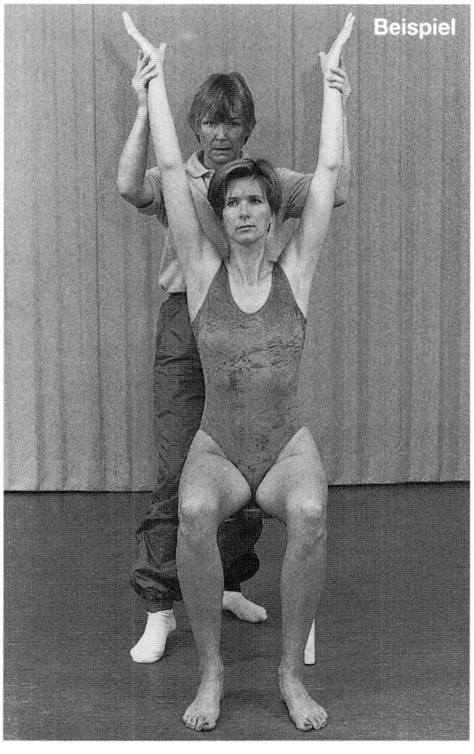

Flex. Abd. AR der Arme

Anmerkung:
Beachte die Hebelwirkung der Arme.
Bilaterale Muster sind leichter als unilaterale.

Aufstehen vom Sitz

Sequenzen

Kontrollierte Mobilität

Technik
- Combination of isotonics
- Langsame Umkehr

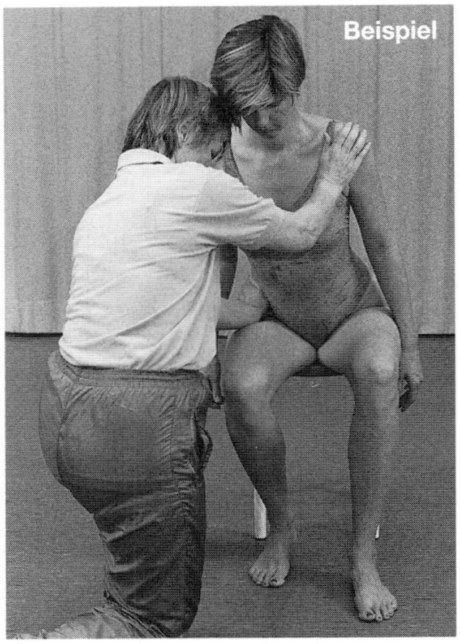

1. Kopf und Nacken beugen sich.
Das Becken bewegt sich nach vorne.
Der Oberkörper bewegt sich nach vorne.

Üben der kontrollierten Mobilität.
Ther. ist vor dem Pat. und gibt Kontakt an Skapula und Becken.

Abheben des Gesäßes

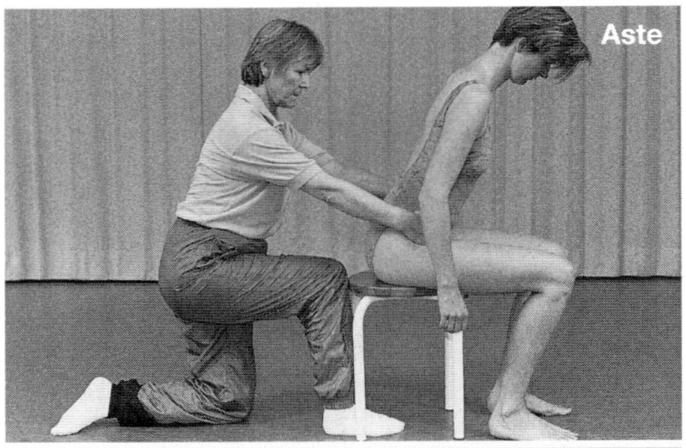

Ther. ist hinter dem Pat.
2. Der Oberkörper lehnt sich nach vorne.
Das Gesäß hebt sich von der Unterlage ab.

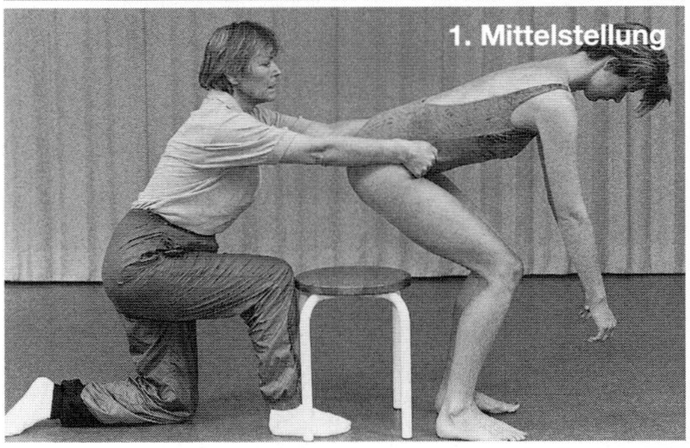

Aufrichten zum Stand

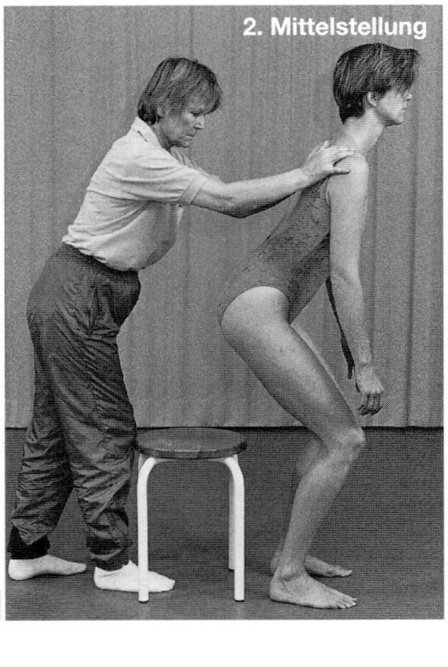

3. Kopf und Nacken bewegen sich nach hinten in Richtung Extension. Das Becken bewegt sich nach hinten oben.
Der Rumpf richtet sich auf.
Hüften und Knie strecken sich.

Der Ther. kann angepaßten Widerstand an Becken oder Schultern geben.

Anmerkung:
Wenn der Pat. steht, sofort approximieren.
Die Bewegung vom Stehen zum Sitzen erfolgt in umgekehrter Reihenfolge.
Einzelne Phasen können isoliert geübt werden mit den Techniken Combination of isotonics oder dynamischer Umkehr.

Aufstehen und Hinsetzen

Fazilitation durch Chopping

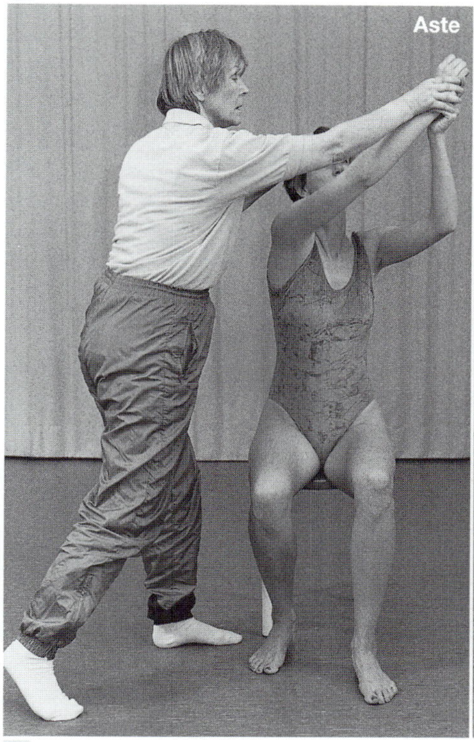

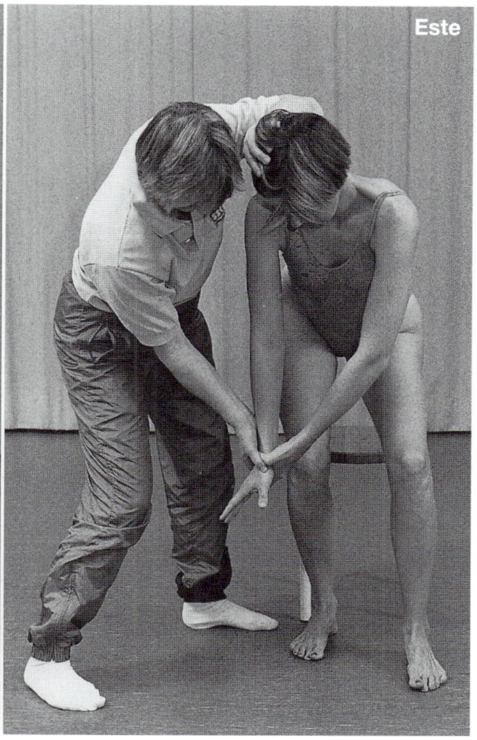

Durch Chopping wird die Verlagerung des Oberkörpers nach vorn und das Ablösen des Gesäßes von der Sitzfläche erleichtert.

Der Ther. fazilitiert durch Approximation.
Der Pat. muß die halbaufrechte Stellung halten können.

Fazilitation durch Lifting

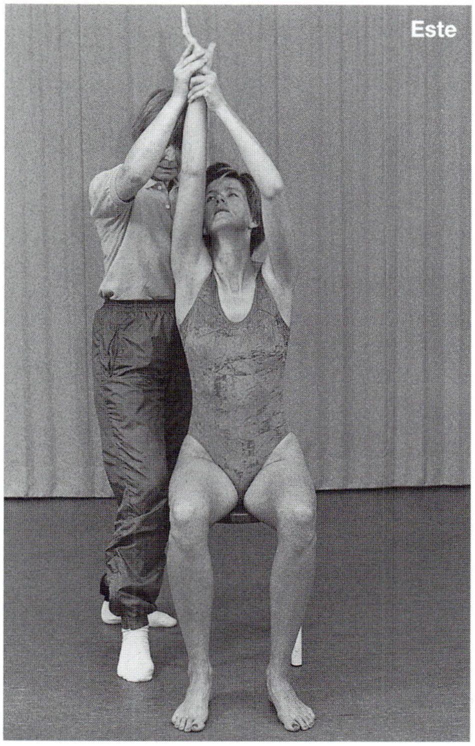

Lifting erleichtert die Streckung der Hüftgelenke und Aufrichtung des Rumpfes.

Der Ther. fazilitiert zunächst durch Traktion und gibt erst am Ende der Bewegung Approximation zur Förderung der Stabilität.

Anmerkung:
Die erste Phase des Aufstehens vom Stuhl ist eine wichtige Übungsphase für Pat. mit Verletzungen der unteren Extremität zur Stabilisation des Standbeines.

Voraussetzungen

- **Fähigkeit, die aufrechte Position einzunehmen.**

- **Fähigkeit, in dieser Stellung das**

  Gleichgewicht zu halten bzw.
  Gewicht zu verlagern.

- **Die Stadien der motor. Kontrolle**

  Stabilität und
  kontrollierte Mobilität
  müssen erreicht sein.

- **Das Aufstehen ist ein erster Schritt zum Gehen.**

  Deshalb wird das Aufstehen aus
  unterschiedlichen Sitzhöhen geübt.

Gangzyklus

Man unterscheidet 2 Phasen.

1. Standphase

Fersenkontakt

Volle Fußbelastung (Midstance)
Das Bein ist in einer geraden Position.

Fersenablösung
Gewicht verlagert sich auf den Vorfuß.

Zehenablösung = Preswing
Das Bein wird auf die Schwungphase vorbereitet.

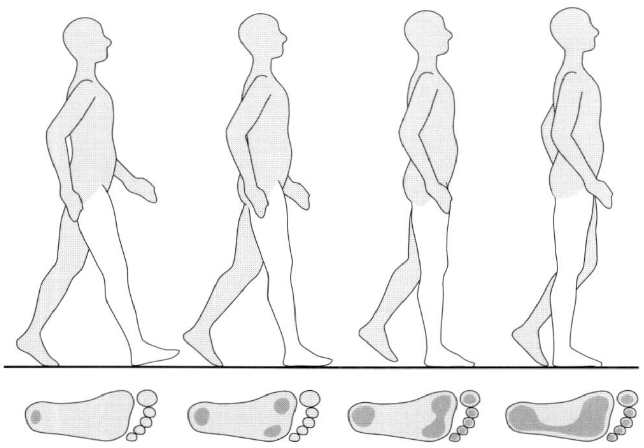

Gangzyklus

2. Schwungphase

Das Bein wird nach vorn gebracht.

Erste Schwungphase
Das Bein wird angehoben.

Mittlere Schwungphase
Die Tibia steht vertikal.

Letzte Schwungphase
Der Unterschenkel wird nach vorne gestreckt.

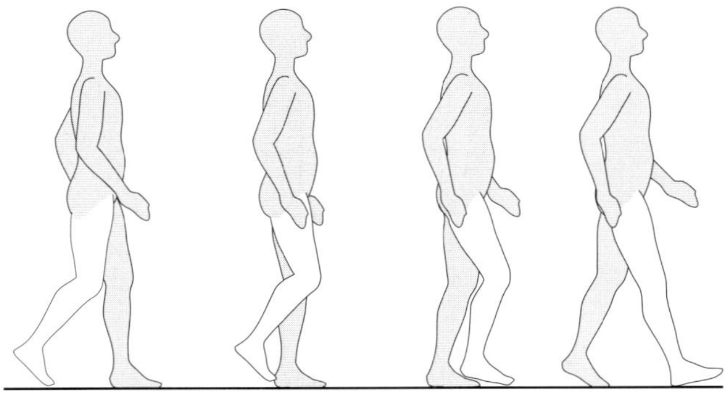

Die Standphase beträgt ca. 60 %, die Schwungphase ca. 40 % des Doppelschrittes.

Bei der Gangschule wird der Rumpf stark betont.

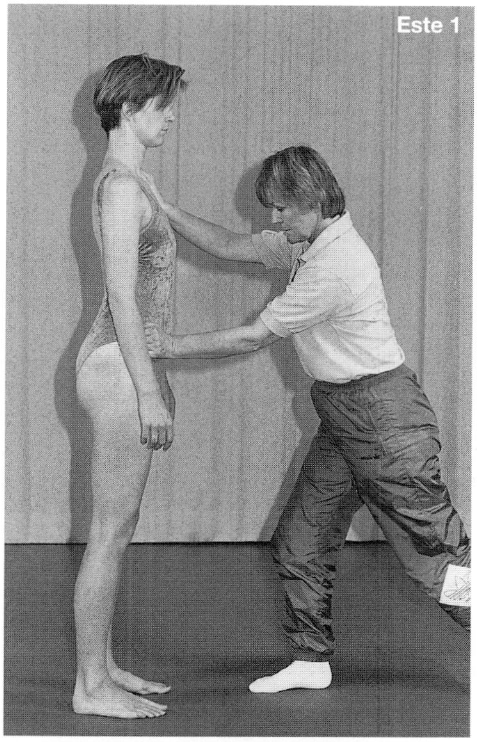

Zunächst erfolgt Stabilisation im aufrechten Stand.

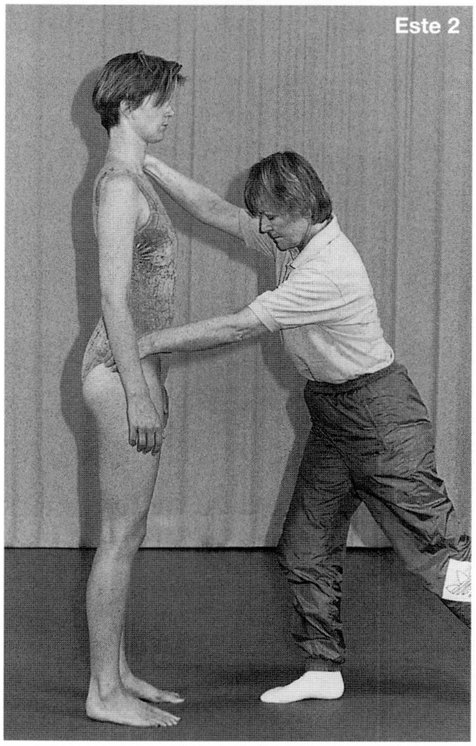

Ther. gibt Kontakt an Skapula und Becken.

Gangablauf im einzelnen

Der Stretchreflex fazilitiert die Schwungphase des Beines.

Sofort nach dem Stretch erfolgt **angepaßter Widerstand**.

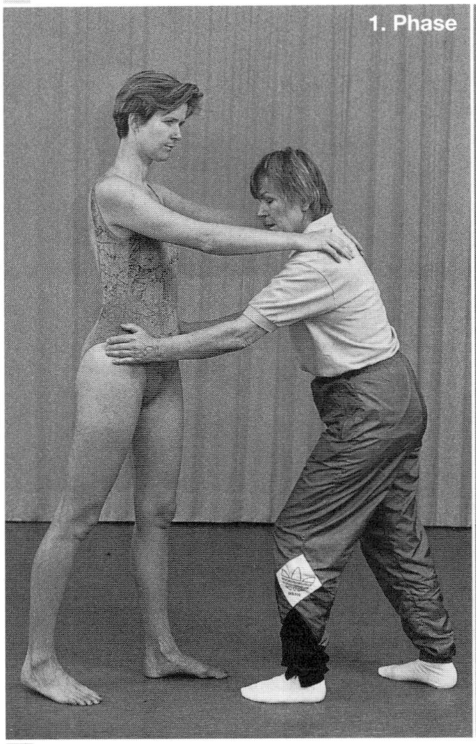

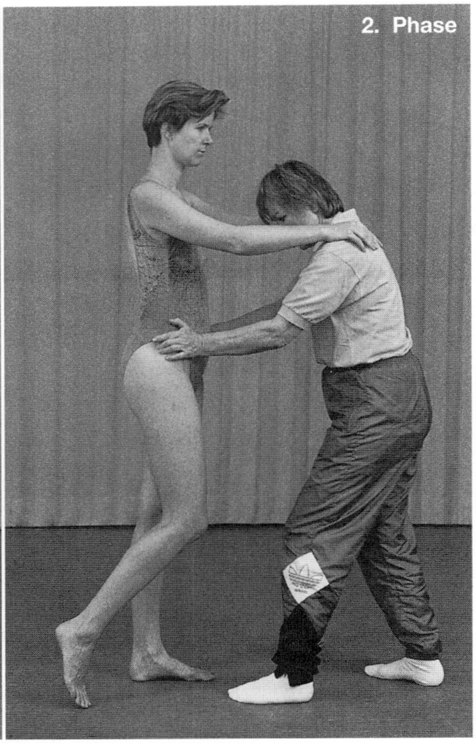

Der Quick-Stretch erfolgt genau in dem Moment, in dem das Bein des Pat. kein Gewicht mehr trägt.
Die Richtung des Stretches erfolgt dorso-kaudal zur Fazilitation des **Beckenmusters nach anteriorer Elevation**.

Der Pat. bringt das Bein nach vorne.

Approximation im Moment der Gewichtübernahme.

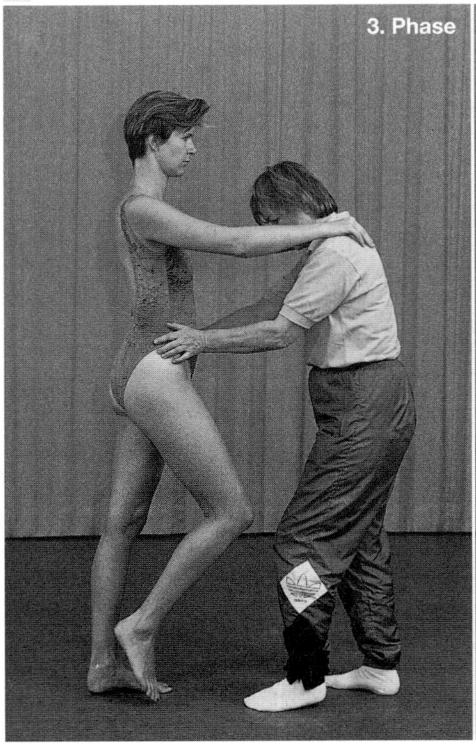

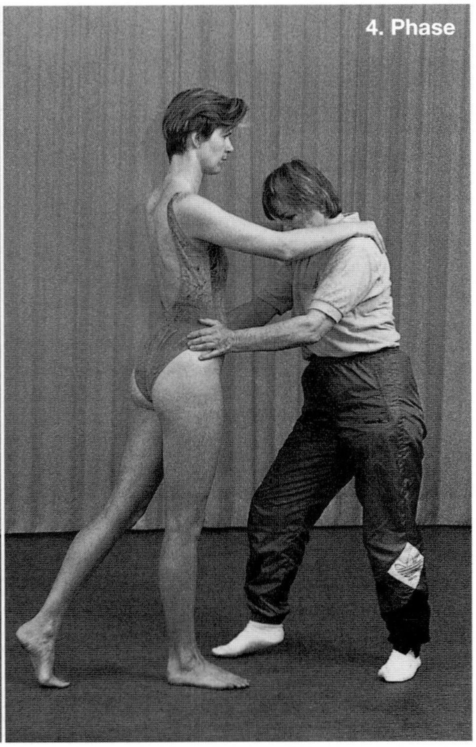

Die Körperstellung des Ther. ist wichtig für das Setzen der richtigen Widerstände.

Anmerkung:
Die Approximation in der Standphase verläuft über das Becken in Richtung Fersen.
Das Standbein muß nach vorne verlagert werden, wenn die Spielbeinphase eingeleitet wird

Üben der Abrollphase

Ende der Schwungphase

Fersenkontakt

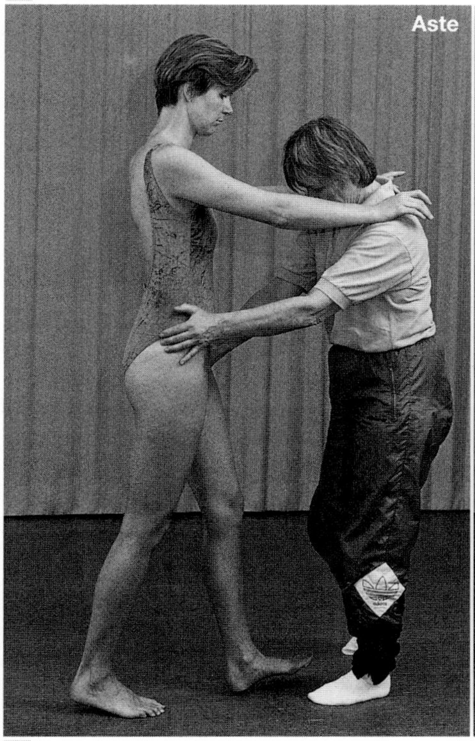

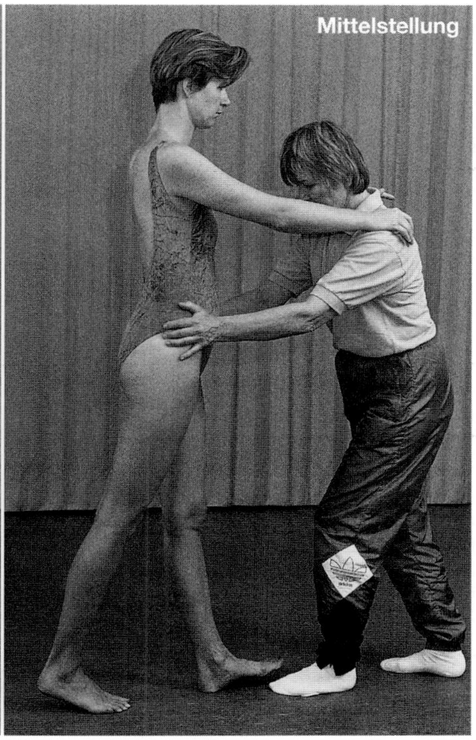

Angepaßter Widerstand

Technik
- Combination of isotonics
- Dynamische Umkehr

Sohlenkontakt

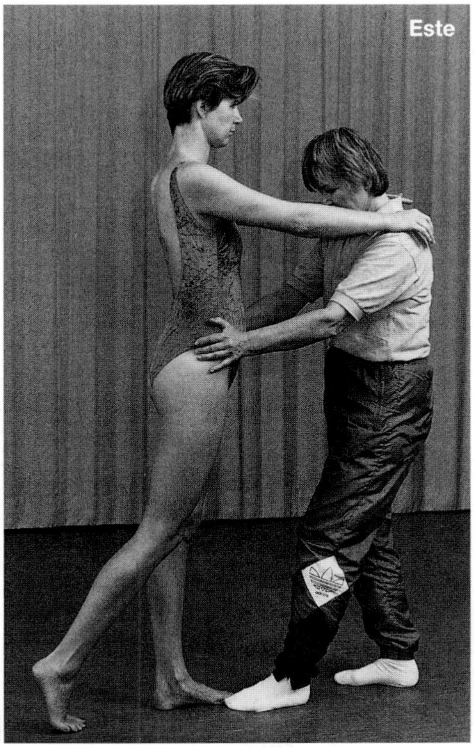

Approximation

Anmerkung:
Einzelne Phasen des Gangablaufes werden je nach Erfordernis speziell geübt.

Gehen im Barren

Stabilisation

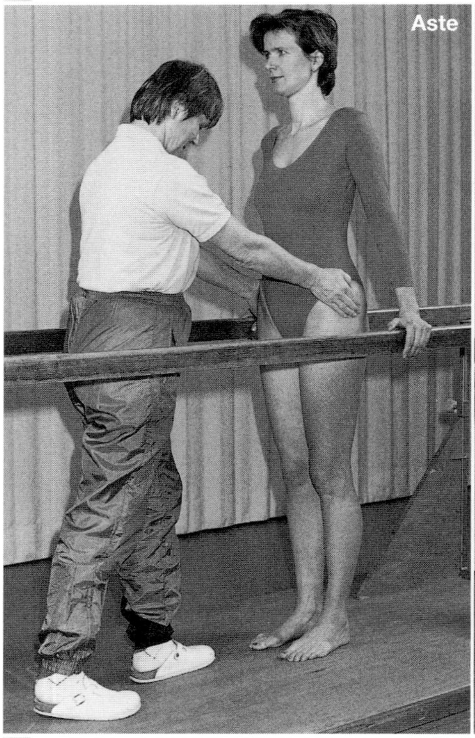

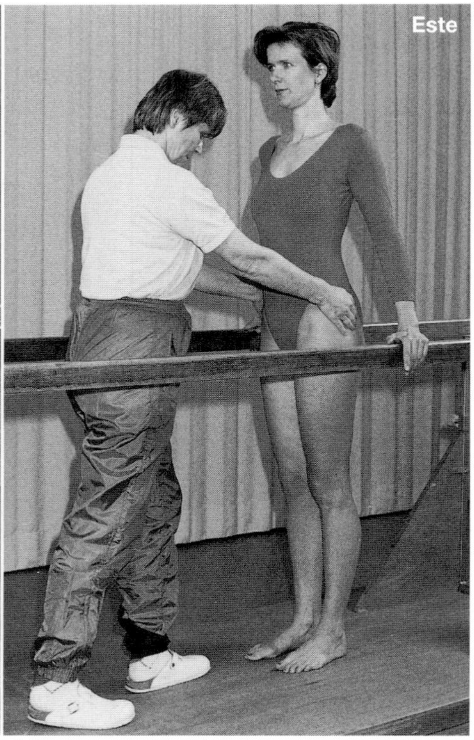

Kontakt an Pelvis
von anterior bzw. posterior

Technik
- **Stabilisierende Umkehr**
- **Rhythmische Stabilisation**

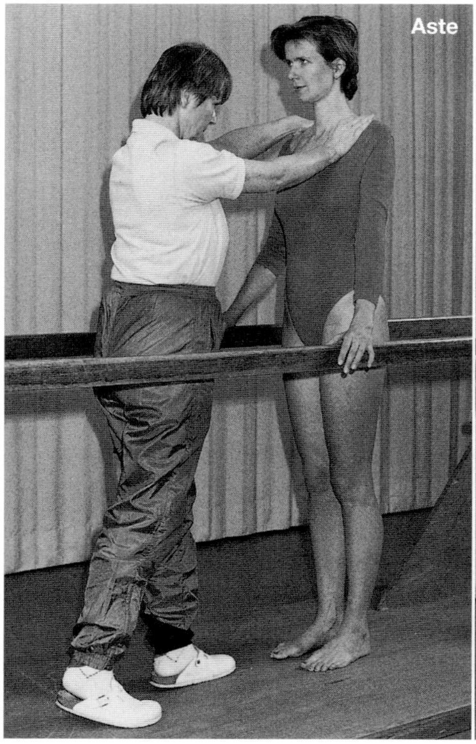

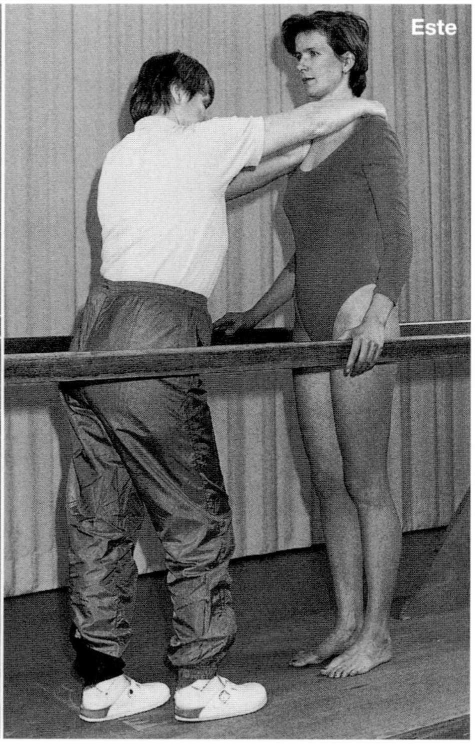

Kontakt an Skapula
Stabilisation der Rotationskomponente
d.h. Skapula ant. Elev. bzw. post. Depr.

Gehen im Barren

Einbeinstand

Vorbereitung der Spielbeinphase

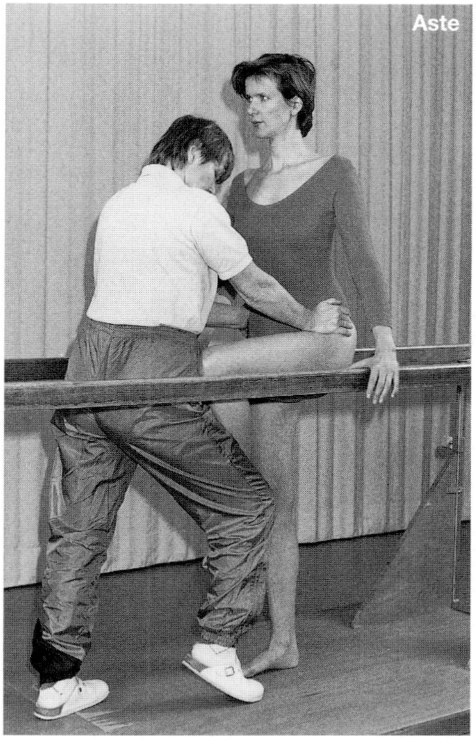

Ther. stützt Knie am Becken ab und gibt Approx. am Standbein, Stretch am Spielbein.

Pelvis wird nach vorne/oben bewegt
= anteriore Elevation.

Technik
- Wiederholter Stretch
- Combination of isotonics

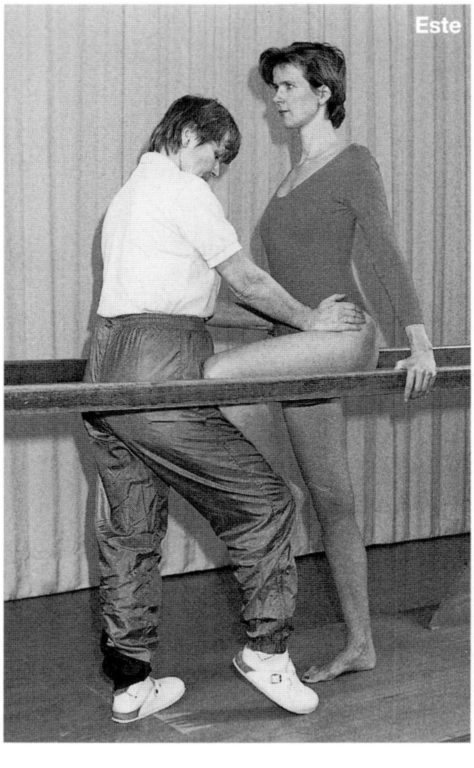

Anmerkung:
Gangschulung im Gehbarren erhöht die Sicherheit für den Pat. und erfolgt, wenn nötig, **vor** dem Gehen außerhalb des Barrens.

Gehen im Barren

Schwungbeinphase

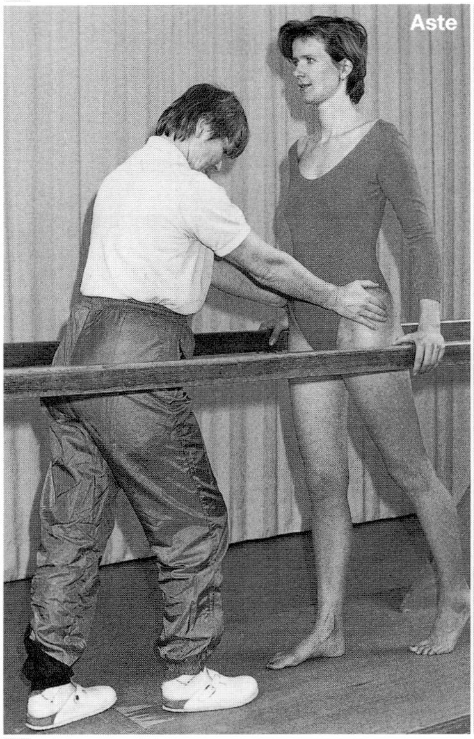

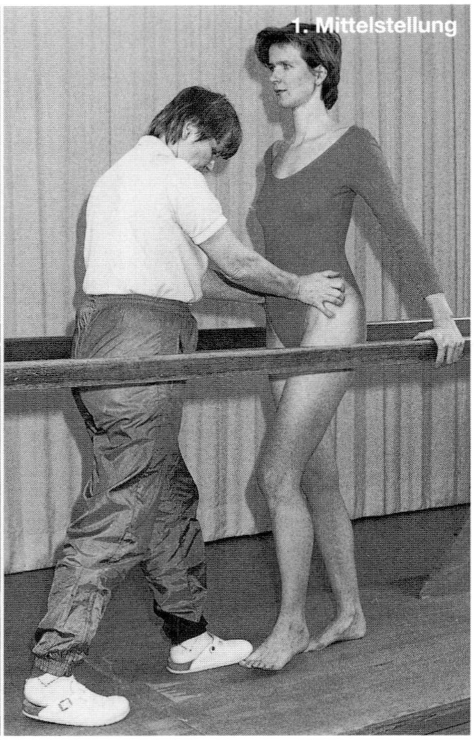

Quick-Stretch zu Beginn der Schwungbeinphase

Das jeweilige Standbein wird durch Approximation stabilisiert.

Sofort angepaßter Widerstand

Technik:

- Wiederholter Stretchreflex
- Dynamische Umkehr oder
- Combination of isotonics

Standbeinphase

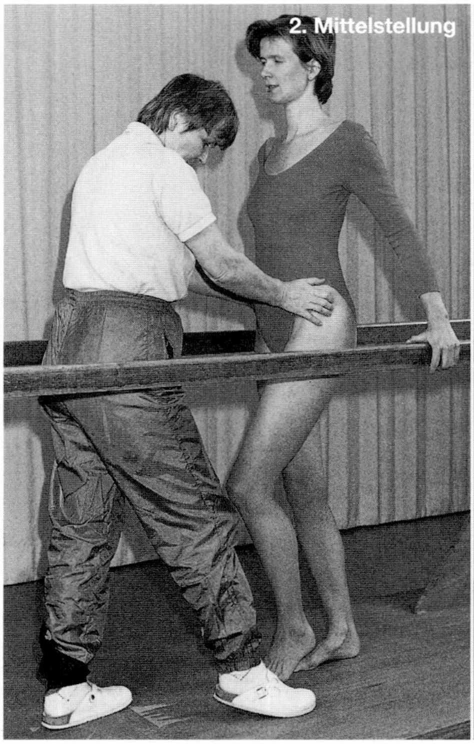

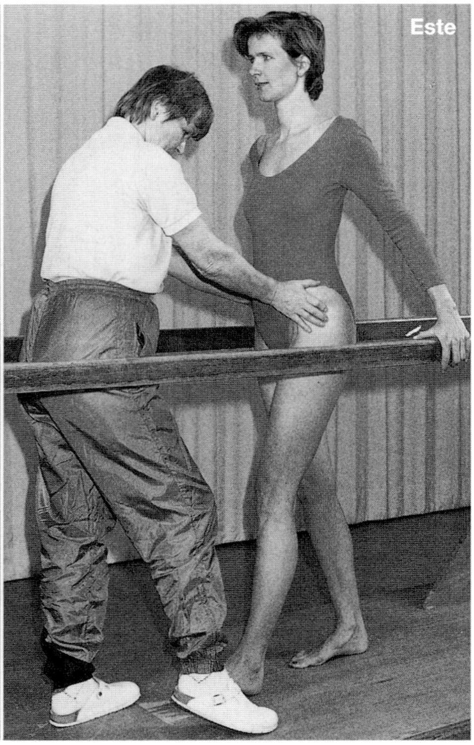

Approximation in der Standbeinphase

Anmerkung:
Üben der kontrollierten Mobilität durch Gewichtsverlagerung vor und zurück.
Der Widerstand erfolgt diagonal.
Der Ther. steht in der Diagonalen.

Zur Vermeidung von Ermüdung öfters das Standbein wechseln.

Seitwärtsgehen im Gehbarren

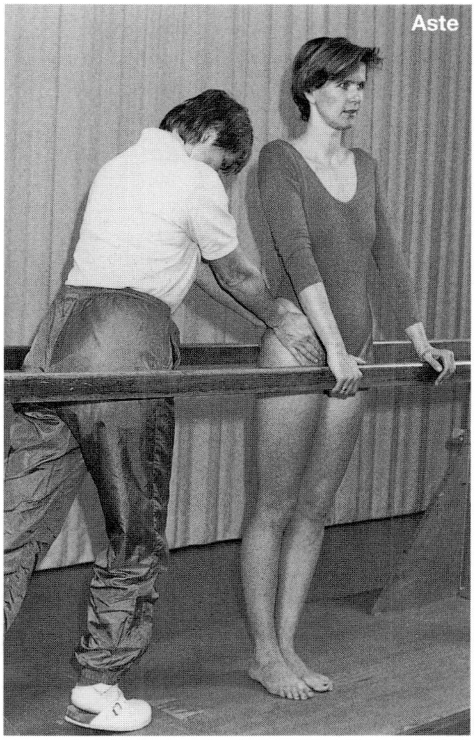

Der Ther. steht auf der Seite, zu der der Pat. hinbewegt.

Zur Fazilitation der Abduktion des Beines gibt der Ther. einen Quick-Stretch vom Becken aus in Richtung des Trochanter des Standbeines.

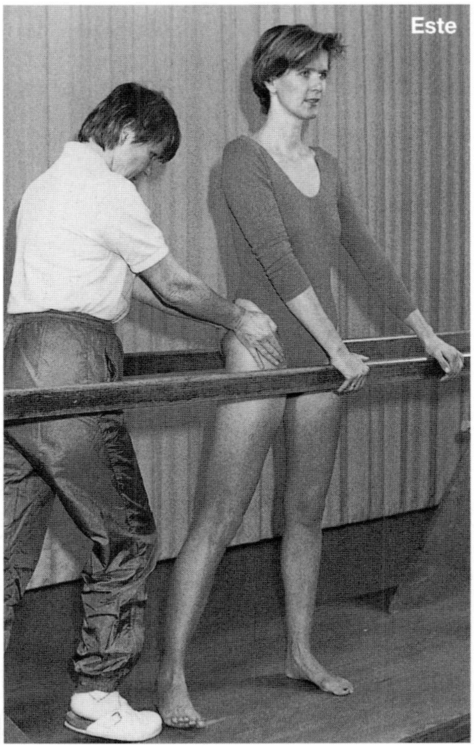

Anmerkung:
Gewichtübernahme auf dem rechten Bein, damit das linke Bein herangezogen werden kann.
Ther. gibt Approximation rechts.

Überkreuzgehen im Gehbarren

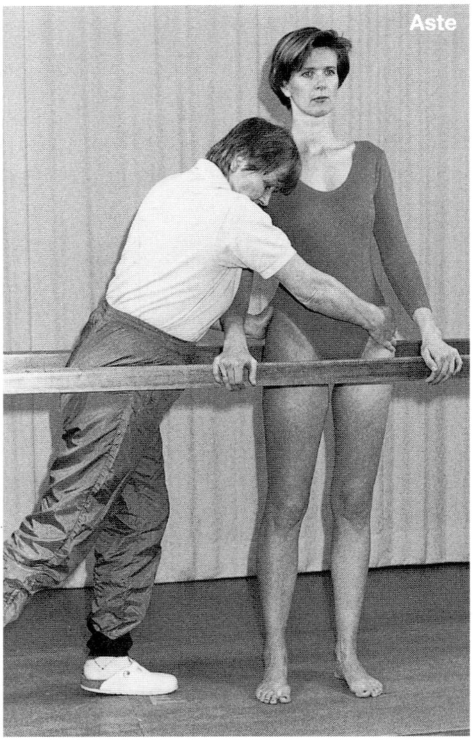

Der Ther. steht auf der Seite, zu der der Pat. hinbewegt.

Es erfolgt ein Quick-Stretch am gegenüberliegenden Becken für anteriore Elevation.
Standbeinseite wird approximiert.

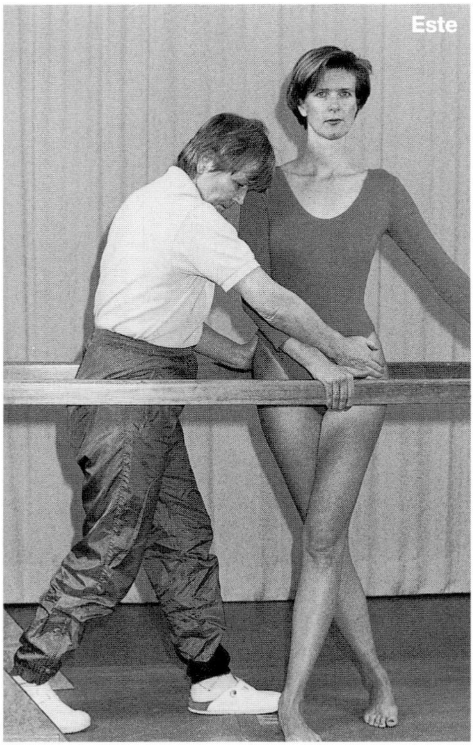

Anmerkung:
Aktivitäten im Gehbarren dienen zur Vorbereitung des freien Gehens.
Soll der Patient Gehhilfen benutzen, erfolgt die Fazilitation der Gangmuster nach den vorher beschriebenen Prinzipien.

Seitwärtsgehen

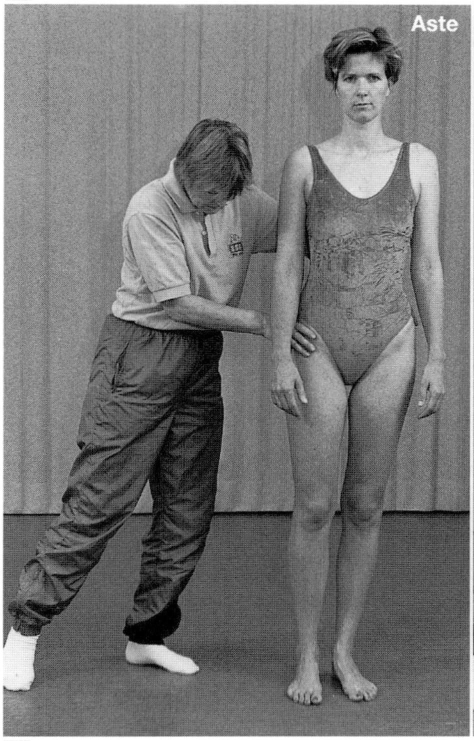

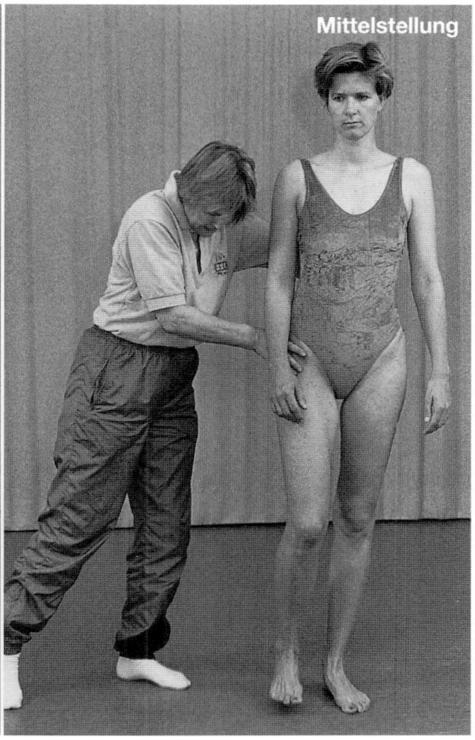

Ther. steht auf der Seite, zu der der Pat. bewegt. Kontakt erfolgt am Becken. Kurz vor dem Abspreizen des Beines erfolgt Schub zum gegenüberliegenden Trochanter.

Fazilitationsmaßnahmen
- Stretch, Stretchreflex
- Approximation

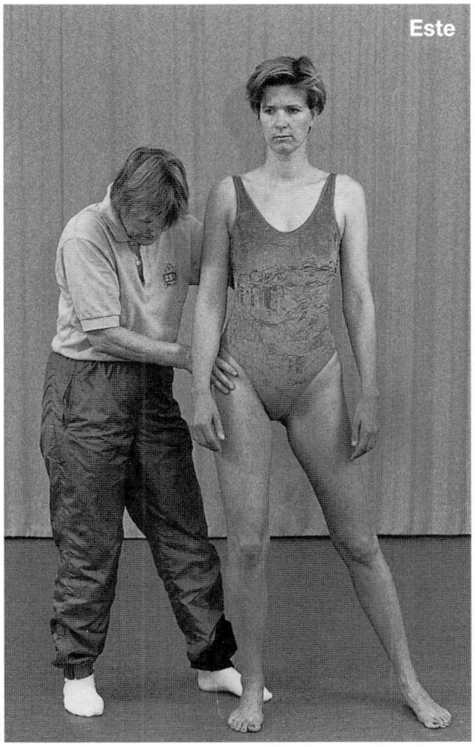

Anmerkung:
Beim Seitwärtsgehen werden die seitliche Rumpfmuskulatur und die Ab- und Adduktoren des Beines geübt.

Üben des Gangablaufes an der Sprossenwand

**Beginn Schwungbeinphase
d.h. Zehenablösung**

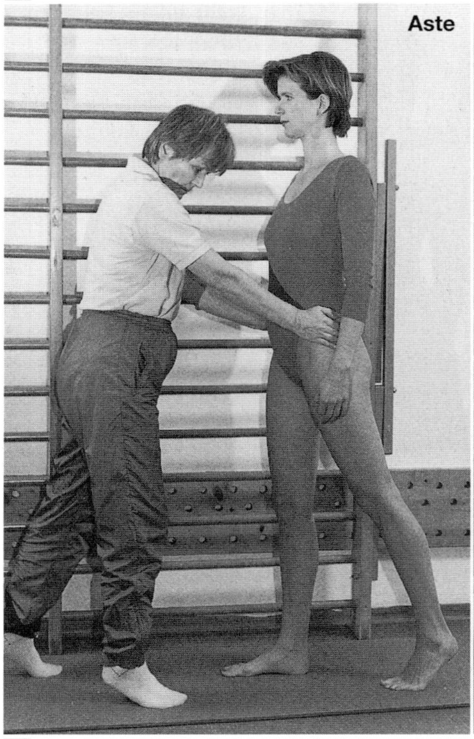

Schwungphase und Fersenkontakt

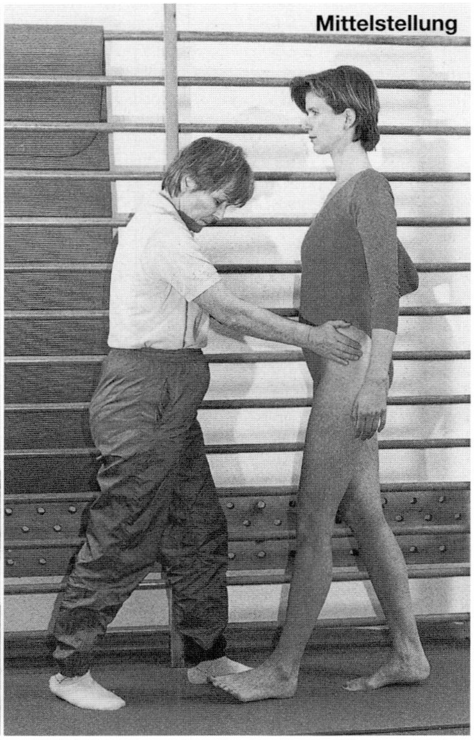

Vordehnung und Stretch zur Fazilitation des Beginnes der Schwungbeinphase

Angepaßter Widerstand für die Schwungphase

Belastungsphase

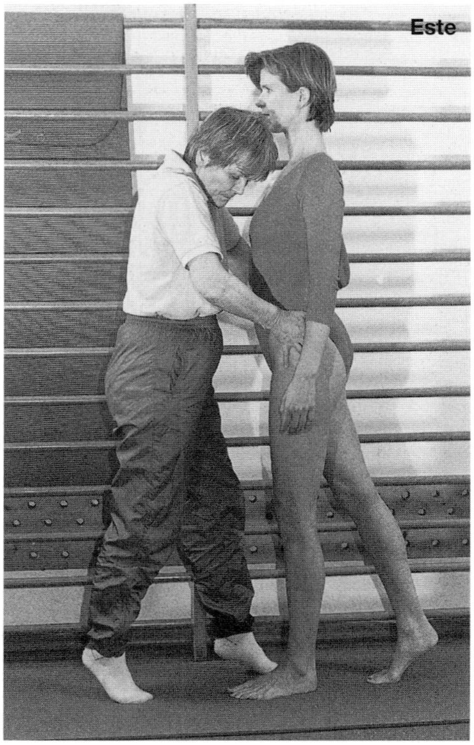

Approximation in der Belastungphase

**Anmerkung:
Die Sprossenwand bietet für den Patienten mehr Sicherheit als das freie Gehen.
Sie kann eine Alternative für den Gehbarren darstellen, wenn dieser nicht vorhanden ist, um einzelne Phasen zu üben.**

Üben des Gangablaufes an der Sprossenwand

Fazilitation des Beginns der Schwungbeinphase

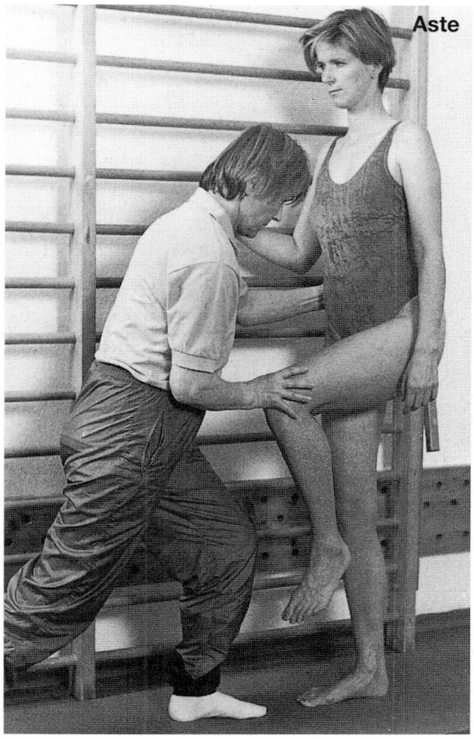

Pelvis anterior Elevation
Ther. gibt Kontakt am Knie.

Gleichzeitig Approximation auf der Standbeinseite

Technik

- Initialer Quick-Stretch
- Combination of isotonics

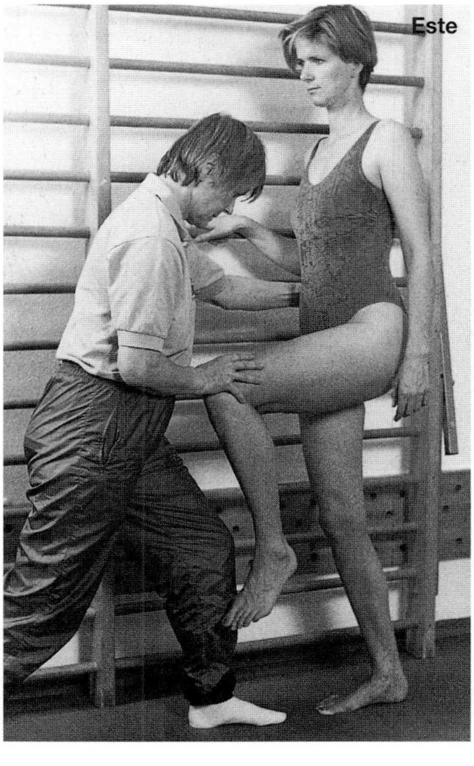

Anmerkung:
Das Beingewicht des Schwungbeines kann ggf. auf dem Oberschenkel des Ther. abgelegt werden. Auf der Standbeinseite erfolgt intensives Training der kleinen Glutaeen.

Üben des Seitwärtsgehens an der Sprossenwand

Kontrollierte Mobilität bzw. statisch-dynamische Kontrolle

Technik
- Wiederholter Stretchreflex
- Combination of isotonics
- Dynamische Umkehr

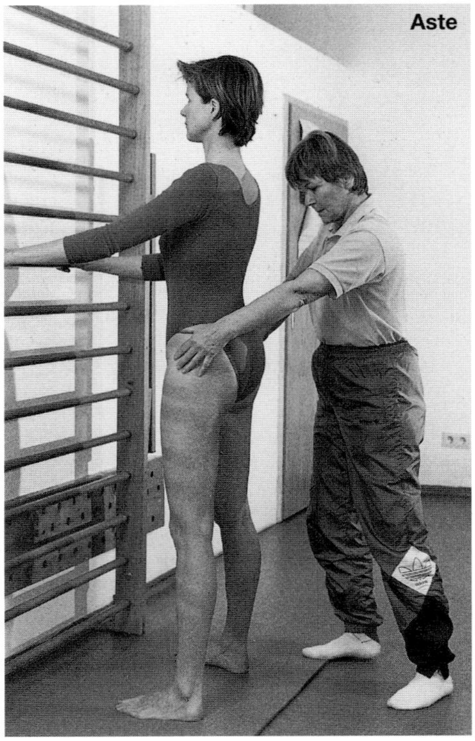

Üben des Abspreizens und der Gewichtsverlagerung vom rechten auf des linke Bein.

Ther. gibt Kontakt am Becken.
Er steht auf der Seite, wohin die Gewichtsverlagerung erfolgen soll.

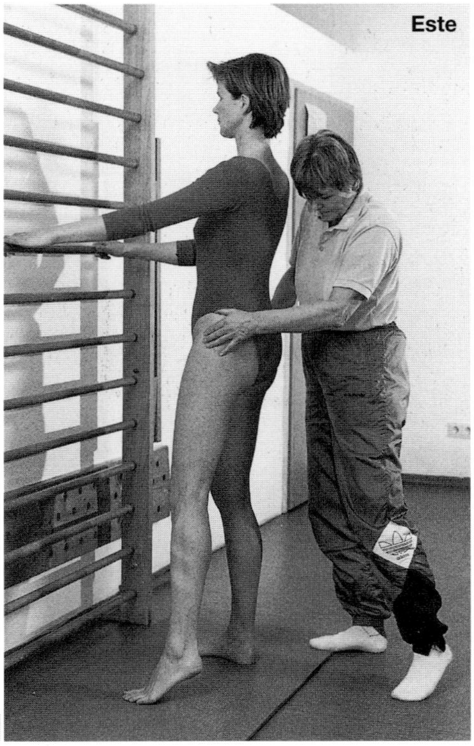

Anmerkung:
Durch das Seitwärtsgehen wird die seitliche Rumpf- und Beinmuskulatur trainiert.

Vorbemerkung

Vitale Funktionen sind

- Bewegungen von Gesicht, Mund, Schlund, Kehlkopf, Kauen, Schlucken, Atmung
- Eingesetzt werden alle Prinzipien und Techniken des PNF.
- Angepaßter Widerstand und Stretchreflex stimulieren Muskelaktivität und steigern die Muskelkraft.

Bilaterale Bewegungen eignen sich

- zur Betonung (Timing for emphasis)
- zur Unterstützung der schwachen Seite
  z.B. bei Lähmungen der Gesichtsmuskulatur oder
- zur Förderung der Atembewegung

Aufgaben der Gesichtsmuskulatur

Sprechen, Kauen, Mimik

Schutzfunktion für die Augen

Folgende Gesichtsmuskeln sind vom N. facialis innerviert:

M. frontalis:	Augenbrauen hochziehen
M. corrugator supercilii	Augenbrauen zusammenziehen
M. depressor supercilii	quere Falte über der Nase machen
M. orbicularis oculi	Augen schließen
M. nasalis, pars transversa	Nase kraus machen
M. nasalis, pars alaris	Nasenflügel blähen
M. depressor septum nasi	Nase lang nach unten ziehen
M. levator labii superioris	obere Zahnreihe zeigen
M. depressor labii inferioris	untere Zahnreihe zeigen
Beide Muskeln zusammen	alle Zähne zeigen
M. levator anguli oris	Mundwinkel leicht nach oben ziehen
M. depressor anguli oris	Mundwinkel nach unten ziehen
M. mentalis	Unterlippe über die Oberlippe stülpen

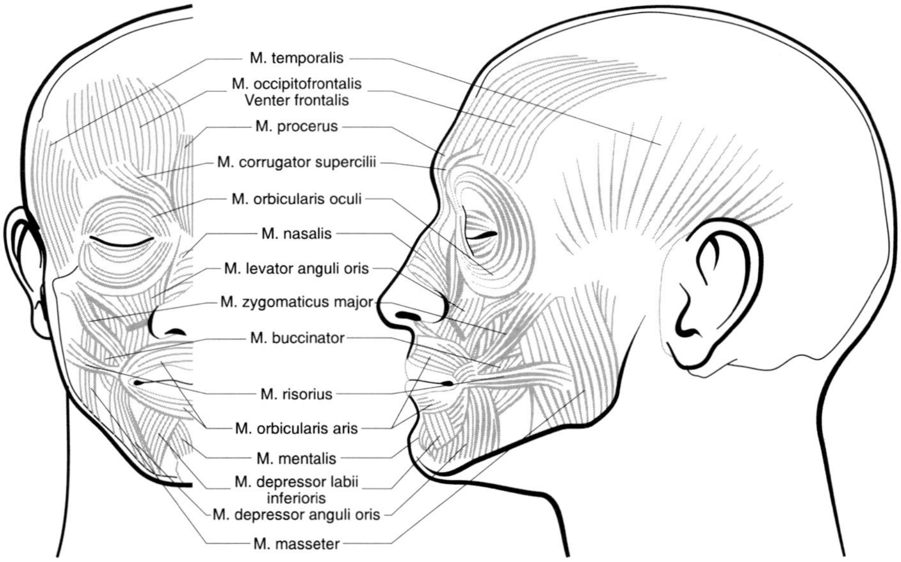

Allgemeine Prinzipien

- **Vollständiges Ausführen der Bewegung**
- **Bilaterale Bewegungen wegen der Symmetrie**
- **Fazilitation durch Stretchreflex**
- **Aste: Sitz vor dem Spiegel wegen besserer Kontrolle durch den Patienten**
- **Die Arbeit der Gesichtsmuskulatur erfolgt gegen die Schwerkraft.**

Es besteht Möglichkeit der Verstärkung durch kraftvolle Bewegungen in den übrigen Körperabschnitten.

Oberer Bereich: Augen – Stirn

Augenbrauen hochziehen (verwundert schauen)

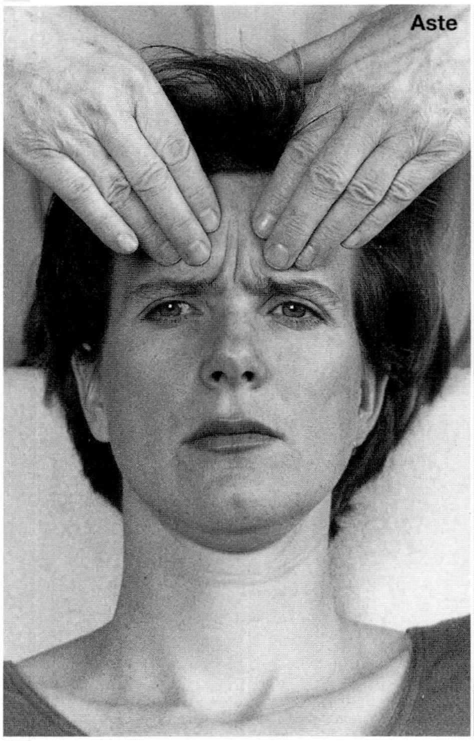

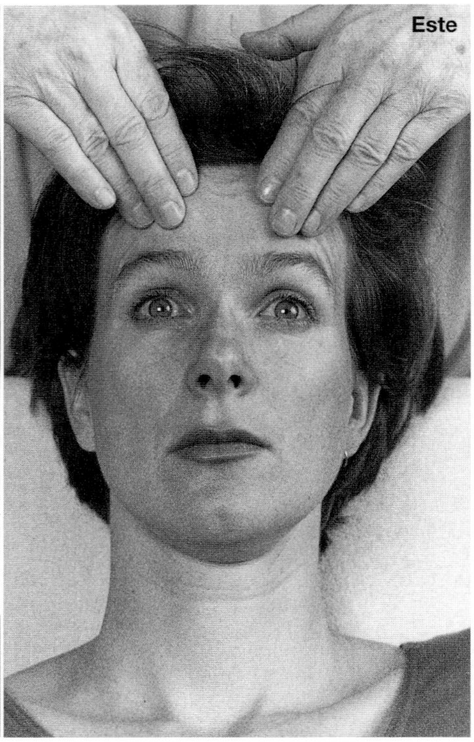

Muskel: M. frontalis

Zusatzanweisung:
Augen öffnen

Ther. schiebt nach kaudo-medial

Augenbrauen zusammenziehen (kritisch schauen)

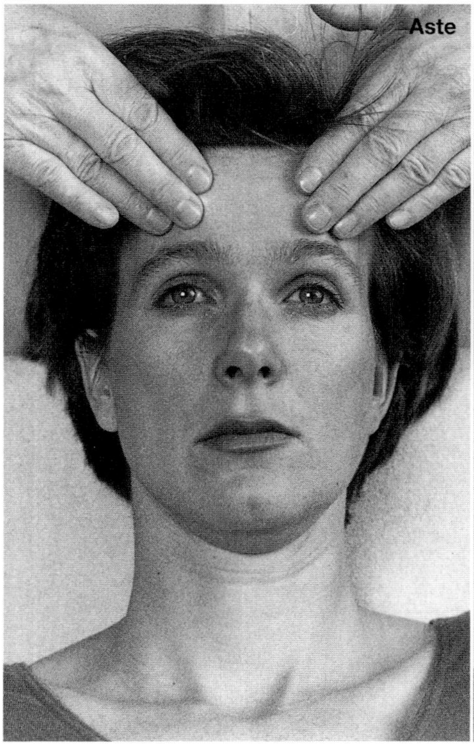

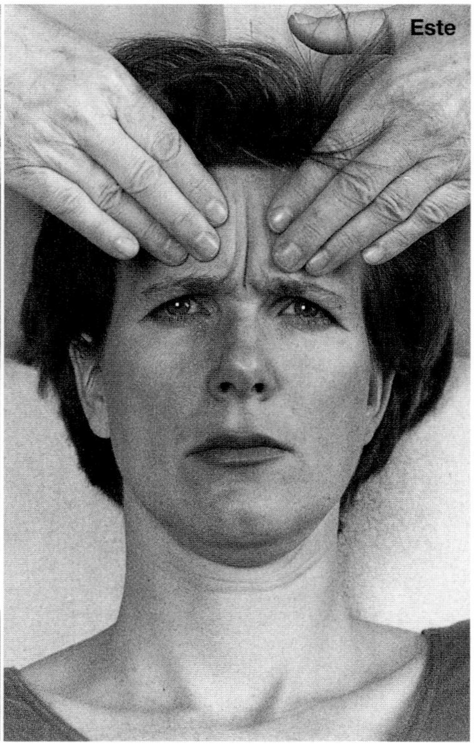

Muskel:
M. corrugator supercilii

Zusatzauftrag:
Augen schließen

Ther. zieht nach kranio-lateral

Anmerkung
Für diese und alle weiteren Bewegungsaufträge wird immer ein Stretchreflex ausgelöst.

Oberer Bereich: Augen – Stirn

Quere Falte über der Nase machen

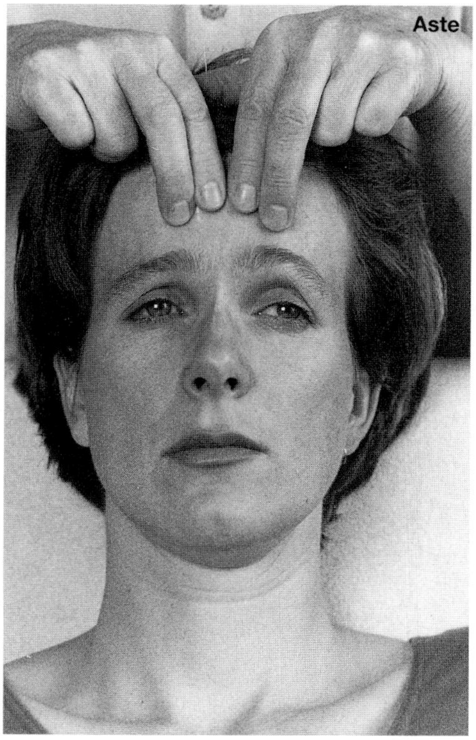

Muskel:
M. depressor supercilii

Zusatzauftrag:
nach unten schauen

Ther. zieht nach kranial

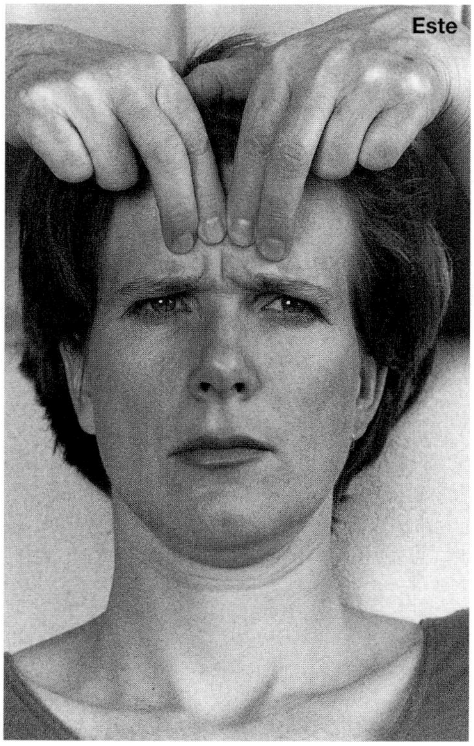

Oberer Bereich: Augen – Stirn

Schließen Sie die Augen oder blinzeln Sie

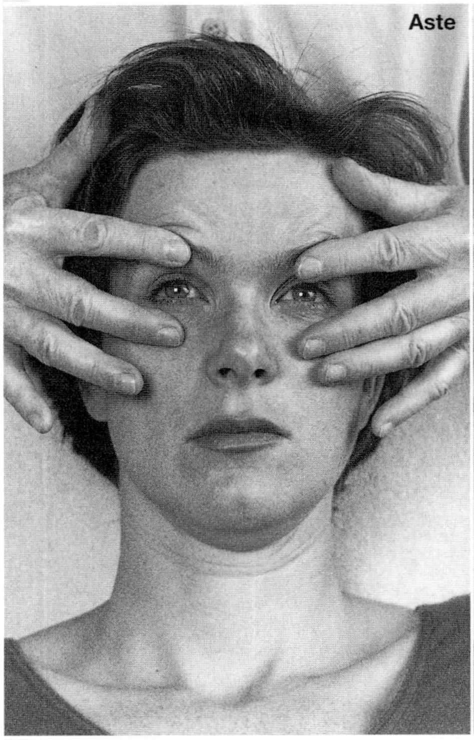

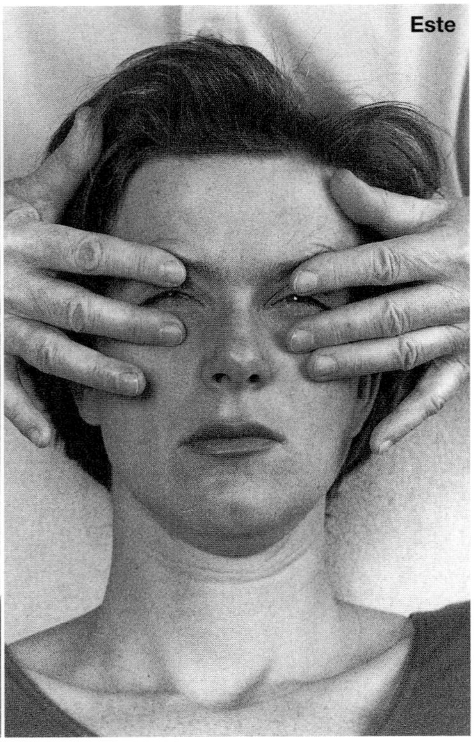

Muskel: M. orbicularis oculi

**Ther. zieht das Oberlid nach kranial-lateral
das Unterlid nach kaudal-lateral.**

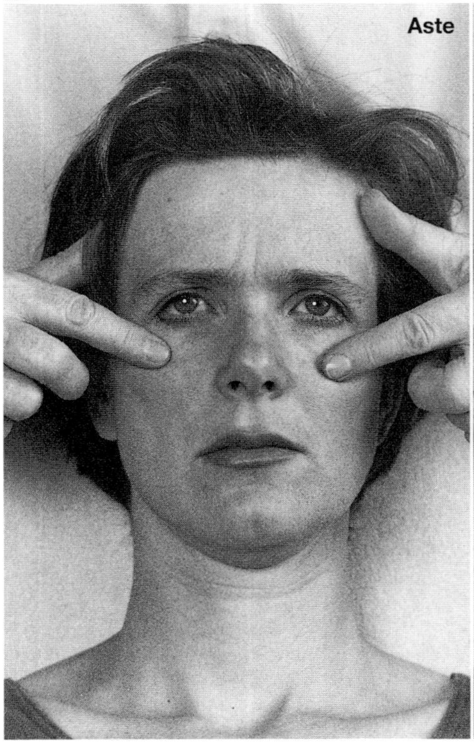

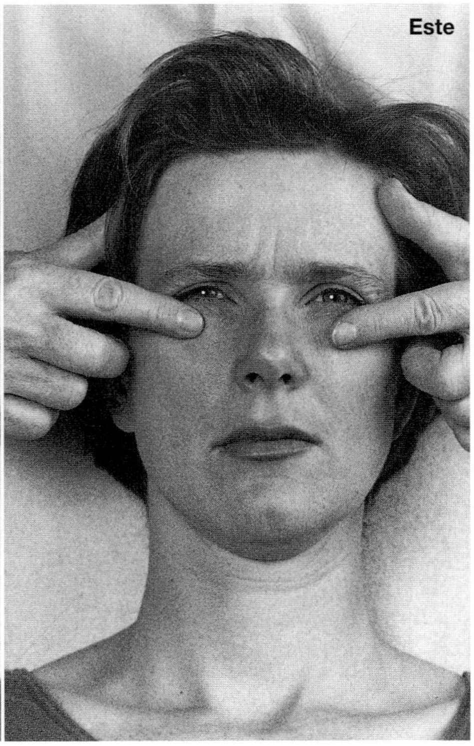

**Versuchen Sie etwas, das verschwommen ist scharf zu sehen.
In diesem Falle wird auch der untere Anteil, der das Unterlid anhebt, innerviert.**

Ther. hält nach kaudal-lateral.

**Anmerkung:
Darauf achten, daß Druck auf den Augapfel vermieden wird.**

Oberer Bereich: Augen – Stirn

Nase rümpfen

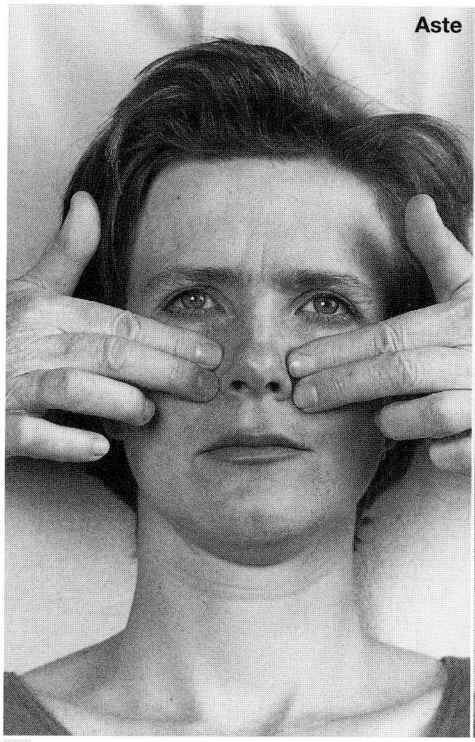

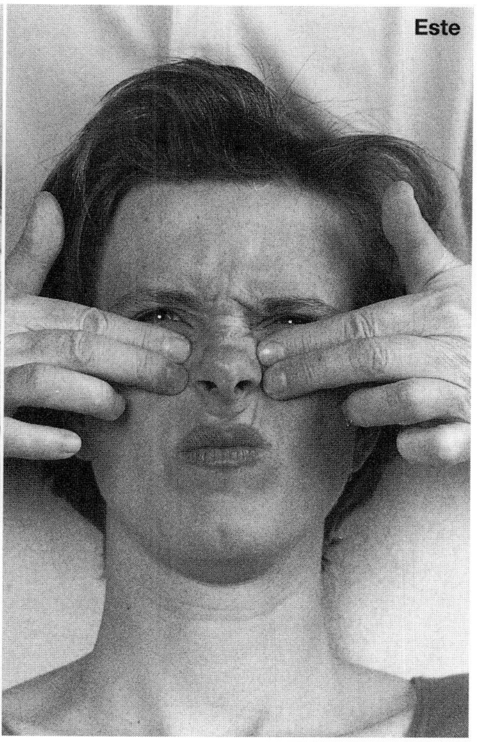

Muskel:
M. nasalis, pars transversa

Zusatzauftrag: blinzeln

Ther. zieht nach kaudal-lateral.

Nasenflügel blähen

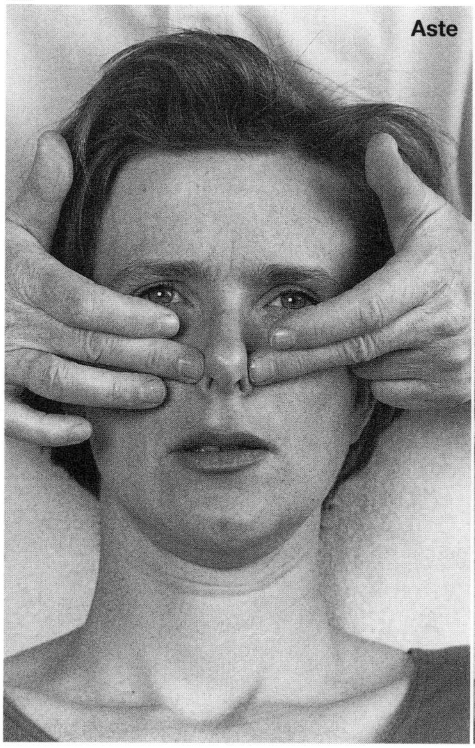

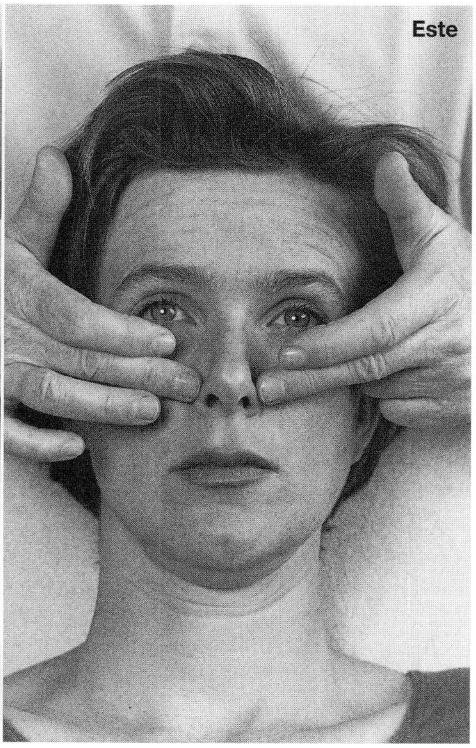

Muskel:
M. nasalis, pars alaris

Zusatzauftrag:
große Augen machen

Ther. gibt Druck nach medial.

Unterer Bereich: Mund und Kinn

Obere Zahnreihe zeigen

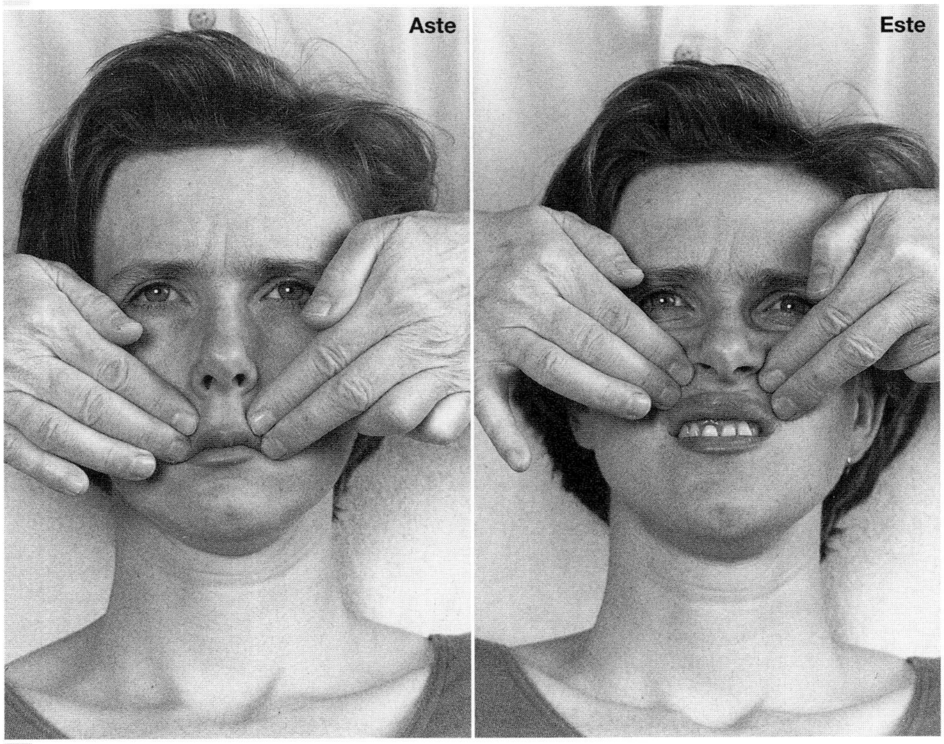

Muskel:
M. levator labii superioris

Ther. schiebt nach medial-kaudal.

Untere Zahnreihe zeigen

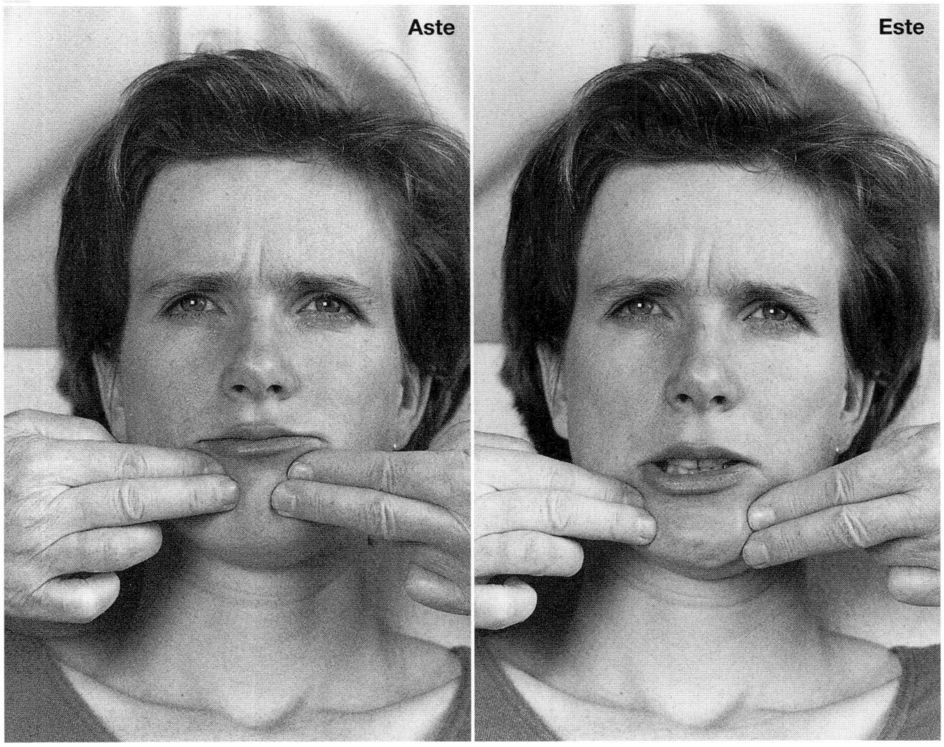

Muskel:
M. depressor labii inferioris

Ther. schiebt nach kranial-medial.

Unterer Bereich: Mund und Kinn

Alle Zähne zeigen

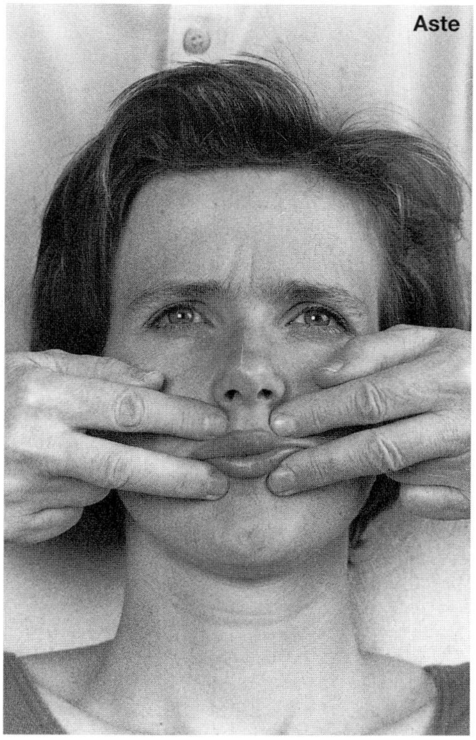

Muskel:
M. levator labii superioris
Muskel:
M. depressor labii inferioris
gemeinsam aktivieren

Widerstände entgegen der Zugrichtung der Muskeln
Die Zahnreihen sollen aufeinander bleiben.

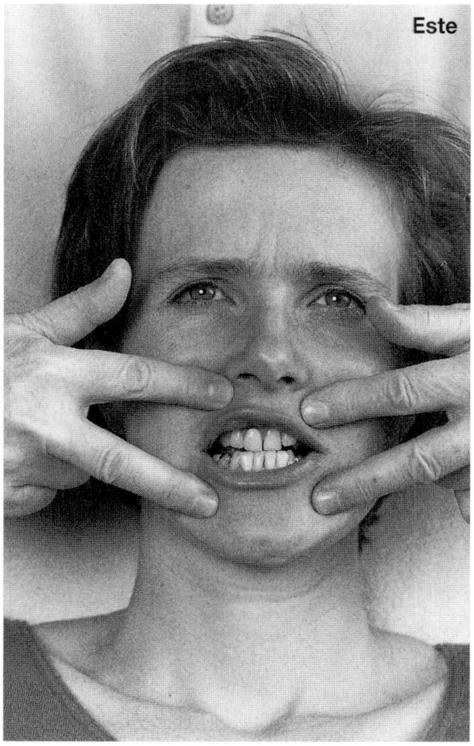

Unterer Bereich: Mund und Kinn

Lippen zusammenziehen
(wie zum Pfeifen oder Küssen)

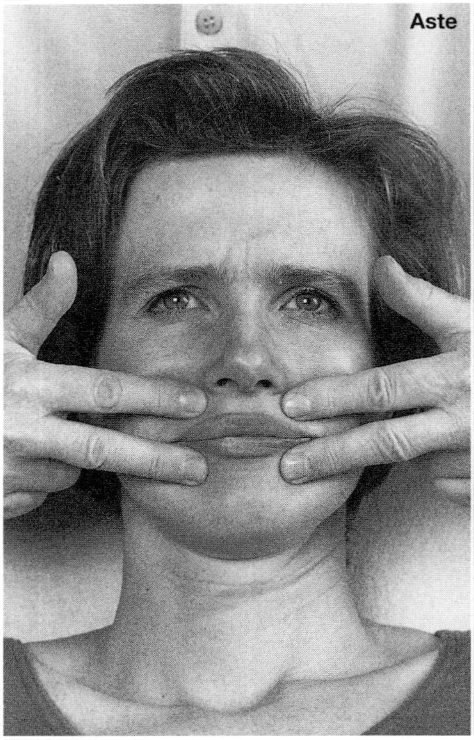

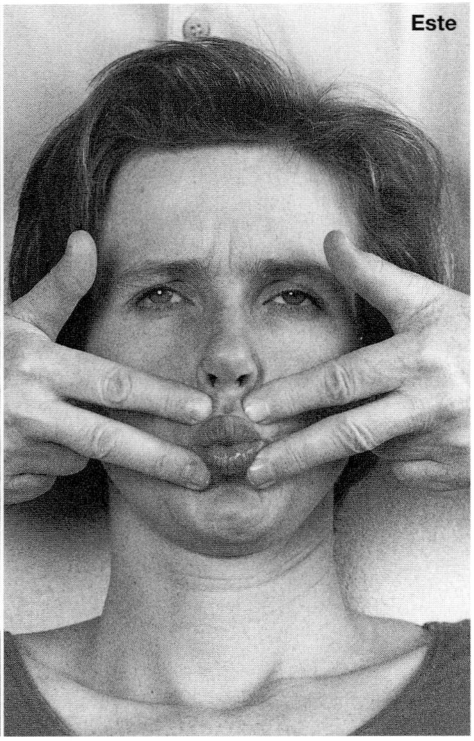

Muskel: M. orbicularis oris

Zusatzauftrag:
Augen weit öffnen

Ther. zieht nach kranial-lateral bzw. kaudal-lateral.

Anmerkung:
Oberlippe und Unterlippe können auch getrennt geübt werden.

Mundwinkel nach außen ziehen
Lippen aufeinander halten

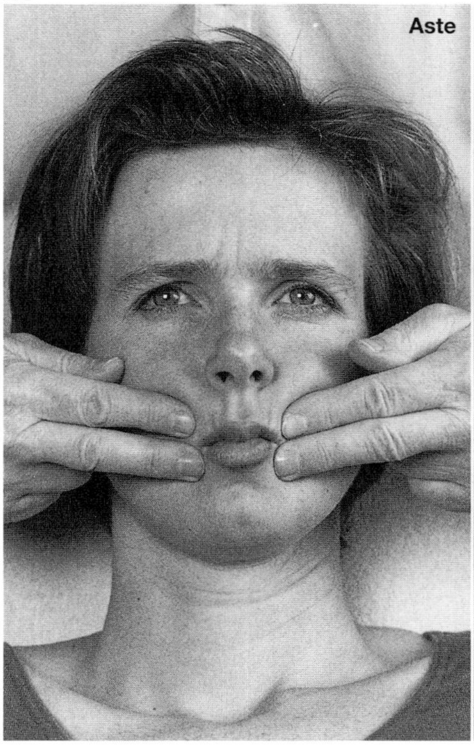

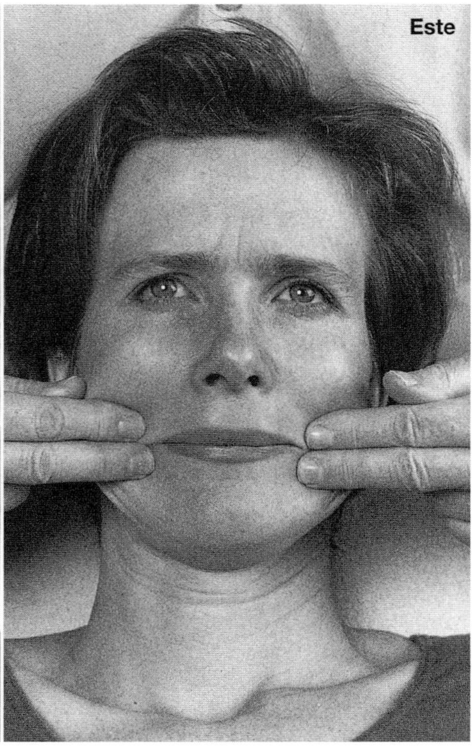

Muskel: M. zygomaticus

Ther. schiebt nach medial.

Unterer Bereich: Mund und Kinn

Mundwinkel leicht nach oben ziehen

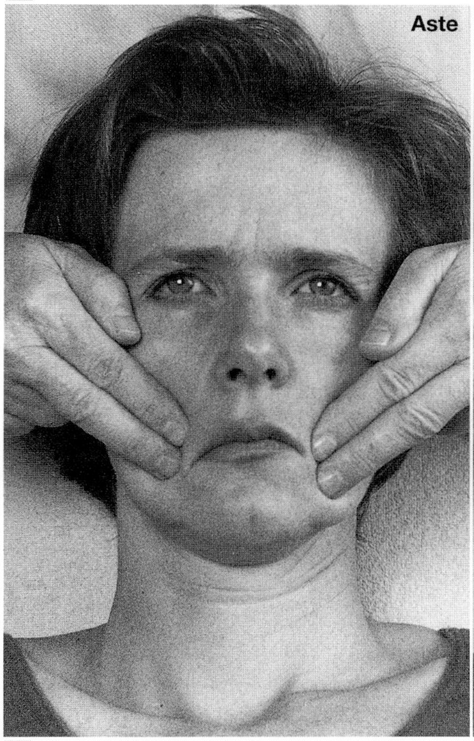

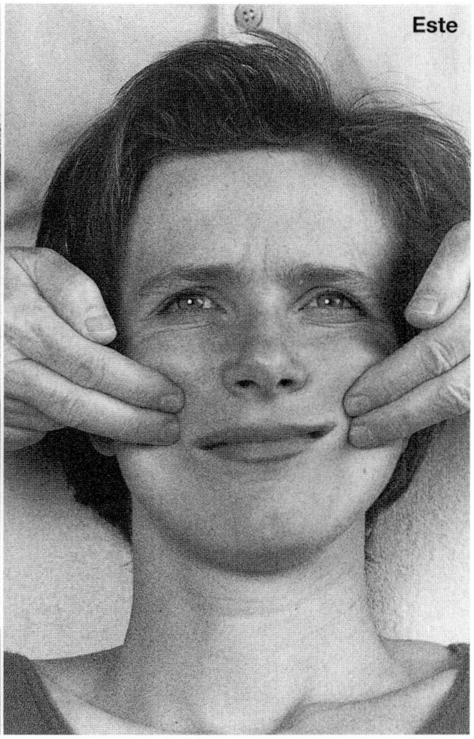

Muskel:
M. levator anguli oris

Ther. schiebt nach kaudal-medial.

Anmerkung:
Für den M. depressor anguli oris erfolgt der Schub entsprechend nach kranial-medial.

Unterlippe über die Oberlippe stülpen

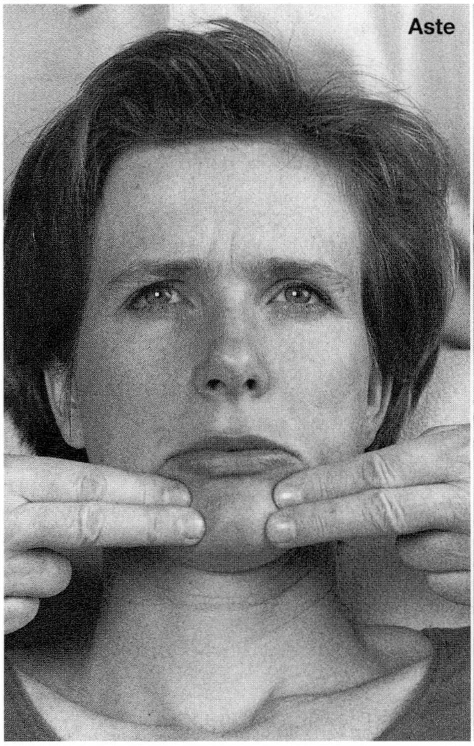

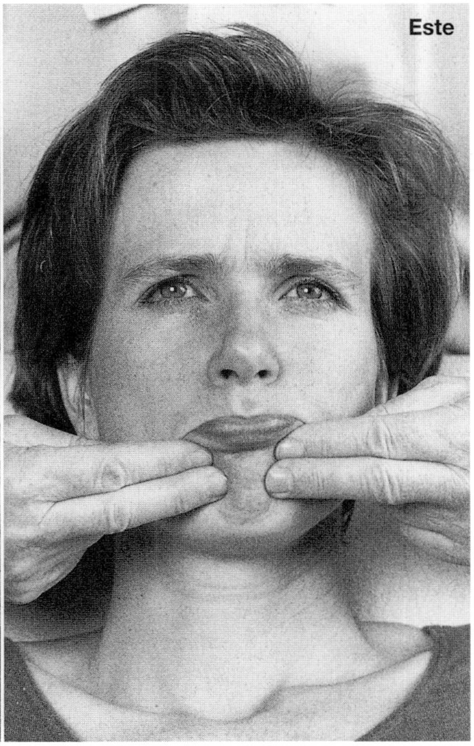

Muskel: M. mentalis

Ther. zieht nach kaudal-lateral.

Unterer Bereich: Mund und Kinn

Wangen gegen die Zähne pressen

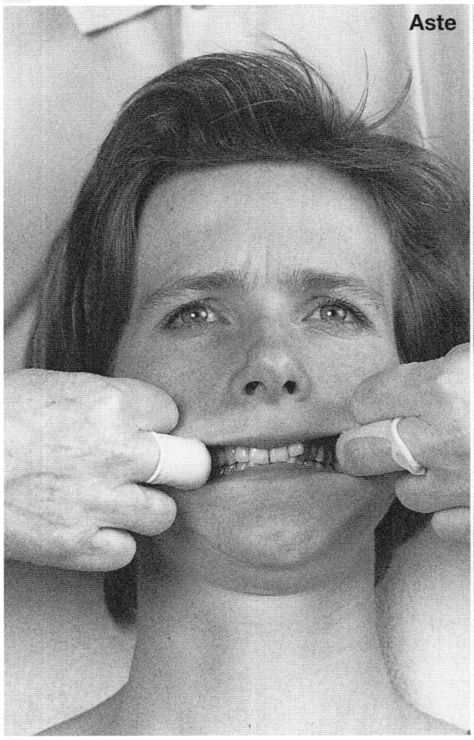

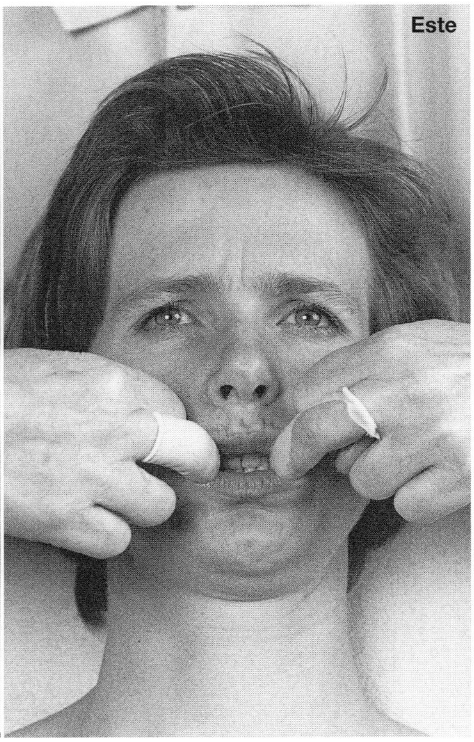

Muskel: M. buccinator

Zug diagonal nach kranial oder diagonal nach kaudal oder nur zur Seite

Anmerkung:
Man arbeitet gegen einen Holzspatel gegen den behandschuhten Finger.

Mundwinkel ganz stark nach außen und unten ziehen, so daß sich die Haut am Hals anspannt

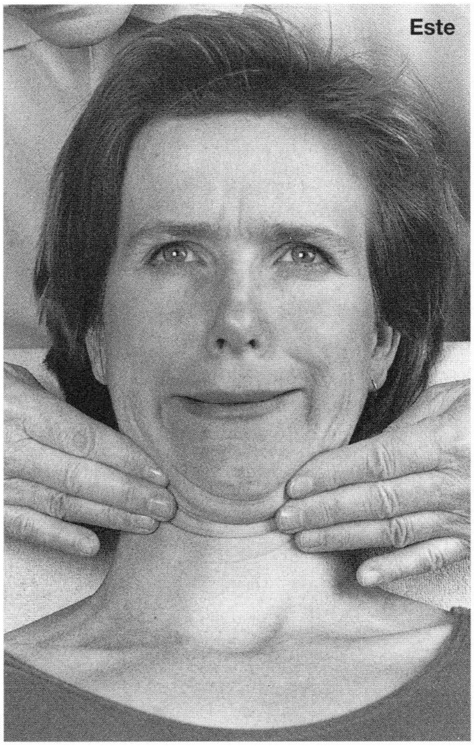

Muskel: M. platysma

Synergistisch arbeitet der M. depressor labii inferior.

Mund öffnen

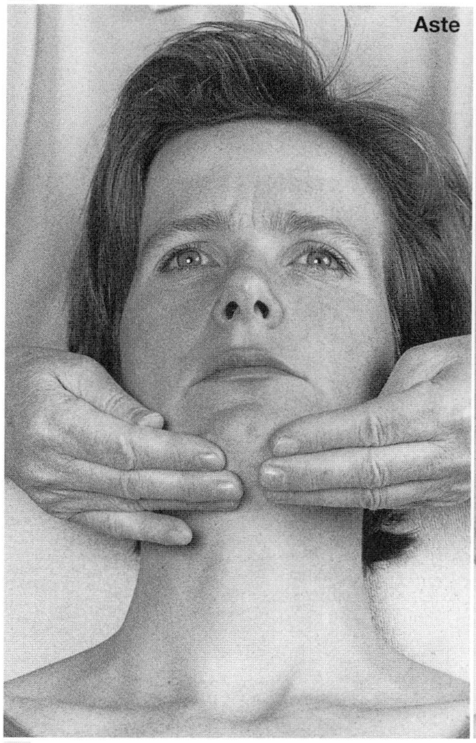

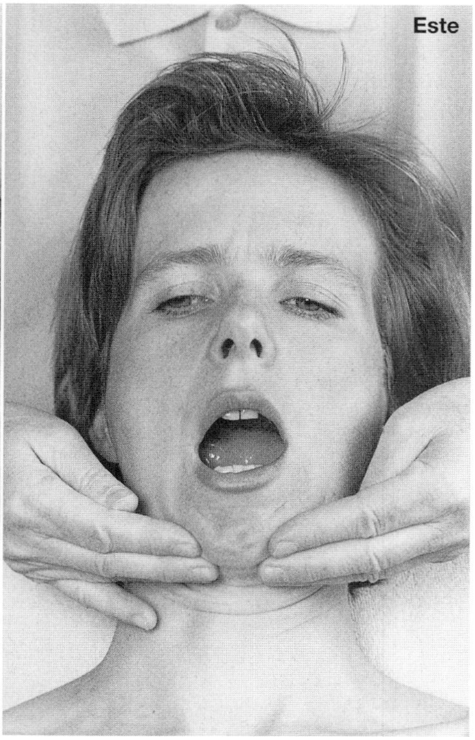

Muskeln:
M. infra- und suprahyoideus

Fazilitation durch
Nackenflexion

Widerstand diagonal nach
kranial

Die Zähne fest zusammenbeißen
Mund schließen

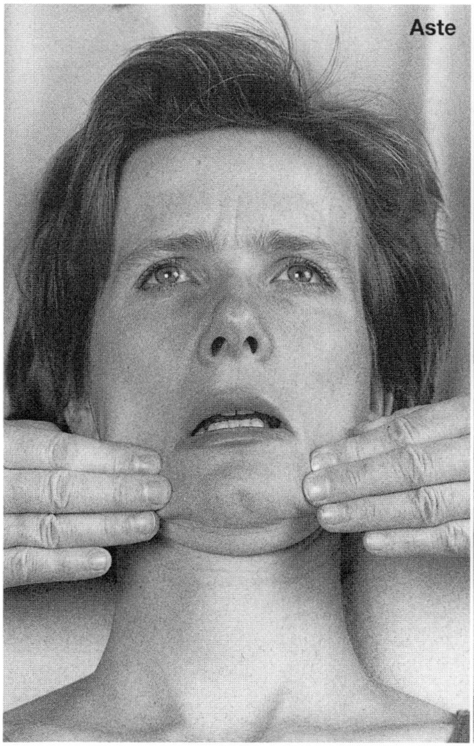

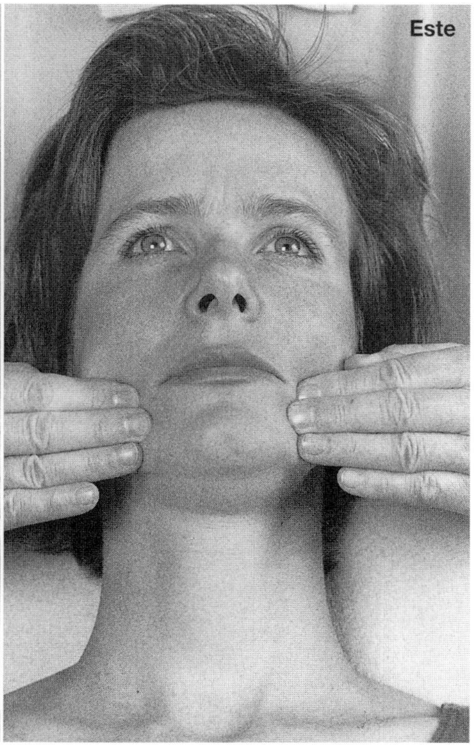

Muskeln:
M. temporalis und
M. masseter

Widerstand diagonal nach
rechts unten
bzw. links unten

Anmerkung:
Nackenflexion fazilitiert die Mundöffnung.
Nackenextension das Mundschließen.

Zunge herausstrecken

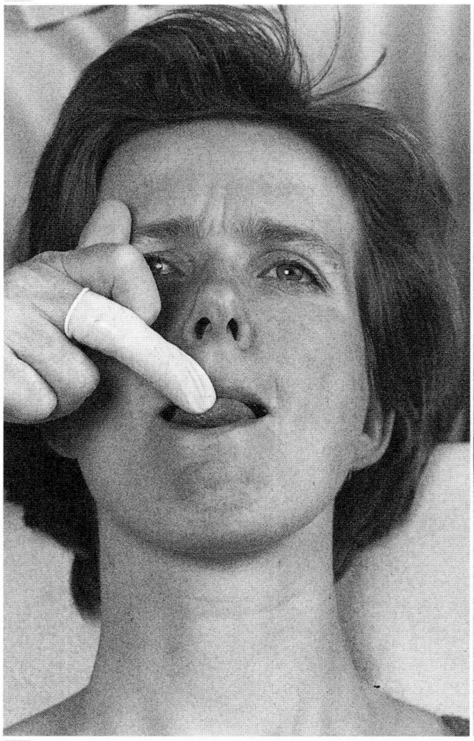

Zunge rechts bzw. links herausstrecken

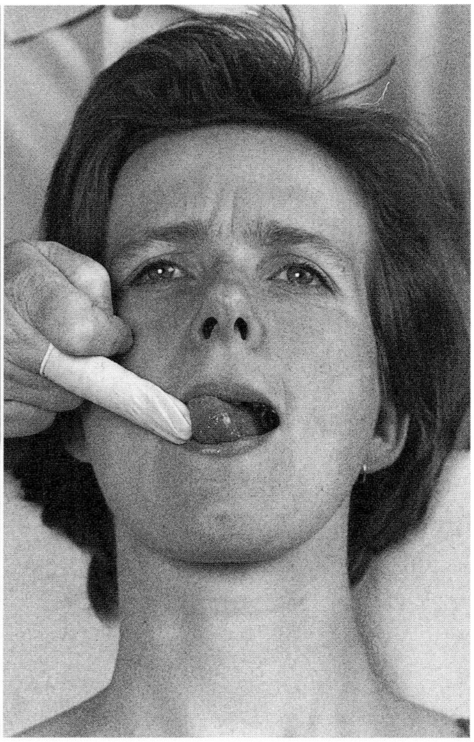

Man benutzt entweder einen befeuchteten Holzstab oder den behandschuhten Finger.

Zunge oben zur Nase bewegen
bzw. nach unten zum Kinn bewegen

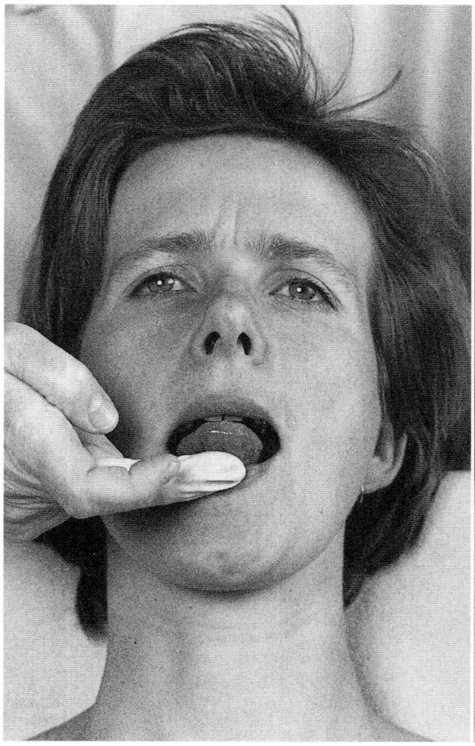

Zunge einrollen

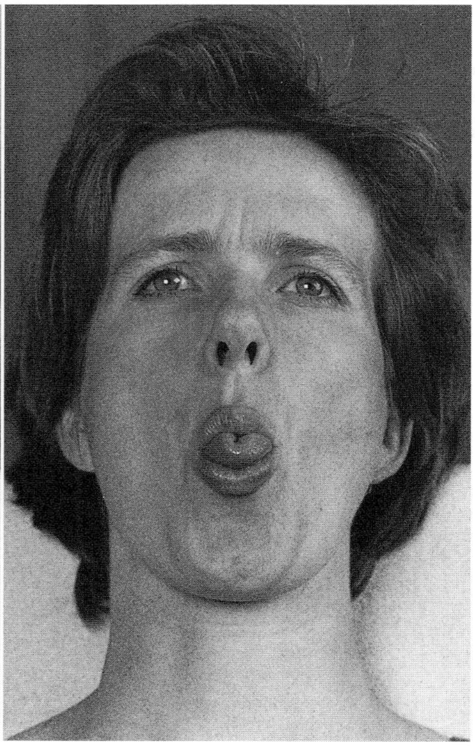

Zusätzlicher Auftrag:
Mit der Zunge Zwischenräume zwischen den Zähnen abtasten
(z.B. Speisereste entfernen)

Der komplexe Vorgang des Schluckens kommt sowohl durch willkürliche Motorik als auch durch reflektorische Vorgänge zustande.

Geeignete Aste: Sitzen

Stimulation der Muskeln, die den Larynx heben

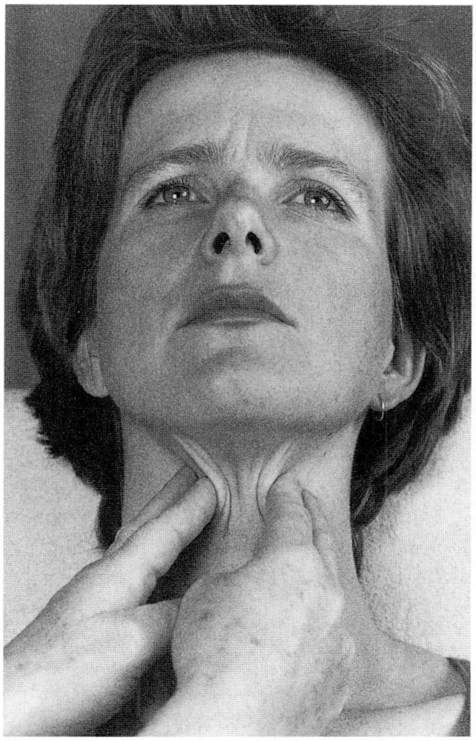

Voraussetzung für das Schlucken ist das vorhergehende Kauen der Speise.

Die zerkaute Nahrung wird nach hinten gegen den Gaumen geschoben.

Der Schluckreflex wird ausgelöst durch die Berührung der Nahrung mit dem Gaumen.

Quick-Stretch diagonal nach rechts
bzw. links unten

Bei überaktivem Würgereflex

- Lang anhaltender Druck auf die Zunge mit einem kalten Gegenstand
- Zusätzlich: kurzzeitige Eisanwendung (Quickice)

Vorbemerkung

Die Atemtherapie richtet sich sowohl auf die Einatmung als auch auf die Ausatmung.

Man unterscheidet drei Komponenten:

- sternale
- kostale
- kosto-abdominale

Zur Verbesserung der Einatmung können Muskeln der oberen Extremitäten eingesetzt werden, die die Rippen heben können: M. pectoralis maior, M. serratus anterior.

Zur Verbesserung der Ausatmung können die Bauchmuskeln eingesetzt werden.

Es können alle Grundprinzipien und Techniken des PNF benutzt werden.

Je nach Grifftechnik und Aste können die unterschiedlichen Komponenten fazilitiert werden.

Das richtige Setzen der Widerstände ist wichtig.

Um die Einatembewegung zu fazilitieren, werden die Thoraxbewegungen vergrößert.
Technik: wiederholter Stretchreflex

Um die Atemmuskulatur zu kräftigen, müssen adäquate Widerstände erfolgen.

Wenn eine Seite besonders geübt werden soll, ist Timing for emphasis die geeignete Methode.

Rückenlage

Betonung sternal

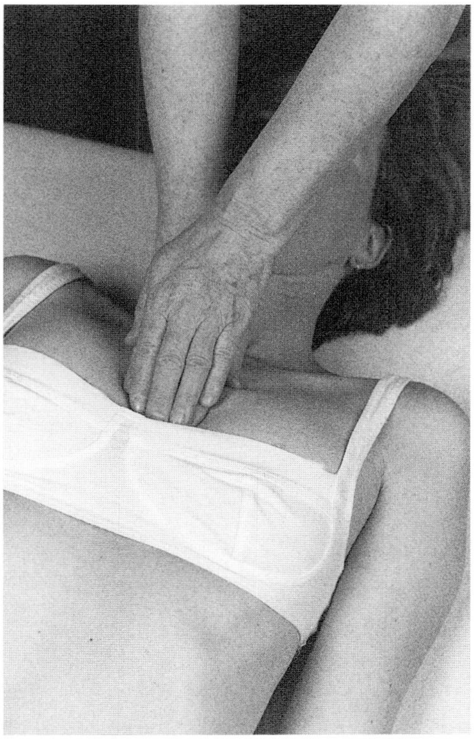

Die Hände des Ther. liegen auf dem Sternum.

Stretch erfolgt nach kaudal-dorsal.

Betonung kostal

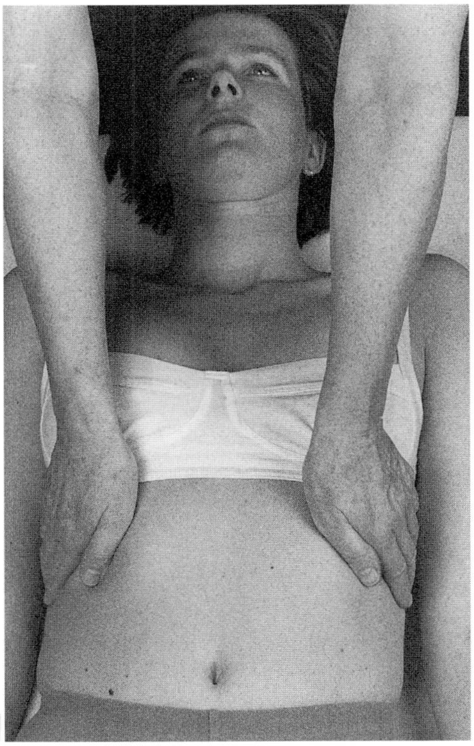

Die Hände des Ther. liegen seitlich auf den Rippenbögen.

Stretch erfolgt diagonal nach kaudal-medial.

Anmerkung:
Der Ther. muß herausfinden, wo der Pat. die meiste Hilfe braucht.
Die Hände liegen im Verlauf der Rippen bzw. auf dem Sternum.

Seitenlage

Betonung sternal

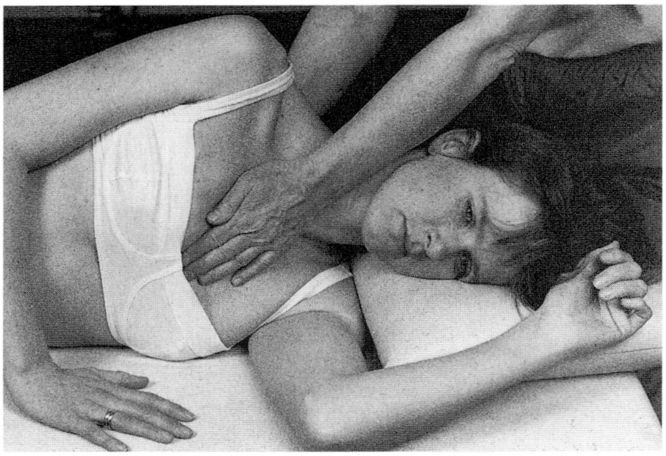

Eine Hand des Ther. liegt auf dem Sternum, die andere Hand auf dem Rücken, um einen Gegenhalt anzubieten.

Betonung kostal

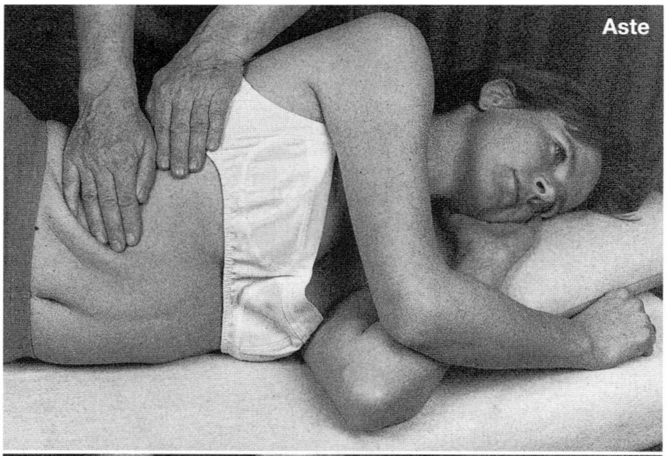

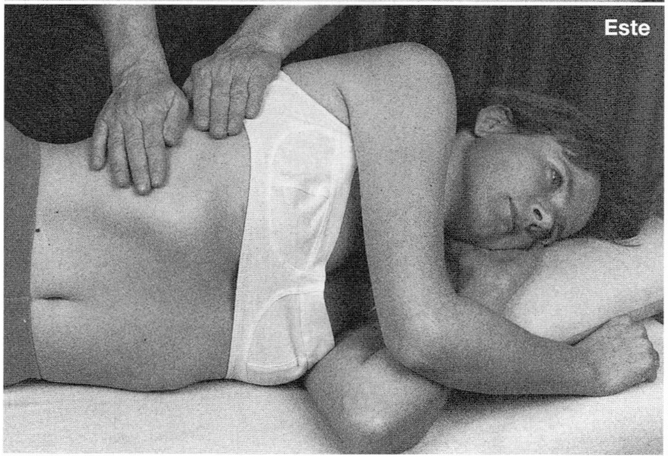

Pat. liegt auf der nicht betroffenen Seite.
Der Ther. legt seine Hände auf den Bereich, der fazilitiert werden soll.
Die Finger werden entsprechend dem Verlauf der Rippen plaziert.

Widerstand diagonal nach kaudal-medial

Bauchlage

Betonung kostal

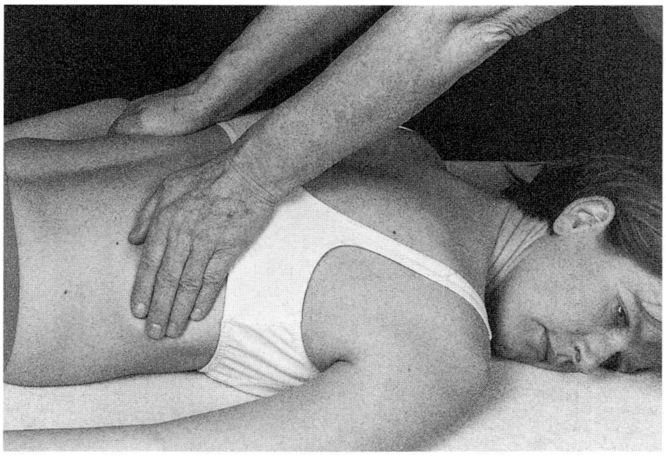

Die Hände des Ther. liegen auf dem Bereich, der fazilitiert werden soll.

Die Finger liegen parallel zum Verlauf der Rippen.

Widerstand kaudal und entsprechend dem Verlauf der Rippen.

Unterarmstütz

Betonung sternal

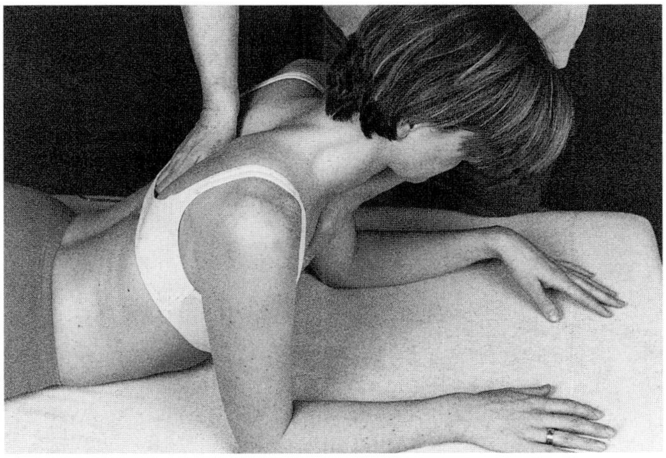

Die ventrale Hand des Ther. liegt auf dem Sternum, Fingerspitzen nach kaudal gerichtet.
Die dorsale Hand gibt Gegenhalt an der Brustwirbelsäule.

Rückenlage

Fazilitation des Diaphragmas

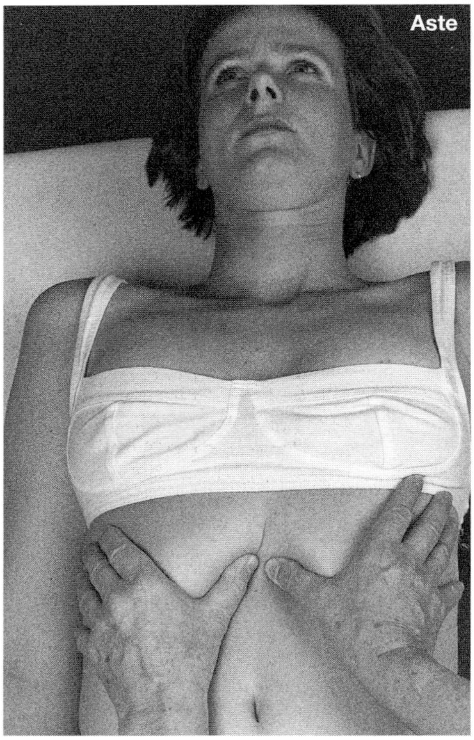

Der Ther. fazilitiert **direkt** durch Druck mit dem Daumen unter dem Rippenbogen.

Druckrichtung kranial-medial

Auslösen eines Stretchreflexes und Setzen des Widerstandes gegen die nach kaudal gerichtete Bewegung des Zwerchfells

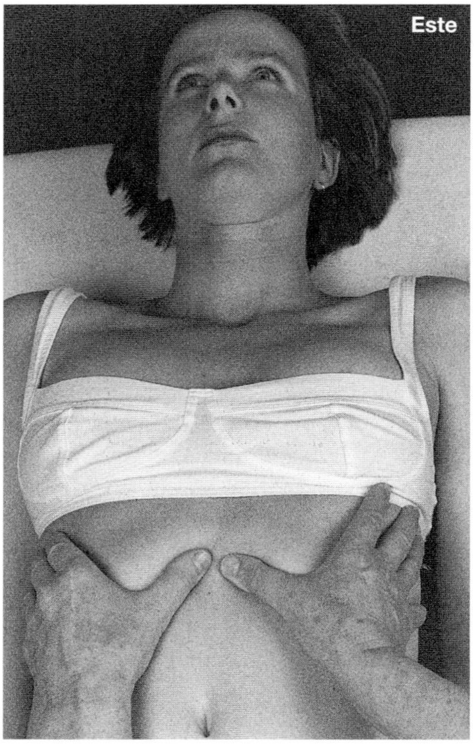

Befund

Aufnehmen der vorhandenen Funktionen bzw. Bewegungsfunktionen des Patienten.

Sie bilden die Basis für die spätere Therapie.

Folgende Aspekte werden bei der Befunderhebung nach PNF-Prinzipien berücksichtigt:

- Schmerzen
- Kraft
- Bewegungsmöglichkeiten
- Stabilität
- Kontrolle
- Koordination – Geschicklichkeit

Behandlungsziele

Fernziele: Sie orientieren sich vor allem an funktionellen Aktivitäten.

Nahziele: Beseitigung von Schmerzen,
einzelne funktionale Aktivitäten:
z.B. Umdrehen im Bett, Abstützen, Gewichtsverlagerung.

Behandlungsplan

Dabei sollten folgende Aspekte beachtet werden:

- Soll indirekte oder direkte Behandlung zum Einsatz kommen?
- Welche Techniken sollen eingesetzt werden?
- Welche Bewegungsmuster bzw- Bewegungsmuster-kombinationen sollen benutzt werden?
- Welche Ausgangsstellung soll gewählt werden?
- Beachtung des Schwerkrafteffektes
- Beachtung des Auslösens von Reflexen
- Welche zusätzlichen Behandlungmaßnahmen sollen eingesetzt werden (Eis, Elektrotherapie, manuelle Therapie)?

Literaturverzeichnis

Buck, M.; Beckers, D., Adler, S. S.: PNF in der Praxis. Rehabilitation und Prävention, Bd. 22. 2. Aufl. 1993 – korr. Nachdr., Springer, Berlin 1994

Duus, P.: Neurologisch-topische Diagnostik. 5. Aufl., Thieme, Stuttgart 1990

Einsingbach, Th.: PNF in der Orthopädie und Traumatologie. Pflaum, München 1988

Frisch, H.: Programmierte Therapie am Bewegungsapparat. Springer, Berlin 1994

Göhler, B.: PNF im Alltag. Pflaum, München 1993

Hedin-Andén, S.: PNF – Grundverfahren und funktionelles Training. G. Fischer, Stuttgart 1994

Janda, Vl.: Manuelle Muskelfunktionsdiagnostik. 3. Aufl., Ullstein Mosby, Wiesbaden 1994

Kahle, W.; Leonhardt, H.; Platzer, W.: Taschenatlas der Anatomie. 3. Bde. Band 3: Nervensystem und Sinnesorgane. 6. Aufl., Thieme, Stuttgart 1991

Kuprian, W. (Hrsg.): Sport-Physiotherapie. 2. Aufl., G. Fischer, Stuttgart 1990

Schewe, H.: Die Bewegung des Menschen. Thieme, Stuttgart 1988

Schmidt, R. F. (Hrsg.): Grundriß der Neurophysiologie. Heidelberger Taschenbücher Bd. 96. 4. Aufl., Springer, Berlin 1987

Schmidt, R. F. (Hrsg.): Neuro- und Sinnesphysiologie. Springer, Berlin 1993

Sullivan, P. E.; Markos, P. D.; Minor, M. A.: PNF – Ein Weg zum therapeutischen Üben. G. Fischer, Stuttgart 1985

Tittel, K.: Beschreibende und funktionelle Anatomie des Menschen. 11. Aufl., G. Fischer, Stuttgart 1990

Voss, D. E.; Ionta, M.; K. Myers, B. J.: Propriozeptive Neuromuskuläre Fazilitation. 4. Aufl., G. Fischer, Stuttgart 1988

Abbildungsnachweis:

S. 3	*PNF-Diagonalen* modifiziert nach *Kuprian*
S. 6	*Cortex* modifiziert nach *Trepel* *Basalganglien* modifiziert nach *Kahle/Leohnhard/Platzer* *Hirnstamm* modifiziert nach *Schewe* *Eigenapparat des Rückenmarks;* *Horizontale spinale Ebene* modifiziert nach *Duus*
S. 7 u. S. 10	alle Abbildungen modifiziert nach *Schmidt*
S. 8	*Gelenkrezeptoren I–III* modifiziert nach *Polacek; Wyke; Brodal* *Muskelspindel; Golgi-Sehnenorgane* modifiziert nach *Sullivan; Markos; Minor*
S. 162	*Gesichtsmuskulatur* modifiziert nach *Janda*